Kohlhammer

Rat + Hilfe

Fundiertes Wissen für Betroffene, Eltern und Angehörige – Medizinische und psychologische Ratgeber bei Kohlhammer

Eine Übersicht aller lieferbaren und im Buchhandel angekündigten Ratgeber aus unserem Programm finden Sie unter:

 https://shop.kohlhammer.de/rat+hilfe

Die Autorinnen

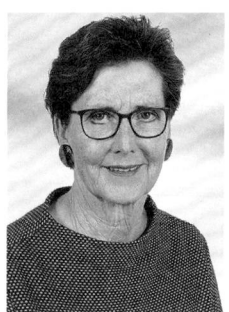

Prof. Dr. med. Anke Rohde
Fachärztin für Psychiatrie und Psychotherapie, Universitätsprofessorin für Gynäkologische Psychosomatik, Universität Bonn.
www.rohde-bonn.de

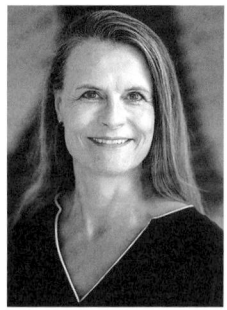

Dr. phil. Dipl.-Psych. Almut Dorn
Psychologische Psychotherapeutin, Praxis für Gynäkologische Psychosomatik, Hamburg.
www.almutdorn.de

Anke Rohde
Almut Dorn

Rund um die Geburt: Depressionen, Ängste und mehr

Hilfe und Selbsthilfe bei peripartalen psychischen Problemen

2., erweiterte und überarbeitete Auflage

Verlag W. Kohlhammer

Dieses Werk einschließlich aller seiner Teile ist urheberrechtlich geschützt. Jede Verwendung außerhalb der engen Grenzen des Urheberrechts ist ohne Zustimmung des Verlags unzulässig und strafbar. Das gilt insbesondere für Vervielfältigungen, Übersetzungen und für die Einspeicherung und Verarbeitung in elektronischen Systemen.

Pharmakologische Daten verändern sich ständig. Verlag und Autoren tragen dafür Sorge, dass alle gemachten Angaben dem derzeitigen Wissensstand entsprechen. Eine Haftung hierfür kann jedoch nicht übernommen werden. Es empfiehlt sich, die Angaben anhand des Beipackzettels und der entsprechenden Fachinformationen zu überprüfen. Aufgrund der Auswahl häufig angewendeter Arzneimittel besteht kein Anspruch auf Vollständigkeit.

Die Wiedergabe von Warenbezeichnungen, Handelsnamen und sonstigen Kennzeichen berechtigt nicht zu der Annahme, dass diese frei benutzt werden dürfen. Vielmehr kann es sich auch dann um eingetragene Warenzeichen oder sonstige geschützte Kennzeichen handeln, wenn sie nicht eigens als solche gekennzeichnet sind.

Es konnten nicht alle Rechtsinhaber von Abbildungen ermittelt werden. Sollte dem Verlag gegenüber der Nachweis der Rechtsinhaberschaft geführt werden, wird das branchenübliche Honorar nachträglich gezahlt.

Dieses Werk enthält Hinweise/Links zu externen Websites Dritter, auf deren Inhalt der Verlag keinen Einfluss hat und die der Haftung der jeweiligen Seitenanbieter oder -betreiber unterliegen. Zum Zeitpunkt der Verlinkung wurden die externen Websites auf mögliche Rechtsverstöße überprüft und dabei keine Rechtsverletzung festgestellt. Ohne konkrete Hinweise auf eine solche Rechtsverletzung ist eine permanente inhaltliche Kontrolle der verlinkten Seiten nicht zumutbar. Sollten jedoch Rechtsverletzungen bekannt werden, werden die betroffenen externen Links soweit möglich unverzüglich entfernt.

1. Auflage 2023

Alle Rechte vorbehalten
© W. Kohlhammer GmbH, Stuttgart
Gesamtherstellung: W. Kohlhammer GmbH, Stuttgart

Print:
ISBN 978-3-17-041388-7

E-Book-Formate:
pdf: ISBN 978-3-17-041389-4
epub: ISBN 978-3-17-041390-0

Inhalt

Ihr Wegweiser durch dieses Buch **15**

Vorwort **17**

1 Die wichtigsten Fakten und Zahlen **19**
    Klärung einiger Fachbegriffe 19
        Peripartal, postpartal bzw. postnatal, präpartal 19
        Störung, Erkrankung 20
        Psychose, Neurose 21
        Affektive Störung, Manisch-depressive Erkrankung 22
        Wochenbettdepression, Wochenbettpsychose 23
        Puerperalpsychose, Laktationspsychose 23
        Babyblues, Heultage 24
        Krankheitsphase, Krankheitsepisode 24
        Chronifizierung 24
    Das Erkennen psychischer Probleme ist gar nicht so leicht 25
    Der Beginn der Störungen und erste Symptome 26
    Die Bedeutung der jeweiligen kulturellen und
    gesellschaftlichen Situation 28
        Psychische Störungen nach der Geburt in
        verschiedenen Zeiten und Kulturen 28
        Nicht immer ist unsere »Fortschrittsgesellschaft«
        hilfreich 29
    Die eigenen Erwartungen sind von großer Bedeutung 30
    Häufigkeit und Einflussfaktoren 31
    Mögliche Einflussfaktoren näher betrachtet 33
        Multifaktorielle Verursachung und Vulnerabilität .. 33

Die Geburt eines Kindes ist ein lebensveränderndes
Ereignis 34
Die Rolle der Hormone ist unterschiedlich groß ... 36
Auch andere körperliche Ursachen können von
Bedeutung sein 37
Erste oder spätere Entbindung: der wichtige
Unterschied 38
Komplikationen bei der Entbindung können die
Belastung verstärken 38
Risikofaktor psychische Erkrankung in der
Vorgeschichte 39
Psychische Störungen in der Familie als leichter
Risikofaktor 40
Unterstützung durch den Partner und andere ist
eine wichtige Vorbeugung 41
Die eigenen Erwartungen dürfen nicht zu
hochgesteckt sein 41
Wenn psychische Probleme schon in der
Schwangerschaft beginnen 42
Psychiatrische Diagnosen im Überblick 43
Die Grundlagen der Behandlung – kurzgefasst 46
Stationäre Mutter-Kind-Behandlung 47
Der Austausch mit anderen Betroffenen ist hilfreich 50
Was man zur Wiederholungsgefahr weiß 50
... bei postpartalen Depressionen und Psychosen ... 51
... nach Verlusterlebnissen und traumatisch
erlebten Entbindungen 53
... bei Angststörungen und Zwangsstörungen 54

2 Die postpartalen Störungen im Einzelnen **56**

Der Babyblues – normal und nicht krankheitswertig 56
Postpartale Depressionen – vielfältige Bilder und
Schweregrade 57
Versagens- und Schuldgefühle stehen im
Vordergrund 59
Zwangsgedanken prägen das Erleben 61

Panikattacken lösen besondere Ängste aus 62
Postpartale Psychosen – beunruhigend, aber leicht zu
erkennen 63
Reaktionen auf schwere Belastungen rund um die Geburt 67
Direkt nach dem Schock – die akute
Belastungsreaktion 68
Über die Trauer hinaus – die reaktive Depression .. 69
Besonderheiten bei der Totgeburt 70
Besonderheiten bei der Frühgeburt 71
Besonderheiten bei der Geburt eines kranken oder
behinderten Kindes 72
Derselbe Film läuft immer wieder ab – nach der
traumatisch erlebten Entbindung 73
Angststörungen nach der Entbindung 75
Zwangsstörungen nach der Entbindung 76

3 Schon in der Schwangerschaft Probleme? 77
Ersterkrankungen und Wiedererkrankungen 78
Einfluss der Hormone 79
Depressionen, Ängste, Zwänge in der Schwangerschaft ... 80
Psychosen und Manien in der Schwangerschaft 81
Behandlung in der Schwangerschaft 82
Nutzen-Risiko-Abwägung bezüglich Medikation in der
Schwangerschaft 83
Schwangerschaftsvorsorge 84
Medikamente vor und nach der Entbindung 85
Geburtsplanung 86
Sonderfall Geburt nach spät wahrgenommener
Schwangerschaft 88

4 Was ist zu tun? – Hilfe und Selbsthilfe beim
Leitsymptom 91
Die eigenen Ressourcen nutzen 93
Strategien zur Entspannung 94
Progressive Muskelentspannung (PME) nach
Jacobson 95

Autogenes Training (AT) 96
Imaginationsverfahren, Fantasiereisen 97
Meditation 99
Yoga, aktive Entspannung 100
Wichtige Hinweise zu Entspannungsverfahren 101
Strategien der Achtsamkeit 101
Body-Scan 102
Atem-Meditation 103
Leitsymptom Depressivität 104
Selbsthilfestrategien zum Umgang mit Sorgen,
Niedergeschlagenheit und Depressivität 105
Das Bild der Waage 106
Bewegung, Sport, Luft und Licht 107
Kontakt und Berührung 108
Aktivitäten und Pausen 109
Ablenkung, Zeitvertreib 110
Akzeptanz 112
Eine Depression nicht übersehen 112
Leitsymptom Angst 113
Selbsthilfestrategien zur Angstregulation 114
Den Teufelskreis der Angst verstehen 114
Entschleunigtes Atmen 116
Alle fünf Sinne einsetzen 117
»Die Angst hereinbitten« 118
Gedankenstopp (nicht nur bei Ängsten) 120
Grübelstuhl und Grübelzeit 121
Innerer Ort der Ruhe 122
Leitsymptom Zwangsgedanken und Zwangshandlungen .. 122
Selbsthilfestrategien gegen Zwänge 123
Zwangsgedanken keine Macht geben 124
Zwangshandlungen verhindern 126
Ganz speziell: die zwanghafte Angst vor
Infektionen 127
Ganz speziell: die zwanghafte Angst, dem Baby zu
schaden 129

Leitsymptom »traumatische« Erinnerungen 132
   Selbsthilfestrategien bei »traumatischen«
   Erinnerungen 133
     Reden hilft 133
     Tresortechnik 135
     Innere Helfer 136
     Bildschirmtechnik 137
     Schreiben hilft 138
     Selbstwirksamkeit stärken 139
Leitsymptom Schlafstörungen 141
   Selbsthilfestrategien bei Schlafstörungen 142
     Schlafhygiene 142
     Pflanzliche Einschlafhilfen 143
     Keine Angst vor Schlaflosigkeit 144
Leitsymptom Trauer 145
   Trauer nach Fehlgeburt, Totgeburt,
   Schwangerschaftsabbruch 145
   Trauer bei Schwangerschaft und Geburt nach
   vorausgegangenem Verlust eines Kindes 146
   Trauer beim Verlust von Angehörigen zeitnah zur
   Geburt des Kindes 147
     Entwicklung von Trauer allgemein 147
     Selbsthilfestrategien bei Trauer 148
     Den persönlichen Umgang mit der Trauer finden . 148
Leitsymptom irreale Befürchtungen und Überzeugungen 151
Leitsymptom Lebensmüde Gedanken, Suizidalität 152
Leitsymptom Schläfrigkeit, Bewusstseinsstörung.......... 153
Leitsymptom Halluzinationen, z. B. Stimmenhören 154
Leitsymptom Ungeordnetes Denken 154
Leitsymptom Verhaltensauffälligkeiten 155

5 Therapie – Wirkung und Nebenwirkungen **157**
   Die Auswahl der Behandlung 157
   Psychotherapie 158
     Supportive Psychotherapie 159

Verhaltenstherapie und Kognitive
Verhaltenstherapie 160
Analytische Psychotherapie (= Psychoanalyse) 162
Tiefenpsychologisch fundierte Psychotherapie 163
Systemische Therapie 164
Weitere psychotherapeutische Verfahren im
Überblick 164
Digitale Gesundheitsanwendungen (DiGA) 165
Beratungsstellen 169
Nicht jede Psychotherapie ist für jeden geeignet ... 170
Tipps zur Suche eines Psychotherapieplatzes 171
Psychopharmaka 172
Antidepressiva 173
Antipsychotika 178
Beruhigungsmittel, Schlafmittel 180
Stimmungsstabilisatoren 181
Kontraindikationen 183
Nebenwirkungen von Psychopharmaka 187
Untersuchungen vor und während der
Medikamenteneinnahme 187
Hormone 188
Progesteron 188
Brexanolon 188
Östrogen 189
Schilddrüsenhormone 189
Andere Therapieformen 190
Lichttherapie 190
Transkranielle Magnetstimulation 190
Elektrokrampftherapie 191

6 Häufig gestellte Fragen **193**
... rund um die Erkrankungen 193
Warum ist über peripartale psychische Probleme so
wenig bekannt? 193
Sind psychische Probleme nach einer Entbindung
heute häufiger als früher? 194

Woran erkenne ich, dass bei mir eine Depression oder Psychose beginnt?	194
Ist der Einsatz der EPDS als Fragebogen zur Selbstbeurteilung sinnvoll?	195
... zum »eigenen Anteil« an den Problemen	196
Warum ich?	196
Was habe ich falsch gemacht?	197
War es ein Fehler, ein Kind zu bekommen?	197
Warum sieht bei anderen Müttern immer alles so einfach aus?	198
Warum kann ich im Beruf mit Kindern viel besser umgehen als mit meinem eigenen Baby?	199
Wie schaffe ich es, eine gute Mutter zu sein?	200
... zum Umgang mit peripartalen Problemen	201
Sollte ich meine psychischen Probleme verschweigen?	201
Zusammenreißen oder Hilfe akzeptieren?	201
... rund um die Therapie	202
Was tue ich, wenn ich keinen raschen Termin in einer psychiatrischen Praxis bekomme?	202
Wann ist eine psychotherapeutische Behandlung sinnvoll?	203
Gehören Medikamente immer zur Behandlung peripartaler psychischer Probleme?	204
Machen Medikamente nicht abhängig?	204
Bedeutet es Schwäche, wenn man Medikamente einnimmt?	204
Wie lange dauert es, bis die Medikamente wirken?	206
Wie lange müssen die Medikamente eingenommen werden?	206
Sind Medikamente mit dem Stillen vereinbar?	207
Und was berücksichtigt man bei der Nutzen-Risiko-Abwägung?	208
Helfen alternative Heilmethoden?	209
Kann ich eine Mutter-Kind-Kur beantragen?	209

... zum Verlauf der Erkrankung 210
Werde ich wieder so wie früher? 210
Wann weiß ich, dass ich wieder vollständig gesund bin? 211
Einmal Depression, immer Depression? 211
Wie hoch ist die Gefahr, dass ich wieder krank werde? 212
Darf ich nach einer peripartalen psychischen Erkrankung noch einmal schwanger werden? 212
... zu Unterstützung und Hilfe 213
Kann die Hebamme helfen? 213
Soll man die Probleme mit der Frauenärztin, dem Hausarzt, der Kinderärztin besprechen? 214
Was können die Angehörigen tun? 214
Wie komme ich in Kontakt mit anderen Betroffenen? – die Stellung der Selbsthilfegruppen   216
... zu den Auswirkungen auf Familie und Partnerschaft .. 217
Wie bleiben wir als Eltern noch ein Paar? 217
Wie geht man mit der veränderten Sexualität nach der Entbindung um? 218
... zur Depression bei Vätern und in sozialer Elternschaft   220
Können auch Väter nach der Geburt eines Kindes depressiv werden? 220
Wie geht es »sozialen« Elternteilen? 221

7 Fallbeispiele – die verschiedenen Gesichter peripartaler Probleme 223

Achterbahn der Gefühle – Grund zur Sorge? Ein Fall von Babyblues 223
Ich wollte eine so gute Mutter sein – Depression nach der ersten Entbindung 224
Lange gequält und viel Zeit versäumt – Chronifizierte Depression nach der ersten Entbindung 225
Sieht so eine Mörderin aus? – Depression mit Zwangssymptomen 227

Kann man sich mit Behinderung anstecken? –
Zwangssymptome in der Schwangerschaft 229
Depressiv oder »ausgesaugt«? – Die Erschöpfung
nach mehrmonatigem Stillen 230
Wenn Stillen zum Stress wird – Depression mit
Panikattacken 232
Ein Teufelskreis von Erwartungsdruck und Ängsten
– Beziehungsprobleme nach der Geburt 233
Zu viel kommt zusammen – Depression nach der
dritten Entbindung 235
Wenn Angst den Tag kontrolliert –
Verschlimmerung einer Panikstörung nach der
Geburt 237
Angst macht unfrei – Beginn einer Angststörung
in der Schwangerschaft 238
36 Stunden Wehen und Schmerzen vergebens –
Eine traumatisch erlebte Entbindung und ihre
Folgen 239
Ich bekomme nie wieder ein Kind – Die Angst vor
einer weiteren Entbindung nach traumatisch
erlebter Geburt 241
Die Vergangenheit ist wieder da – Reaktualisierung
von traumatischen Erfahrungen 243
Die Angst vor der Wiederholung eines Dramas –
Depressive Reaktion nach Totgeburt und
Wiedererleben in der Folgeschwangerschaft 244
Die Suche nach der eigenen Schuld – Depression
nach Frühgeburt 245
Schwanger durch Kinderwunschbehandlung – aber
die Drillinge überleben nicht 246
Wenn zusammenreißen nicht mehr hilft –
Suizidversuch bei postpartaler Depression 248
Das Baby ist vermeintlich unheilbar geschädigt –
Wahnhafte Depression und erweiterter Suizid 250
Das Baby ist ausgetauscht – Doppelgängerwahn
und psychotische Depression 251

Euphorie und Depression im schnellen Wechsel – eine bipolare affektive Störung nach der Geburt ... 253
Das Baby wird zur Puppe – Verhaltensauffälligkeiten in der Manie 254
Von Himmel und Hölle – »Traumartige Erlebnisse« in der Psychose 255
Beobachtet und verfolgt gefühlt – Bedeutet das Schizophrenie? 256
Nicht wieder krank werden, aber trotzdem ein Baby – Schwanger unter Medikamenten 257
Last but not least: Auch Väter können depressiv werden 259

8 Diagnosen – für speziell Interessierte 261
ICD-10 – ein Diagnosesystem im Wandel 262
Affektive Störungen 262
Reaktionen, Anpassungsstörungen, Posttraumatische Belastungsstörung 266
Angststörungen 267
Zwangsstörungen 269
Psychosen 270

9 Fachliteratur 273

10 Weiterführende Informationen und Links 278
Depressionen 278
Ängste 279
Zwänge 279
Traumatisches Erleben 279
Prämenstruelle Dysphorische Störung 280
Schwangerschaft 280
Unterstützung in der Schwangerschaft und nach der Geburt 281
Besondere Situationen in der Schwangerschaft und nach der Geburt 281
Psychotherapiesuche 282

Ihr Wegweiser durch dieses Buch

Möglicherweise haben Sie als Betroffene, als Angehöriger oder auch als jemand, der aus beruflichen Gründen mit dem Thema zu tun hat, unterschiedliche Interessen, wenn Sie dieses Buch lesen. Die einzelnen Kapitel sollen deshalb auf die verschiedenen Bedürfnisse eingehen, ohne dass Sie beim Lesen eine bestimmte Reihenfolge einhalten müssen. Jedes Kapitel ist inhaltlich so angelegt, dass es für sich alleine und damit unabhängig von den weiteren Kapiteln verständlich ist. Falls Begriffe verwendet werden, die in einem anderen Abschnitt genauer erklärt sind, wird darauf verwiesen.

Nach dem Beginn mit Fakten und Zahlen folgen Beschreibungen der vorkommenden Störungsbilder nach der Geburt sowie der Probleme, die bereits in der Schwangerschaft auftreten können. Es schließen sich Kapitel zu Hilfe und Selbsthilfe sowie zu den verschiedenen Behandlungsmöglichkeiten an, bevor häufig gestellte Fragen beantwortet und typische Fallbeispiele vorgestellt werden. Im letzten Kapitel werden die psychiatrischen Diagnosen für speziell Interessierte noch einmal im Detail beleuchtet. Die abschließenden Hinweise auf weiterführende Literatur und Internetlinks können verständlicherweise nicht vollständig sein, helfen Ihnen aber vielleicht bei weiteren Recherchen.

Da die verwendeten Fachbegriffe in den jeweiligen Kapiteln in der Regel erklärt werden, wird auf ein zusätzliches Glossar von Fachausdrücken verzichtet. Sollten Sie einen bestimmten Begriff suchen, schlagen Sie einfach im Inhaltsverzeichnis nach oder folgen Sie den entsprechenden Verweisen im Text.

Noch ein Wort zum »Gendern«: Wir haben uns entschlossen, auf Gendersternchen oder ähnliches zu verzichten und stattdessen die weiblichen und männlichen Berufsbezeichnungen im Wechsel zu verwenden, ohne dabei eine bestimmte Systematik einzuhalten. Bei der konsequenten

Verwendung beider Formen wären die Texte an manchen Stellen unübersichtlich und schlecht lesbar geworden. Es versteht sich von selbst, dass jeweils alle Geschlechter gemeint sind.

Das gleiche trifft übrigens für die Verwendung des Begriffes »Partner« zu. Wir sind uns darüber im Klaren, dass heute Regenbogenfamilien in vielen Konstellationen existieren, und wir wissen aus der praktischen Arbeit mit gleichgeschlechtlichen Paaren, dass diese im Zusammenhang mit Schwangerschaft und Entbindung unter den gleichen Problemen leiden können wie heterosexuelle. Allerdings haben wir uns – wieder im Sinne der besseren Lesbarkeit – dagegen entschieden, aus »der Partner« (mit dem sowohl der Ehe- als auch der Lebenspartner gemeint ist) die Formulierung »der Partner/die Partnerin« zu machen. Doch selbstverständlich sind bei den entsprechenden Ausführungen immer auch Partnerinnen bzw. Ehefrauen gemeint.

Vorwort

»Ich hatte eine wundervolle Schwangerschaft, war stolz auf meinen Bauch, führte eine glückliche Ehe, und dieses Kind, mit dem wir fast schon nicht mehr gerechnet hatten, war ein sogenanntes Wunschkind. Auch die Entbindung war nicht schwer. Deshalb habe ich die Welt nicht mehr verstanden, als es mir bereits 36 Stunden nach der Entbindung psychisch sehr schlecht ging …«

So begann ein Brief, den ich im Jahr 1997 von einer Frau bekam, die in der Presse über meine Berufung auf die neu eingerichtete Professur »Gynäkologische Psychosomatik« an der Universitätsfrauenklinik in Bonn und im Zusammenhang damit über Depressionen und Psychosen nach der Geburt gelesen hatte. Sie berichtete in ihrem Brief über die schwere Depression nach ihrer ersten Entbindung und den Versuch, ihrem Leben ein Ende zu setzen.

In den folgenden fast 20 Jahren, in denen ich die Gynäkologische Psychosomatik an der Universitätsfrauenklinik in Bonn geleitet habe, standen die psychischen Probleme im Zusammenhang mit Schwangerschaft und Geburt immer im Zentrum unserer klinischen Tätigkeit und meines wissenschaftlichen Interesses. Gemeinsam mit meinen Mitarbeiterinnen, zu denen früher auch einmal meine Co-Autorin bei dieser Neuauflage, Frau Dr. Almut Dorn, gehörte, haben wir viele hundert Patientinnen in der Schwangerschaft und nach der Entbindung behandelt, größtenteils mit Depressionen, aber auch mit einer Vielzahl anderer Probleme.

Sehr häufig wiederholen sich bestimmte Symptome und Erlebnisweisen von Frauen im Zusammenhang mit Schwangerschaften und Entbindungen; aber auch die daraus entstehenden Probleme in der Familie sind sich sehr ähnlich. Immer wieder hören wir von Veränderungen in der Selbstwahrnehmung, von Verunsicherung und von Problemen im sozialen Umfeld bis hin zu dauerhaften Familienkrisen und Kapitulation vor den vielfältigen Belastungen. Und es werden fast immer die gleichen Fragen gestellt, wie etwa nach den Ursachen einer psychischen Problematik, nach Behandlungsmöglichkeiten und nach der Wahrscheinlichkeit, dass eine solche Erkrankung bei einer weiteren Schwangerschaft noch einmal auftritt.

In der langen Zeit seit der ersten Auflage dieses Ratgebers 2004 ist zwar die Beschäftigung mit diesen und ähnlichen Fragen für Betroffene selbstverständlicher geworden, die Recherche durch die modernen Medien sehr viel einfacher. Dennoch ist der Zustrom betroffener Frauen unverändert hoch, wie die Zahlen der Gynäkologischen Psychosomatik Bonn zeigen, die heute von Frau Dr. Andrea Hocke geleitet wird; ebenso wie die Erfahrungen, die eine Psychotherapeutin wie Almut Dorn in ihrer auf Gynäkologische Psychosomatik spezialisierten Praxis in Hamburg macht.

Es gilt also immer noch, Fragen zu beantworten, Hintergründe zu erhellen und damit Ängste zu nehmen. Das ist das Ziel dieses Buches. Es ersetzt nicht die Behandlung, wenn eine solche erforderlich ist. Es soll Ihnen vielmehr ermöglichen, Art und Ausmaß der Probleme zu erkennen, und Sie darüber informieren, wie und wo Sie sich frühzeitig Hilfe holen können. Und nicht zuletzt soll es durch Hinweise auf Selbsthilfestrategien Wege aufzeigen, wie Sie sich – zumindest bei weniger schweren Problemen – mit gezielten Strategien selbst helfen und wie Sie damit die fachärztliche oder psychotherapeutische Behandlung unterstützen können. Denn eines hat uns die langjährige Erfahrung in der Behandlung von Frauen ganz klar gezeigt: Je mehr eine Frau weiß, je mehr »Handwerkszeug« sie hat, umso besser kann sie mit einer Problematik umgehen. Oder anders gesagt: Wenn Sie erst einmal Expertin für Ihre Problematik geworden sind, dann lassen Sie sich auch nicht mehr so leicht davon einschüchtern. Und genau das ist das Ziel dieses Buches! Lernen Sie Ihre Problematik verstehen, um sie zu bewältigen.

Für die Autorinnen

Anke Rohde
Bonn, im Herbst 2022

1 Die wichtigsten Fakten und Zahlen

Klärung einiger Fachbegriffe

Peripartal, postpartal bzw. postnatal, präpartal

Möglicherweise sind Ihnen bei der Beschäftigung mit dem Thema bereits die verschiedensten Begriffe begegnet, die aber alle irgendwie ähnlich klingen, wie etwa »peripartal« oder »postpartal«, und Sie haben sich gefragt, worin der Unterschied liegt bzw. was sie bedeuten.
In ▶ Tab. 1.1 finden Sie die verschiedenen Begriffe mit Erläuterungen zu ihrer Bedeutung und Herkunft.

Tab. 1.1: Begriffsklärung peripartal, postpartal bzw. postnatal, präpartal

Begriff	Bedeutung	Herkunft
peripartal	rund um die Entbindung	von peri (= griech. drum herum) und partus (= lat. Entbindung/Gebären)
postpartal (post partum)	nach der Entbindung	von post (= lat. nach) und partus (= lat. Entbindung, Gebären)
postnatal	nach der Geburt	von post (= lat. nach) und natus (lat. Geburt, Geborenwerden)
präpartal	vor der Entbindung	von prae (= lat. vor) und partus (= lat. Entbindung, Gebären)
pränatal	vor der Geburt	von prae (= lat. vor) und natus (= lat. Geburt, Geborenwerden)

Das Wort »*Peripartal*«, das sich als »peripartale psychische Probleme« auch im Titel dieses Buches findet, umfasst also alles vor und nach der Entbindung – beispielsweise Depressionen, die bereits vor oder auch erst nach der Entbindung beginnen können. Die zunehmend häufigere Verwendung dieses Begriffes ist das Ergebnis der Erkenntnis, dass sich der Beginn psychischer Probleme im Zusammenhang mit Schwangerschaften und Geburten oftmals gar nicht so genau zeitlich einordnen lässt. Im Nachhinein stellt sich dann durchaus die Frage, ob es nicht auch schon vor der Entbindung erste Anzeichen der Depression gab, die sich danach dann in voller Stärke gezeigt hat.

Eine Besonderheit ist die oftmals *gleichbedeutende Verwendung* von »postpartal« und »postnatal«. Nimmt man es ganz genau, dann bedeutet »postpartal« »nach der Entbindung«, während »postnatal« »nach der Geburt« aus Sicht des Kindes bedeutet, aber auch für den gesamten Geburtsprozess verwendet wird. In der englischen Sprache wird sowohl in der Fachsprache als auch in der Umgangssprache häufig der Begriff »postnatal« verwendet, z. B. im Zusammenhang mit Depressionen; insofern finden Sie ihn wahrscheinlich auch in den Medien bei Ihren Recherchen zu Problemen nach der Entbindung.

In der deutschen medizinischen Fachsprache verwenden wir den Begriff »postpartal«, z. B. sprechen wir von postpartalen Komplikationen. Bei Diagnosen in Behandlungsberichten oder auf Überweisungsscheinen begegnet Ihnen in vielen Zusammenhängen dafür auch »pp« als Abkürzung für »post partum« (= nach der Entbindung).

Wir haben uns deshalb in diesem Buch für die Verwendung des Begriffes »postpartal« entschieden, also für die im Deutschen korrekte Formulierung. Es kann allerdings sein, dass Ihnen in anderen Veröffentlichungen zu diesem Thema »postnatal« begegnet, was dann im gleichen Sinne zu verstehen ist.

Störung, Erkrankung

Während Bezeichnungen wie »Krankheit« oder »Erkrankung« im Zusammenhang mit körperlichen Problemen üblich sind, wird in psychiatrischen Klassifikationssystemen auch der Begriff »Störung« als Übersetzung des englischen Wortes »disorder« verwendet (z. B. Angststörung). In diesem Buch werden die Begriffe »Störung«, »Erkrankung« und »Krankheit« im Wesentlichen gleichbedeutend verwendet.

Psychose, Neurose

Das sind zwei Begriffe, die in der Umgangssprache manchmal gleichgesetzt oder verwechselt werden, obwohl damit ganz unterschiedliche Dinge gemeint sind.

Als *Psychose* bezeichnet man einen krankhaften Zustand der Psyche, bei dem es zu einer Veränderung in der Selbst- und Außenwahrnehmung kommt, zu irrealen Gedanken und Befürchtungen bis hin zu Sinnestäuschungen und Wahnideen (▶ Kap. 8). Auch in Denken und Fühlen, Antrieb und Verhalten sind Betroffene im Vergleich zu ihrem sonstigen Wesen verändert.

Zu den Psychosen gehören beispielsweise die Schizophrenie und schizoaffektive Störungen, aber auch manche schweren Formen der Depression und der Manie, wenn sie nämlich mit psychotischen Symptomen einhergehen. Psychosen können auch durch organische Erkrankungen, Drogenkonsum etc. angestoßen werden; Manchmal bestehen sie dann auch unabhängig vom Auslöser weiter (also beispielsweise nach Beendigung des Drogenkonsums).

Zur Entstehung von Psychosen tragen viele verschiedene Faktoren bei. Ganz wesentlich sind *Veränderungen des Hirnstoffwechsels*, was auch bei der Behandlung berücksichtigt wird.

Psychosen können schleichend beginnen und sich manchmal schon lange vorher durch leichte Symptome bemerkbar machen. Sie können aber auch sehr plötzlich aus völliger Gesundheit heraus beginnen. Genauso ist es mit dem Ende: die Symptome können sehr schnell wieder vorbei sein; bei anderen Patienten dauert es dagegen sehr lange, bis sie wieder gesund sind. Bei manchen schwer verlaufenden Psychosen kommt es nicht wieder zu völliger Gesundheit; einzelne oder leichte Symptome bleiben manchmal dauerhaft zurück und verursachen Einschränkungen, z. B. bei der Arbeitsfähigkeit. Man spricht dann auch von Residualsymptomatik.

Psychosen, die nach Entbindungen beginnen, sind meist »gutartig«, d. h., sie klingen in der Regel mit Behandlung vollständig wieder ab und hinterlassen keine Folgeerscheinungen. Allerdings besteht im weiteren Zeitverlauf die Gefahr des Wiederauftretens.

Im Gegensatz zur Psychose handelt es sich bei der *Neurose* um einen Zustand, bei deren Entstehung *psychologische Faktoren* die wesentliche Rolle spielen, wie etwa unbewältigte Konflikte oder unverarbeitete Kindheitserlebnisse. Neurosen können einen Menschen über das ganze Leben begleiten oder auch nur eine Zeit lang bestehen. Der Begriff »Neurose« bzw. »neurotisch« sagt also schon etwas über die angenommene Verursachung aus, so etwa im Begriff »neurotische Depression«.

Da durch die psychiatrische Forschung mittlerweile belegt ist, dass bei vielen Störungen, die früher als Neurose bezeichnet wurden, auch biologische Veränderungen, z. B. im Hirnstoffwechsel, von Bedeutung sind, werden diese heute als Störung oder Erkrankung bezeichnet. So ist also nicht mehr von »Angstneurose« oder »Zwangsneurose« die Rede, sondern von »Angststörung« bzw. »Angsterkrankung« und »Zwangsstörung« bzw. »Zwangserkrankung«.

Affektive Störung, Manisch-depressive Erkrankung

Die geläufige Bezeichnung für Erkrankungen, die mit Phasen von Depression und/oder Manie einhergehen, lautet »affektive Störung« (von Affekt = heftiges Gefühl, ▶ Kap. 8). Der Begriff »manisch-depressive Erkrankung« wird heute nur noch selten verwendet, noch seltener die Bezeichnung »Zyklothymie«.

Bei der Unterform »*bipolare affektive Störung*« wechseln sich depressive und manische Phasen ab, dazwischen gibt es Zeiten von völliger Gesundheit. Eine affektive Störung, bei der nur depressive Phasen vorkommen, heißt »unipolare affektive Störung« oder auch »monopolare affektive Störung«.

Solche wiederkehrenden affektiven Störungen sind phasenhaft ablaufende Erkrankungen, die gut behandelbar sind. Zwischen den einzelnen Krankheitsphasen besteht in der Regel völlige Gesundheit.

Wochenbettdepression, Wochenbettpsychose

Die Begriffe »Wochenbettdepression« und »Wochenbettpsychose« werden im Alltag – auch im medizinischen Bereich – verwendet, um aufzuzeigen, dass eine Depression oder eine Psychose im zeitlichen Zusammenhang mit einer Entbindung aufgetreten ist. Völlig korrekt ist das jedoch nicht immer, da das Wochenbett aus gynäkologischer Sicht ein umgrenzter Zeitraum ist. Damit werden die ersten sechs bis acht Wochen nach der Entbindung bezeichnet, in denen sich die schwangerschaftsbedingten Veränderungen des Körpers zurückbilden. Zwar beginnen in diesem Zeitraum die meisten Psychosen, aber auch danach kommen sie vor. Und auch Depressionen können nach dieser Zeit beginnen.

Außerdem haben verschiedene wissenschaftliche Untersuchungen gezeigt, dass Depressionen und Psychosen nach der Entbindung in allen wichtigen Punkten vergleichbar sind mit Depressionen und Psychosen, die *zu anderen Lebenszeitpunkten* auftreten und dass nach einer Entbindung beginnende psychische Störungen im weiteren Leben auch unabhängig davon wiederkehren können.

Genauer spricht man also von Depressionen oder Psychosen, die nach der Entbindung begonnen haben – oder in der psychiatrischen Fachsprache ganz korrekt von »postpartal beginnender Depression« bzw. »postpartal beginnender Psychose«. Aber auch hier führt der klinische Alltag zu Verkürzungen, und deshalb werden häufig die Begriffe »postpartale Depression« bzw. »Depression pp.« und »postpartale Psychose« bzw. »Psychose pp.« verwendet.

Puerperalpsychose, Laktationspsychose

»*Puerperalpsychose*« ist eine andere Bezeichnung für die »Wochenbettpsychose«, die man aber allenfalls noch in älteren wissenschaftlichen Arbeiten findet. »Puerperium« kommt aus dem Lateinischen und bedeutet Niederkunft, Kindbett, Wochenbett. Auch der Begriff »*Laktationspsychose*«, wird heute kaum noch verwendet. So wurden früher Psychosen genannt, die in der Stillzeit auftraten. Als Laktation wird die Produktion von

Muttermilch in der weiblichen Brust bezeichnet; dies leitet sich vom lateinischen »lactare« (Milch geben, säugen) ab.

Babyblues, Heultage

Der Begriff »Babyblues« ist im englischen Sprachraum geläufig für die Symptomatik, für die wir im Deutschen nur den Begriff »Heultage« kennen. Da dieser von betroffenen Frauen manchmal als diskriminierend erlebt wird und es auch in der deutschen medizinischen Fachsprache keinen richtigen Begriff dafür gibt, verwenden wir in diesem Buch hauptsächlich den freundlicher klingenden und in den Medien gebräuchlichen Begriff »Babyblues«. Das Fehlen eines »echten« medizinischen Namens dafür zeigt übrigens, dass es sich dabei nicht um ein Krankheitsgeschehen im engeren Sinne handelt (▶ Kap. 2).

Krankheitsphase, Krankheitsepisode

Die Begriffe Phase und Episode werden in der Psychiatrie gleichbedeutend verwendet. Wichtig ist die darin enthaltene Bedeutung, dass eine psychische Störung in Phasen mit Anfang und Ende der Symptomatik verläuft und dass Betroffene dazwischen wieder gesund bzw. weitgehend gesund werden. Insofern tauchen diese Begriffe am ehesten bei den affektiven Störungen und den schizoaffektiven Psychosen (▶ Kap. 8) auf.

Chronifizierung

In den meisten Fällen verlaufen psychische Erkrankungen mehr oder weniger phasenhaft; insbesondere bei Depressionen oder Manien ist eine Phase von Krankheit irgendwann zu Ende. Depressive oder manische Phasen oder auch Psychosen dauern üblicherweise Wochen oder Monate; durch Behandlung kann man diese Dauer in der Regel erheblich verkürzen. Unbehandelt oder unzureichend behandelt kann es bei psychischen Störungen jedoch zur Chronifizierung kommen – dann dauert die Störung manchmal sogar jahrelang – mit allen Auswirkungen auf die gesamte

Familie und vor allem das Kind. Und eines muss man klar sagen: je länger die Störung besteht und je weiter die Chronifizierung fortgeschritten ist, um so langwieriger wird die Behandlung. Das gilt auch für alle Störungen, die in einer Schwangerschaft oder nach einer Entbindung beginnen.

Das Erkennen psychischer Probleme ist gar nicht so leicht

Psychische Störungen in der Schwangerschaft und nach der Entbindung gehen mit teils ausgeprägten Veränderungen im gefühlsmäßigen Erleben und Denken der betroffenen Frau einher, was in der Regel auch im äußeren Verhalten sichtbar wird.

Da es sich bei der Schwangerschaft, der Entbindung von einem Kind und allen damit verbunden Lebensveränderungen um ganz erhebliche körperliche und psychologische Prozesse handelt, werden Auffälligkeiten und Verhaltensänderungen oft damit erklärt. Gerade bei leicht ausgeprägten Störungen ist es schwierig abzugrenzen, ob es sich um ein krankheitswertiges Geschehen handelt oder noch um »normale« Veränderungen. Darin liegt wahrscheinlich auch einer der Gründe dafür, dass in der Schwangerschaft oder nach einer Geburt auftretende psychische Störungen bei Frauen oftmals zu spät oder auch gar nicht als solche erkannt werden. Für die meisten Veränderungen und Verhaltensweisen gibt es zunächst einmal eine normale Erklärung (»Weil das Baby so unruhig ist, komme ich selbst nicht zur Ruhe«, »weil ich so wenig Schlaf bekomme, fühle ich mich so erschöpft und antriebslos«). Diese »Normalisierung« bedingt nicht selten einen langen Leidensweg der betroffenen Frauen und ihrer Familien und kann in Einzelfällen zu dramatischen Folgen führen (bis hin zum Selbstmordversuch = Suizidversuch) oder zu schweren und dauerhaften Störungen in der Mutter-Kind-Beziehung, wenn sich die Erkrankung sehr lange hinzieht.

1 Die wichtigsten Fakten und Zahlen

> **Unsere Meinung**
>
> Immer wieder begegnen uns Frauen mit solchen Geschichten, z. B. einer schon seit zwei oder drei Jahren bestehenden unbehandelten postpartalen Depression. Wenn dann die Behandlung sehr rasch anschlägt, fragen sich alle Beteiligten, warum »man so lange gewartet hat«. Tragisch ist das vor allem immer dann, wenn die Auswirkungen auf das Kind bzw. die Mutter-Kind-Bindung oder auch die Partnerschaft schon eindeutig zu erkennen sind.
>
> Unser Appell lautet deshalb: Wenn psychische Probleme nicht nach spätestens zwei oder drei Wochen abgeklungen sind, holen Sie sich Beratung und Hilfe!

Besonders *psychische Probleme in der Schwangerschaft* werden oftmals von allen Beteiligten toleriert, da man davon ausgeht, dass sie mit dem Ende der Schwangerschaft ebenfalls enden. Allerdings wissen wir aus der Erfahrung und aus Studien, dass psychische Probleme in der Schwangerschaft zu noch stärkeren Problemen nach der Geburt des Kindes führen können. Und umgekehrt kann man häufig im Nachhinein feststellen, dass beispielsweise eine Depression, die sich erst nach der Geburt richtig zeigt, schon in der Schwangerschaft begonnen hat.

Der Beginn der Störungen und erste Symptome

Psychische Störungen nach der Entbindung können vom ersten Tag bis Wochen und Monate danach beginnen. Es gibt einige Studien, die noch einen Zeitraum bis zu einem Jahr einbeziehen. Üblich ist allerdings die Auffassung, dass maximal die Störungsbilder, die innerhalb des ersten halben Jahres nach der Entbindung zu ersten Symptomen führen, als postpartal bezeichnet werden sollten.

Für die einzelnen Arten von Störungen gibt es unterschiedliche Zeitpunkte, zu denen sie typischerweise auftreten. So ist für den Babyblues typisch, dass er zwischen dem dritten und fünften Tag nach der Entbindung seinen Höhepunkt hat. In den ersten 14 Tagen nach der Entbindung beginnen insgesamt etwa ¾ aller postpartalen Psychosen. Postpartale Depressionen beginnen dagegen eher schleichend in den ersten Wochen und Monaten.

▶ Tab. 1.2 gibt einen Überblick über die häufigsten psychischen Probleme nach einer Geburt, den Zeitpunkt ihres Auftretens, den üblichen Verlauf und typische erste Symptome.

Tab. 1.2: Beginn, Dauer und erste Symptome der häufigsten postpartalen psychischen Probleme

Typ	Beginn/Dauer	Erste Symptome
Babyblues (Heultage, Postnatal blues)	*Beginn:* 3.–5. Tag nach der Entbindung *Dauer:* wenige Tage	Allgemein erhöhte Empfindlichkeit; Stimmungslabilität steht im Vordergrund mit raschem Wechsel zwischen Glücklichsein, Weinen, Reizbarkeit etc.
Postpartale Depression (Wochenbettdepression, Postnatale Depression)	*Beginn:* erste Tage/Wochen bis Monate nach der Entbindung *Dauer:* abhängig vom Schweregrad, Wochen bis Monate, im Extremfall auch länger (Chronifizierung)	Niedergeschlagenheit, depressive Stimmung, Versagens- und Schuldgefühle, Grübeln, Konzentrationsstörungen, Schlafstörungen, Appetitminderung, Erschöpfung, Müdigkeit, Weinen
Postpartale Psychose (Wochenbettpsychose, postnatale Psychose)	*Beginn:* erste Tage bis Wochen nach der Entbindung, ca. 75 % innerhalb der ersten 2 Wochen *Dauer:* abhängig von Schweregrad und klinischem Bild, Tage bis Monate	Schlafstörungen, Konzentrationsstörungen, Stimmungsschwankungen, Verhaltensauffälligkeiten, irreale Ängste, ungeordnetes Denken. Manchmal auch Beginn mit produktiv-psychotischen Symptomen (= Wahn, Halluzi-

1 Die wichtigsten Fakten und Zahlen

Tab. 1.2: Beginn, Dauer und erste Symptome der häufigsten postpartalen psychischen Probleme – Fortsetzung

Typ	Beginn/Dauer	Erste Symptome
		nationen, Beeinflussungserlebnisse)
Depressive Reaktion nach Totgeburt, Frühgeburt, Geburt eines kranken oder behinderten Kindes	*Beginn:* meist direkt nach dem Ereignis, manchmal auch Wochen/Monate später *Dauer:* abhängig von Schweregrad und klinischem Bild, Wochen bis Monate	Zu Beginn meist innere Betäubung, Schock, Verzweiflung. Dann Übergang in längere depressive Reaktion mit einer Vielzahl depressiver Symptome
Posttraumatische Belastungsstörung nach einer traumatisch erlebten Geburt	*Beginn:* erste Tage bis Wochen nach der Entbindung *Dauer:* abhängig von Schweregrad und klinischem Bild, Wochen bis Monate; im Extremfall auch länger (Chronifizierung)	Wiedererleben der Geburt in Albträumen und eindringlichen Erinnerungen (Flashbacks), Schlafstörungen, Weinen, Gefühl innerer Taubheit, Reizbarkeit, sozialer Rückzug; nicht selten Begleitdepression

Die Bedeutung der jeweiligen kulturellen und gesellschaftlichen Situation

Psychische Störungen nach der Geburt in verschiedenen Zeiten und Kulturen

Bereits Hippokrates, der im 5.–4. vorchristlichen Jahrhundert in Griechenland lebte und als der Gründer der wissenschaftlichen Medizin gilt, beschrieb psychische Veränderungen im Zusammenhang mit Entbindungen und Wochenbett. Aus historischen Arbeiten und kulturvergleichenden (= transkulturellen) Untersuchungen weiß man, dass es postpartale psychische Störungen in allen Ländern und Kulturen schon immer gegeben hat und dass die Häufigkeit in etwa gleichbleibt. Für Störungsbilder, die eng an die hormonellen Veränderungen nach der Geburt geknüpft sind (besonders Babyblues, Psychosen und schwere Depressionen) lässt sich das aufgrund von biologischen Krankheitstheorien erklären.

Bezüglich der leichten und mittelschweren postpartalen Depressionen wird heute in Fachkreisen davon ausgegangen, dass sie viel stärker als die anderen Störungsbilder von sozialen und kulturellen Faktoren abhängig sind, wie etwa Veränderungen in der Definition der Mutterrolle und der zu geringen familiären und sozialen Unterstützung in unserer Industriegesellschaft (▶ Abb. 1.1). Auch kulturell bedingte gesellschaftliche Regeln können beeinflussen, ob beispielsweise eine postpartale Traurigkeit als behandlungsbedürftig gewertet wird. In diesem Zusammenhang geht es auch um die Frage, inwieweit in anderen Kulturen Rituale während der Schwangerschaft und nach der Geburt der Frau den Übergang zu ihrem neuen Status als Mutter erleichtern.

Nicht immer ist unsere »Fortschrittsgesellschaft« hilfreich

Während Psychosen, schwere Depressionen und Babyblues sich in ihrer Häufigkeit nicht wesentlich verändern, zeigen bevölkerungsstatistische (= epidemiologische) Untersuchungen eine Zunahme von Depressionen insgesamt und ein Betroffensein von immer jüngeren Menschen. In Deutschland werden etwa 10 % aller Menschen mindestens einmal in ihrem Leben depressiv, auch wenn sie nicht immer behandelt werden; Frauen sind etwa zweimal so häufig betroffen wie Männer, ebenso übrigens wie von Angsterkrankungen.

Die zunehmende Häufigkeit betrifft wohl insbesondere leichte und mittelschwere Depressionen nach der Entbindung, was sich mit einer Reihe von Einflussfaktoren erklären lässt: Zum einen sind die durch die Medien beeinflussten Erwartungen von Frauen zu nennen, die heute ihre Schwangerschaft meist ganz bewusst planen und auch genaue Vorstellungen davon haben, wie Schwangerschaft, Entbindung, Stillen und die

Zeit nach der Entbindung verlaufen sollten. Zum anderen sind unsere veränderten Lebensbedingungen zu erwähnen: Kaum eine Frau kann nach der Entbindung noch auf die Unterstützung einer Großfamilie zurückgreifen oder auf die längerfristige Entlastung durch Mutter, Schwiegermutter, eine Tante oder sonstige im gleichen Haushalt lebende Personen. Manchmal fehlt sogar ein Freundeskreis, weil das junge Paar gerade aus beruflichen Gründen in eine fremde Stadt gezogen ist und erst wieder soziale Kontakte knüpfen muss.

Die eigenen Erwartungen sind von großer Bedeutung

Von einer nicht zu unterschätzenden Dunkelziffer für die nach einer Entbindung auftretenden psychischen Probleme muss ausgegangen werden, da trotz aller Informationen in den Medien immer noch ein Mangel an Aufklärung über Behandlungsmöglichkeiten solcher Störungen besteht; und sicher gibt es auch noch zu wenige niederschwellige, d. h. leicht zu erreichende Anlaufstellen für Betroffene. Die Sorge, wegen einer psychischen Problematik in der Gesellschaft diskriminiert zu werden und als nicht leistungsfähig zu gelten, ist trotz aller gegenteiligen Aufklärungskampagnen nach wie vor verbreitet.

Dem gegenüber steht ein bestimmtes *Mutterbild* in unserer Gesellschaft, das Schwangere überwiegend durch die Medien vermittelt bekommen. Es ist das Bild der »glücklichen Mutter«, die alles bewältigt und alles im Griff hat. Insbesondere, wenn das Kind gesund ist und sich gut entwickelt und wenn sonst »alles stimmt«, bekommen Mütter sehr schnell das Gefühl, sie hätten keinen Grund zur Traurigkeit und der Fehler liege bei ihnen. Bei Gesprächen mit betroffenen Frauen erlebt man immer wieder, dass diese glauben, sie seien die einzigen mit solchen Problemen; alle anderen Mütter, die sie kennen, erleben sie als kompetent, glücklich und zufrieden. Lassen sie sich dann ermutigen, einmal von sich aus mit ihren Freundinnen oder den Frauen im Rückbildungskurs über ihre Probleme zu sprechen, machen sie nicht selten die Erfahrung, dass auch andere ihre Probleme verstecken und mit sich selbst auszumachen versuchen.

Häufigkeit und Einflussfaktoren

Die meisten Informationen zur Häufigkeit liegen für die größten drei Gruppen psychischer Störungen nach der Entbindung vor, und zwar für den Babyblues, die Depressionen und die Psychosen. ▶ Tab. 1.3 gibt einen Überblick über die Häufigkeit und die wichtigsten Einflussfaktoren.

Tab. 1.3: Häufigkeit und wichtigste Einflussfaktoren postpartaler psychischer Störungen

Typ	Häufigkeit	Wichtigste Einflussfaktoren
Babyblues (Heultage, Postnatal blues)	50–70 % (nach etwa jeder 2. Entbindung)	• Geburt als Lebensereignis • Hormonelle Umstellung • Reizüberflutung, fehlende Ruhe
Postpartale Depression (Wochenbettdepression, Postnatale Depression)	10–15 % (nach etwa jeder 7. bis 10. Entbindung)	• Hormonelle Umstellung • Geburt als Lebensereignis • Erste Entbindung • Geburt von Zwillingen/Mehrlingen • Veränderung der Lebenssituation • Unzureichende Unterstützung • Probleme in der Partnerschaft • Hohe eigene Erwartungen • Depressionen in der Schwangerschaft • Psychische Störungen in der Vorgeschichte • Psychische Erkrankungen in der Familie • Kindliche Faktoren (z. B. Stillprobleme, Schrei-Baby)

Tab. 1.3: Häufigkeit und wichtigste Einflussfaktoren postpartaler psychischer Störungen – Fortsetzung

Typ	Häufigkeit	Wichtigste Einflussfaktoren
Postpartale Psychose (Wochenbettpsychose, postnatale Psychose)	0,1–0,2 % (nach etwa jeder 500.–1.000. Entbindung)	• Hormonelle Umstellung • Geburt als Lebensereignis • Psychische Störungen in der Vorgeschichte • Psychische Erkrankungen in der Familie
Depressive Reaktion nach Totgeburt, Frühgeburt, Geburt eines kranken oder behinderten Kindes	20–40 % (nach etwa jeder 3. Totgeburt, Frühgeburt, Geburt eines kranken oder behinderten Kindes)	• Verlustereignis • Trauerprozess nicht abgeschlossen, manchmal auch nicht zugelassen • Bei frühgeborenen und kranken/behinderten Kindern: Sorge um die Gesundheit des Kindes, notwendige Behandlungen, Operationen usw.
Posttraumatische Belastungsstörung (PTSD)	1,5–3 % (nach etwa jeder 35. bis 70. Entbindung)	• Geburtsangst • Geburt per Saugglocke oder Zange; sekundärer Kaiserschnitt • Entbindung traumatisch erlebt • Subjektive Wahrnehmung der Situation als beschämend, erniedrigend • Erleben der geburtshilflichen Betreuung als unzureichend • Eigene Erwartungen konnten nicht erfüllt werden • Fehlende Nachbesprechung der Erlebnisse • Vorbelastung mit traumatischen Erfahrungen

Mögliche Einflussfaktoren näher betrachtet

In diesem Kapitel sind die wichtigsten der in ▶ Tab. 1.3 genannten Einflussfaktoren, man könnte auch sagen Risikofaktoren, ausführlicher dargestellt.

Multifaktorielle Verursachung und Vulnerabilität

Prinzipiell kann jede Frau nach einer Entbindung an einer psychischen Störung erkranken, allerdings gibt es einige Faktoren, die das Risiko erhöhen. Neben den hormonellen Veränderungen und der körperlichen und psychischen Belastung durch die Geburt können die Lebenssituation, die Persönlichkeit sowie eigene und fremde Erwartungshaltungen für psychische Probleme empfänglicher machen.

Frauen mit einer psychischen Erkrankung in der Vorgeschichte oder in der Schwangerschaft (z. B. Depression oder Angsterkrankung) haben ein höheres Risiko, nach der Entbindung zu erkranken, ebenso wie Frauen, in deren Familie Angehörige von psychischen Erkrankungen betroffen sind. Wie bei fast allen psychischen Störungen kann man auch für die Erkrankungen nach einer Entbindung vom Zusammentreffen verschiedener Einflussfaktoren ausgehen; deshalb spricht man von einer multifaktoriellen Verursachung, also Verursachung durch mehrere (= multi) zusammenwirkende Faktoren.

Die Basis bildet eine gegebenenfalls vorhandene »*Vulnerabilität*«, d. h. eine Empfindlichkeit für die Entwicklung psychischer Störungen, die ein Mensch sozusagen »mitbringt« und die ein Leben lang bestehen bleibt. Manchmal wird auch der Begriff »Prädisposition« verwendet. Zu dieser Vulnerabilität können genetische Veränderungen beitragen sowie frühe Lebensumstände und die Persönlichkeit. Abhängig davon, was noch an zusätzlichen Faktoren dazukommt, entstehen dann psychische Störungen.

Die Bedeutung der einzelnen Aspekte ist für die *verschiedenen Erkrankungen* unterschiedlich groß. Je mehr belastende Faktoren zusammenkommen, umso tiefer führt dies in die psychische Erkrankung, beispielsweise in die Depression (▶ Abb. 1.1). Mögliche Einflussfaktoren auf die

1 Die wichtigsten Fakten und Zahlen

Entwicklung der einzelnen Störungsbilder wurden in ▶ Tab. 1.3 genannt. Die wichtigsten Aspekte sind in den folgenden Abschnitten näher beschrieben.

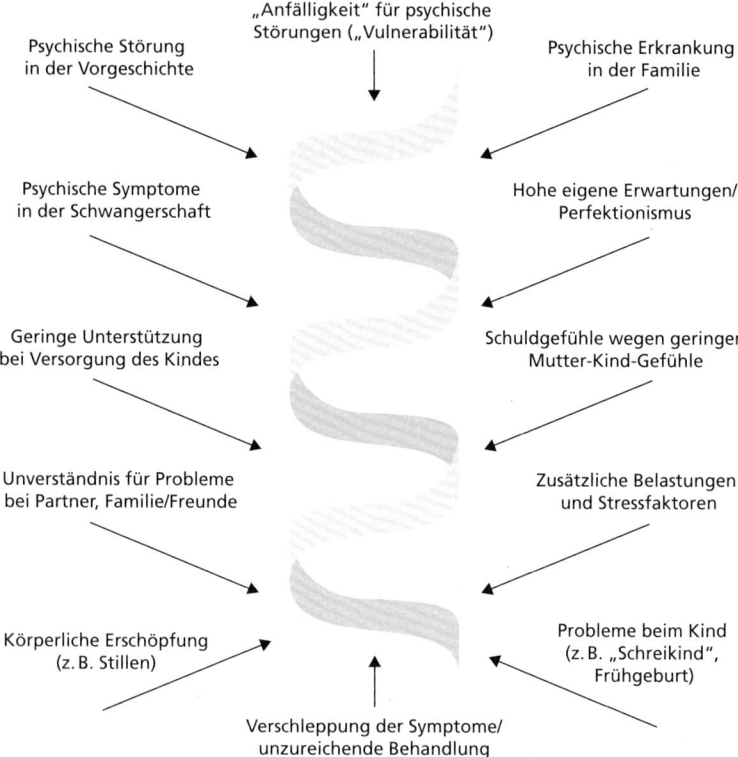

Abb. 1.1: Die Spirale der postpartalen psychischen Störung (Beispiel Depression)

Die Geburt eines Kindes ist ein lebensveränderndes Ereignis

Aus der allgemeinen psychiatrischen Forschung weiß man, dass im Vorfeld psychischer Störungen wichtige (= relevante) Lebensereignisse (sogenannte »life events«) häufig zu finden sind. Dabei kann es sich sowohl um positive Lebensereignisse handeln (z. B. die eigene Hochzeit, die Geburt eines Kindes) als auch um negative Lebensereignisse (der Tod eines Angehörigen, Verlust des Arbeitsplatzes etc.).

Auch wenn die Entbindung nach unkomplizierter Schwangerschaft ohne jegliche Komplikationen abläuft, bedeutet sie dennoch für die betroffene Frau ein ganz besonderes Lebensereignis. Nicht nur der Körper muss erhebliche Belastungen aushalten, sondern auch von der Psyche wird eine erhebliche Anpassungsleistung erwartet: Die gesamte Lebensperspektive verändert sich, Verantwortung für ein anderes Leben muss übernommen werden, die Partnerschaft muss sich aus einer Zweierbeziehung (= Dyade) in eine Dreierbeziehung (= Triade) entwickeln usw. Und schließlich wird auch die Entbindung selbst von vielen Frauen als eine Art Grenzerfahrung erlebt – unabhängig davon, ob sie eine schöne, eine eher neutrale oder vielleicht sogar eine schlimme bzw. traumatische Erfahrung war.

Aus diesen Gegebenheiten lässt sich ableiten, dass gerade die *erste Entbindung* von besonderer Bedeutung ist. Dabei werden viele Erfahrungen zum ersten Mal gemacht, die dann bei weiteren Geburten bekannt und nicht mehr ganz so aufregend sind. Damit lässt sich auch erklären, warum etwa drei von vier postpartalen Depressionen und Psychosen nach der ersten Entbindung auftreten.

Die Geburt eines Kindes stellt also für die Eltern und vor allem die Mütter in verschiedener Hinsicht ein wichtiges, ja lebensveränderndes Ereignis dar; eigentlich müsste man sie wegen der vielfältigen Aspekte sogar als mehrere Lebensereignisse gleichzeitig betrachten. Aus anderen Zusammenhängen ist bekannt, dass das Zusammentreffen mehrerer Lebensereignisse das Ausmaß einer Belastung noch erhöht. Und es können weitere Belastungen hinzukommen – wie etwa der Verlust oder die schwere Erkrankung eines nahen Angehörigen kurz vor oder nach dem Geburtstermin. Ganz besonders belastet sind natürlich Frauen, die ihr Kind durch eine späte Fehlgeburt oder eine Totgeburt verloren haben; für Frauen, die die zusätzlichen Belastungen durch eine Frühgeburt und die oftmals erforderliche wochenlange Behandlung eines kranken oder behinderten Kindes aushalten müssen; und für Frauen, die die Entbindung als schrecklich und traumatisierend erlebt haben.

Die Rolle der Hormone ist unterschiedlich groß

In den ersten Wochen der Schwangerschaft sinken die Hormone Progesteron und Östrogen nicht wie üblicherweise in der zweiten Hälfte des Menstruationszyklus wieder ab, sondern steigen weiter an auf ein hohes Niveau, was während der gesamten Schwangerschaft bestehen bleibt. Nach der Entbindung kommt es durch den Ausfall der in der Plazenta (= Mutterkuchen) gebildeten Hormone dann zu einem sehr plötzlichen Hormonabfall.

Aus der allgemeinen Psychiatrie weiß man, dass schwere hormonelle Veränderungen (wie z. B. Schilddrüsenstörungen oder auch die Gabe von Cortison) zu psychischen Veränderungen führen können. Ein anderes Beispiel für den Einfluss hormoneller Veränderungen auf das seelische Befinden ist das Prämenstruelle Syndrom (= PMS) bzw. in der noch stärkeren Ausprägung die Prämenstruelle Dysphorische Störung (= PMDS). Dazu gehören ausgeprägte Stimmungsveränderungen mit Reizbarkeit, Depressivität, Stimmungslabilität, Appetitveränderungen, Schlafstörungen etc., wie sie Frauen in den Tagen vor der Monatsblutung bisweilen feststellen.

Merke

Auch wenn es nicht unmittelbar zum Thema gehört, soll hier darauf hingewiesen werden, dass sich ein PMS mit Wiederbeginn des regelmäßigen Menstruationszyklus nach einer Geburt bzw. nach dem Abstillen nicht selten verstärkt bzw. dass dann die schwerere Symptomatik der PMDS hervortritt. Die Zusammenhänge erklären wir ausführlich in unserem Ratgeber »PMDS als Herausforderung«.

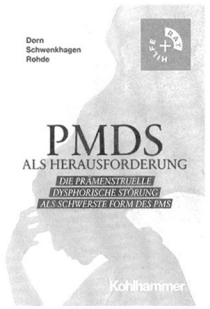

Almut Dorn, Anneliese Schwenkhagen, Anke Rohde (2022)
PMDS als Herausforderung
Die Prämenstruelle Dysphorische Störung als schwerste Form des PMS
ISBN 978-3-17-040259-1

Es liegt also nahe, in den erheblichen hormonellen und auch sonstigen körperlichen Umstellungsprozessen eine wichtige Ursache für psychische Störungen nach der Entbindung zu vermuten. Wissenschaftliche Untersuchungen haben jedoch ergeben, dass man die hormonellen Einflüsse nicht überbewerten darf. Der deutlichste Zusammenhang findet sich beim Babyblues. Diese Symptomatik entsteht parallel mit den erheblichen hormonellen Umstellungsprozessen direkt nach der Entbindung. Für die anderen Störungen (Depressionen, Psychosen) sind die Hormone wahrscheinlich nur einer von vielen zusammenwirkenden Einflussfaktoren, wenn auch mit unterschiedlicher Gewichtung. Da aber gerade in den letzten Jahren verstärkt diskutiert wird, inwieweit möglicherweise ein Östrogenmangel nach der Entbindung mit verantwortlich sein könnte und ob eventuell eine Hormongabe helfen kann, lohnt sich das Ansprechen dieser Frage – z. B. beim Gynäkologen.

Auch andere körperliche Ursachen können von Bedeutung sein

Ebenso wie bei allen derartigen Erkrankungen gehört auch bei psychischen Störungen rund um Schwangerschaft und Entbindung der Ausschluss körperlicher Ursachen für die Beschwerden zur Diagnosestellung. Zu nennen sind hier beispielsweise Funktionsstörungen der Schilddrüse oder ein schwerer Eisenmangel – beides ist gerade bei postpartalen Depressionen nicht selten. Der Hausarzt bzw. die Gynäkologin wissen, welche Untersuchungen durchzuführen sind, um das festzustellen.

Erste oder spätere Entbindung: der wichtige Unterschied

Etwa drei von vier postpartalen Depressionen und Psychosen treten bei Erstgebärenden auf. Aber auch Frauen, die bereits mehrere Kinder geboren und bisher keinerlei Komplikationen in seelischer Hinsicht erlebt haben, können erkranken. Bei der ersten Schwangerschaft bzw. Entbindung sind die Herausforderungen an die Umstellungsfähigkeit und den Umgang mit neuen bzw. zusätzlichen Belastungen besonders gefordert. Bei der zweiten Entbindung ist dann vieles schon bekannt und weniger angstauslösend. Allerdings kann irgendwann die Belastungsgrenze erreicht sein, wenn beispielsweise die Geburt des dritten oder vierten Kindes gerade in die Zeit des Hausbaus fällt und der Partner beruflich sehr eingespannt ist oder wenn viele verschiedene Dinge zusammenkommen.

Für den Babyblues gibt es diesen Unterschied nicht; er tritt unabhängig davon auf, um welche Entbindung es sich handelt. Dies liegt wohl daran, dass für diese Störung der Zusammenhang mit den hormonellen Veränderungen am eindeutigsten ist und die hormonelle Umstellung bei jeder Geburt etwa gleich ist.

Komplikationen bei der Entbindung können die Belastung verstärken

Prinzipiell hat die Art der Entbindung keinen Einfluss auf das Auftreten einer psychischen Störung nach der Geburt; ob es sich also um eine spontane Entbindung oder einen Kaiserschnitt handelt, oder ob der Einsatz von Zange oder Saugglocke erforderlich war. Allerdings können bestimmte mit der Entbindung verbundene Erfahrungen und Komplikationen zu zusätzlichen Belastungen führen. So können beispielsweise die körperlichen Folgeerscheinungen einer vaginalen Geburt (Dammriss, Dammschnitt) zu ganz erheblichen Beeinträchtigungen des Allgemeinbefindens führen, ebenso wie die Folgen eines Kaiserschnitts – besonders wenn vielleicht noch eine Unverträglichkeit der Narkose oder Wundheilungsprobleme hinzukommen. Die zusätzliche Belastung kann aber auch darin bestehen, dass nach dem langen und schmerzhaften Versuch einer spontanen Geburt schließlich doch ein *Kaiserschnitt* erforderlich ist (= sekundäre Sectio), weil sich die Situation des Kindes verschlechtert und die Frau am Ende ihrer Kräfte ist. Gedanken wie »es war alles umsonst« oder »ich kann nicht mal auf normalem Wege ein Kind bekommen« können dann zu ausgeprägten Versagensgefühlen führen. Besonders bei den traumatisch erlebten Entbindungen (▶ Kap. 2) spielt das eine Rolle.

Risikofaktor psychische Erkrankung in der Vorgeschichte

Wenn bereits in der Vorgeschichte eine psychische Krankheit aufgetreten ist (wie etwa eine Depression oder Psychose), dann besteht nach der Entbindung das Risiko einer erneuten Erkrankung. Bei Krankheiten, die mehrfach im Leben eines Menschen auftreten, spricht man von rezidivierenden (= wiederkehrenden) Störungen. Da solche Wiedererkrankungen insgesamt oft nach besonderen Belastungen beginnen, ist es nicht verwunderlich, dass die Zeit nach einer Entbindung mit den erheblichen hormonellen, körperlichen und psychologischen Umstellungen besonders risikoreich ist, wenn schon vor der Schwangerschaft eine psychische Erkrankung bestand.

Allerdings ist es wichtig zu wissen, dass auch bei Vorbestehen einer psychischen Erkrankung nicht jede Frau nach einer Entbindung erneut erkrankt und dass diese Wahrscheinlichkeit auch mit der Art der Erkrankung zu tun hat. Es gibt also keine eindeutige Gesetzmäßigkeit und keine sichere Vorhersagbarkeit. Dies gilt auch, wenn die Frau bereits früher an einer peripartalen Psychose oder Depression erkrankt war.

Psychische Störungen in der Familie als leichter Risikofaktor

Diesem Aspekt sollte gerade im Zusammenhang mit psychischen Störungen nach der Entbindung nicht allzu viel Bedeutung beigemessen werden. Grundsätzlich erhöhen zwar psychische Störungen bei Blutsverwandten für alle Menschen das eigene Erkrankungsrisiko leicht, und zwar umso mehr, je enger der Verwandtschaftsgrad ist (also höher bei zwei kranken Elternteilen als bei einer kranken Tante). Trotzdem kann man nur ein statistisches Risiko abschätzen; das persönliche Risiko in der jeweiligen Situation erfasst man damit letzten Endes nicht. Selbst bei psychischen Störungen in der Familie gibt es keine Gesetzmäßigkeit, dass jemand auf jeden Fall erkrankt.

Im Gegenteil, auch bei familiärer Belastung mit psychischen Störungen werden die meisten Frauen nach einer Entbindung oder auch sonst in ihrem Leben nicht depressiv oder psychotisch. Und andererseits erkranken Frauen, bei denen es keinerlei kranke Familienangehörige gibt. Eine psychische Störung in der Familie bedeutet letzten Endes, dass die persönliche Gefährdung gering zunimmt, dass aber andere Faktoren in der Gesamtwirkung sehr viel wichtiger für die psychische Gesundheit bzw. Krankheit sind.

Dass neben der möglichen Vererbung auch die *Umweltfaktoren* eine wichtige Rolle spielen, weiß man übrigens unter anderem aus den Untersuchungen von eineiigen Zwillingen, die direkt nach der Geburt getrennt wurden und in unterschiedlicher Umgebung aufgewachsen sind (= Adoptionsstudien). Selbst bei diesen eineiigen Zwillingen, die identisches Erbmaterial haben, liegt die Konkordanz (= das Auftreten derselben Erkrankung) für die Schizophrenie nur bei etwa 50 %.

Ähnlich sieht es bei den affektiven Störungen aus: *Bipolare Störungen*, also Erkrankungen mit wechselnden manischen und depressiven Krankheitsphasen, kommen in der Bevölkerung mit etwa 1 % vor. Bei erkrankten Verwandten ersten Grades (Eltern, Geschwister) steigt das Risiko auf 5 bis 10 %, und selbst bei eineiigen Zwillingen mit identischen Genen fanden die entsprechenden Studien nur in etwa der Hälfte eine Erkrankung beider Zwillinge.

Genauere Berechnungen für das individuelle Erkrankungsrisiko können *Humangenetische Beratungsstellen* durchführen, die nicht nur für psychische Störungen, sondern für alle familiär gehäuft auftretenden Erkrankungen (wie etwa bestimmte Stoffwechselerkrankungen oder genetisch verursachte Krebserkrankungen) Beratungen anbieten. Solche Beratungsstellen finden sich beispielsweise an den Universitätskliniken im jeweiligen Institut für Humangenetik. Dort kann man sich übrigens auch über das Wiederholungsrisiko beraten lassen, wenn in einer früheren Schwangerschaft eine genetisch bedingte Erkrankung des Kindes festgestellt wurde.

Unterstützung durch den Partner und andere ist eine wichtige Vorbeugung

Unter dem Begriff »social support« spielt die soziale Unterstützung in der psychiatrischen Wissenschaft eine wichtige Rolle, nämlich mit der Überlegung, inwieweit soziale Unterstützung Erkrankungen verhindern oder ihren Verlauf bessern kann, und andersherum, inwieweit fehlende soziale Unterstützung möglicherweise das Auftreten von Störungen beschleunigt. Gerade im Zusammenhang mit psychischen Störungen nach der Entbindung interessiert das natürlich, da es sich um eine Zeit mit besonderem Bedürfnis nach Unterstützung durch Partner, Familie und andere Menschen der sozialen Umgebung handelt.

Für das Auftreten von Depressionen nach der Entbindung hat sich in der Tat das Fehlen ausreichender sozialer Unterstützung und das Vorhandensein von Partnerschaftsproblemen als einer der wichtigen Risikofaktoren herausgestellt.

Die eigenen Erwartungen dürfen nicht zu hochgesteckt sein

Die Bedeutung der eigenen Erwartungen, die ganz erheblich auch durch die Darstellung von perfekten Müttern in den Medien beeinflusst werden, wurde schon als Risikofaktor erwähnt. Besonders wenn Frauen sehr starke, aktive, leistungsorientierte Persönlichkeiten sind, haben sie oftmals ein besonderes Bedürfnis danach, alles nach den eigenen Vorstellungen zu gestalten und beeinflussen zu können. Bei der Entbindung und auch in der Zeit danach ist das aber gar nicht so einfach oder vielleicht sogar unmöglich. Wenn Frauen Schwierigkeiten haben, sich darauf einzustellen, dass alles ganz anders läuft, als sie es erwartet haben, stellen sich nicht selten ausgeprägte Versagens- und Schuldgefühle ein. Die beste Vorbeugung für Frauen mit einem Hang zum Perfektionismus oder einem hohen Kontrollbedürfnis ist in diesem Zusammenhang, sich schon vorab darauf einzustellen, dass vieles nicht planbar ist und dass nicht alles von Anfang an perfekt laufen muss.

Wenn psychische Probleme schon in der Schwangerschaft beginnen

Auch wenn sie meist nicht so ausgeprägt sind, beeinflussen doch in etwa 10% aller Schwangerschaften depressive Symptome die Befindlichkeit der werdenden Mutter. Meist wird dem nicht so viel Bedeutung beigemessen, da man weiß, dass die Schwangerschaft von begrenzter Dauer ist, und man hofft, dass danach alles wieder besser wird. Untersuchungen zu postpartalen Depressionen zeigen aber, dass depressive Symptome in der Schwangerschaft einen wichtigen Risikofaktor für Depressionen nach der Entbindung darstellen.

Das bedeutet, dass Sie die Möglichkeit der *Vorbeugung* haben, wenn Sie sich nämlich frühzeitig selbst fragen, ob Ihre Niedergeschlagenheit oder andere Symptome vielleicht Hinweise auf eine psychische Problematik sind und ob Sie möglicherweise gefährdet sind, nach der Entbindung an einer Depression zu erkranken. Im besten Fall verhindert man durch Entlastung und Unterstützung die postpartale Depression und eventuelle Folgeerscheinungen, auf jeden Fall wird dadurch eine frühzeitige Behandlung möglich. Dasselbe gilt übrigens auch für Angsterkrankungen und andere psychische Störungen. Achtsamkeit und Selbstfürsorge können bereits in der Schwangerschaft einen wichtigen Beitrag leisten.

Psychiatrische Diagnosen im Überblick

Tab. 1.4: Diagnosen und typische Symptomatik psychischer Störungen

Diagnose	Symptomatik
Affektive Störungen	Oberbegriff über Krankheitsbilder, die mit ausgeprägten Stimmungsveränderungen einhergehen (Depression oder Manie)
Depressive Episode (auch: Major Depression) (früher: endogene Depression)	Depression meist ohne konkreten Anlass mit einer Vielzahl depressiver Symptome wie Niedergeschlagenheit, Hoffnungslosigkeit, Konzentrationsstörungen, Grübeln, Ängste, Schlaf- und Appetitstörungen, Antriebsmangel, körperlichen Symptomen etc.; manchmal lebensmüde Gedanken bis hin zu konkreten Suizidideen
Psychotische Depression	Symptome einer Depression, zusätzlich depressiver Wahn, z. B. Schuldwahn, religiöser Wahn, Verarmungswahn
Manie (auch: Manische Episode)	Gegenteil einer Depression: Gehobene, euphorische Stimmung, manchmal auch gereizt-aggressiv; Antriebssteigerung, vermindertes Schlafbedürfnis, Gedankenrasen, Überaktivität, Größenideen bis hin zum Größenwahn etc.
Hypomanie (auch: hypomanische Episode)	Krankheitsphase mit manischen Symptomen, allerdings in leichterer Ausprägung, z. B. Antriebssteigerung, Euphorie, Gereiztheit, aber kein Größenwahn o. ä.
Gemischte Episode (auch: mixed episode)	Krankheitsphase, in der gleichzeitig die Symptome einer Manie und einer Depression vorhanden sind.
Rezidivierende Depression (auch: unipolare Depression, monopolare Depression)	Affektive Störung mit wiederkehrenden depressiven Phasen im längerfristigen Verlauf
Bipolare Störung (auch: manisch-depressive Erkrankung)	Affektive Störung mit wechselnden depressiven und manischen Phasen im längerfristigen Verlauf

Tab. 1.4: Diagnosen und typische Symptomatik psychischer Störungen – Fortsetzung

Diagnose	Symptomatik
Anpassungsstörungen	**Oberbegriff für alle Reaktionen auf Verlusterlebnisse oder sonstige traumatisierende Ereignisse**
Akute Belastungsreaktion	Stunden bis Tage dauernde direkte Schockreaktion nach einem belastenden Ereignis
Reaktive Depression	Depressive Symptomatik mit ähnlichen Symptomen wie die der depressiven Episode; es ist aber ein eindeutiger Zusammenhang mit dem auslösenden Erlebnis herzustellen.
Posttraumatische Belastungsstörung (PTBS)	Typische Symptomatik mit wiederkehrenden Erinnerungen an das belastende Erlebnis (= flashbacks), Albträumen, Vermeidung von Situationen, die an das Erlebnis erinnern, innerer gefühlsmäßiger Abstumpfung, erhöhter Reizbarkeit und Schreckhaftigkeit; Begleitdepression bis hin zur schweren Depression mit lebensmüden Gedanken möglich
Psychosen	**Oberbegriff für alle Zustände mit Realitätsverlust, Störungen des Denkens und Verhaltens, Auftreten von Sinnestäuschungen (Halluzinationen), Beeinflussungserlebnissen, Wahnsymptomen**
Schizophrene Psychose (Schizophrenie, auch: Psychose aus dem schizophrenen Formenkreis)	Im Vordergrund stehen Störungen des Denkens und des Verhaltens, Wahn, Halluzinationen, Beeinflussungserlebnisse. Oft schleichender Beginn und lange Dauer
Schizoaffektive Psychose	Wie Schizophrenie, zusätzlich die Symptome einer affektiven Störung, also Depression oder Manie oder beides
Akute polymorphe Psychose	Sehr schnell auftretende Psychose, die meist auch innerhalb weniger Tage wieder abklingt. Symptome ähnlich wie Schizophrenie
Atypische Psychose	Bezeichnung für viele andere Psychosen, die nicht in die bisher genannten Kategorien passen
Organische Psychosen	Symptomatik wie bei anderen Psychosen, es findet sich aber eine organische Ursache (z. B. schwere fieberhafte Entzündung, Sepsis o. ä.); meist Bewusstseinstrübung

Tab. 1.4: Diagnosen und typische Symptomatik psychischer Störungen – Fortsetzung

Diagnose	Symptomatik
Angststörungen	Oberbegriff für alle Störungsbilder, bei denen Ängste im Vordergrund stehen
Panikstörung	Immer wieder auftretende Angstattacken (= Panikattacken) stehen im Vordergrund. Die Panikattacken gehen einher mit Todesangst oder der Angst verrückt zu werden, Herzrasen, Schweißausbrüchen etc. In der Folge häufig Vermeidungsverhalten; Situationen, in denen Panikattacken aufgetreten sind, werden vermieden. Zu Beginn oft Überzeugung, einen Herzinfarkt erlitten zu haben.
Phobien	Ängste und Vermeidungsreaktionen, die durch bestimmte Gegenstände oder Situationen ausgelöst werden, z. B. Angst in engen Räumen (= Klaustrophobie), vor Menschenansammlungen (Platzangst = Agoraphobie), Spinnen (= Arachnophobie) etc.
Generalisierte Angststörung	Allgemeine Überängstlichkeit mit der Tendenz, sich ständig Sorgen zu machen. Ausgeprägte Ängste, dass Angehörigen etwas passieren könnte.
Zwangsstörungen	Oberbegriff für Störungen, bei denen Zwangssymptome im Vordergrund stehen
Zwangsgedanken, Zwangsimpulse	Wiederkehrende, als unsinnig empfundene Gedanken mit unangenehmem Inhalt, die Angst auslösen (z. B. fremdaggressive oder obszöne Gedanken)
Zwangshandlungen	Bestimmte Handlungen müssen zum Abbau von Angstgefühlen ständig wiederholt werden (z. B. Kontrollzwang, Waschzwang).

In den Tabellen 1.2 und 1.3 erfolgte die Zuordnung der rund um eine Entbindung möglichen psychischen Probleme inhaltlich und nach dem Zeitpunkt ihres Auftretens geordnet. Zur speziellen Symptomatik, zur Behandlung und zum Verlauf der postpartal auftretenden Probleme wird auf ▶ Kap. 2 verwiesen, in dem eine ausführliche Beschreibung erfolgt.

In ▶ Tab. 1.4 werden die psychiatrischen Diagnosen schematisch aufgeführt, die möglicherweise in der psychiatrischen Arztpraxis oder Klinik als Bezeichnung für eine psychische Störung verwendet werden. Evtl. wird die Diagnose mit dem Zusatz »postpartal« oder »pp« versehen, was verdeutlicht, dass die Symptomatik nach der Geburt aufgetreten ist, oder auch dem Hinweis präpartal (= vor der Entbindung) oder »in der Schwangerschaft«.

Diese Diagnosen beruhen auf dem allgemein in der Psychiatrie eingesetzten Diagnoseschema. Zum Zeitpunkt der Erstellung dieses Buches ist das noch die ICD-10 (= Internationale Klassifikation psychischer Störungen, in der 10. Fassung), das Diagnosesystem der Weltgesundheitsorganisation (WHO). Allerdings ist die deutsche Fassung der ICD-11, dem international bereits verfügbaren Nachfolgesystem, in Vorbereitung; darin werden sich möglicherweise einige Bezeichnungen ändern bzw. hinzukommen (▶ Kap. 8).

Ausführlicher werden die Diagnosekategorien in ▶ Kap. 8 beschrieben.

Die Grundlagen der Behandlung – kurzgefasst

In ▶ Tab. 1.5 wird die Behandlung der wichtigsten postpartalen Störungen kurz zusammengefasst. Dies ist allerdings nur ein schematischer Überblick zur schnellen Information. Die ausführliche Darstellung der Behandlungsmöglichkeiten bezogen auf die einzelnen Störungsbilder erfolgen in ▶ Kap. 2. Spezielle Informationen zu den verschiedenen psychotherapeutischen und medikamentösen sowie anderen Therapieverfahren gibt es darüber hinaus in ▶ Kap. 5.

Tab. 1.5: Behandlungsmöglichkeiten der wichtigsten postpartalen psychischen Störungen

Typ	Medikamente	Psychotherapie
Babyblues (Heultage, Postnatal Blues)	Aufklärung und Information; keine spezielle Behandlung erforderlich; Ruhe, Reizabschirmung, Fürsorge	
Postpartale Depression (Wochenbettdepression, Postnatale Depression)	Antidepressiva	Psychotherapie
Depressive Reaktion nach Totgeburt, Frühgeburt, Geburt eines kranken oder behinderten Kindes	Direkt nach dem Ereignis manchmal kurzfristig Beruhigungsmittel (= Tranquilizer oder Sedativa), bei schweren und langanhaltenden Fällen Antidepressiva	Psychotherapie, besonders bei ausgeprägten und langanhaltenden Formen
Postpartale Psychose (Wochenbettpsychose, Psychose post partum)	Entsprechend dem klinischen Bild (z. B. Antipsychotika, Antidepressiva, Beruhigungsmittel)	Unterstützende (= supportive) Psychotherapie; ggf. später weitere Psychotherapie, um Erkrankung zu verarbeiten
Posttraumatische Belastungsstörung nach einer traumatisch erlebten Entbindung	In schweren Fällen, insbesondere bei schwerer Begleitdepression, Antidepressiva (z. B. SSRI)	Psychotherapeutische Betreuung, besonders bei längerfristig bestehender Störung; z. B. spezielle Traumatherapie

Stationäre Mutter-Kind-Behandlung

Macht die Ausprägung der Symptomatik eine stationäre psychiatrische Behandlung erforderlich, erfolgt diese idealerweise auf der Mutter-Kind-

Station einer psychiatrischen Klinik. Leider gibt es immer noch zu wenige Kliniken, die Mütter mit ihren neugeborenen Kindern aufnehmen können. Und noch seltener gibt es spezielle Mutter-Kind-Stationen, auf denen nur Mütter mit ihren Kindern behandelt werden und die ein spezielles Therapiekonzept anbieten – z. B. wenn die postpartale Depression zu einer Störung der Mutter-Kind-Bindung geführt hat.

Ziel der gemeinsamen Aufnahme von Mutter und Baby ist die schrittweise Beseitigung der Verunsicherung der Mutter, die meist wegen ihrer Erkrankung Versagens- und Schuldgefühle gegenüber dem Kind hat. Durch schrittweise Verantwortungsübernahme unter Anleitung, durch gezielte Förderung der Mutter-Kind-Beziehung in der Behandlung (z. B. Erlernen von Babymassage, Spieltherapie) und auch den Austausch mit anderen betroffenen Müttern können die Frauen Schritt für Schritt ihre Ängstlichkeit überwinden und Sicherheit in der Versorgung des Kindes gewinnen.

Merke

Jeweils aktuelle Informationen zu Mutter-Kind-Behandlungsmöglichkeiten bekommt man über »Schatten & Licht e. V.«, die überregionale Selbsthilfeorganisation zu peripartalen psychischen Erkrankungen (www.schatten-und-licht.de). Dort finden sich auch Listen mit Fachpersonen für ambulante Behandlungen und Informationen über Selbsthilfegruppen und Hilfsangebote.

Auch wenn keine Klinik in der Nähe Mutter-Kind-Behandlungsmöglichkeiten offiziell anbietet, lohnt sich eine entsprechende Nachfrage. Manche Kliniken sind im Alltag so flexibel, dass sie sich kurzfristig auf die Mitaufnahme eines Säuglings einstellen.

Seit 2018 ist auch das Konzept der *Stationsäquivalenten Behandlung* (*STÄB*) in Deutschland zugelassen, das den Übergang von der stationären in die ambulante Therapie erleichtern und beschleunigen kann. Es kann auch anstelle eines stationären Aufenthaltes angeboten werden und ist deshalb besonders für Mütter mit Kindern geeignet. Die Voraussetzung ist, dass eine Indikation für eine stationäre Behandlung vorliegt, das Therapieziel aber am besten im häuslichen Umfeld zu erreichen ist. Ein Team aus unterschiedlichen Therapeuten sucht die Patientin täglich zu Hause auf, alleine oder zu zweit, auch am Wochenende. Die Patientin muss dafür jedoch in der Lage sein, ihr Kind, evtl. auch mit Hilfe der Familie, zu versorgen und es darf weder für sie noch für das Kind eine Gefährdung bestehen. Immer mehr Kliniken bieten diese Art der Behandlung an.

Die Möglichkeit der gemeinsamen Mutter-Kind-Behandlung hängt auch von der *Art der Erkrankung* ab. Am ehesten ist sie für postpartale Depressionen geeignet; dabei kann die Mutter in der Regel zumindest für bestimmte Zeiten außerhalb ihrer Therapien und vor allem nachts die Versorgung des Kindes leisten.

Anders ist das bei *Psychosen* oder *bipolaren* (= manischen) Störungen, die nicht selten die Unterbringung auf einer geschützten psychiatrischen Station erforderlich machen. Dann ist die Mutter zumindest zu Beginn meist so krank, dass sie die Verantwortung für das Baby nicht übernehmen kann. Auch die Fortführung des Stillens ist bei einer schweren Erkrankung in der Regel nicht möglich; zum einen wegen der Medikation, zum anderen aber auch wegen der dafür erforderlichen Ruhe und Gelassenheit sowie der Fähigkeit, sich auf die Bedürfnisse des Kindes einzustellen – beides kann die akut kranke Mutter in der Regel nicht aufbieten.

Allerdings sei auch das an dieser Stelle gesagt: Immer wieder begegnen uns Fälle, bei denen sich herausstellt, dass eine raschere Behandlung im ambulanten Bereich wahrscheinlich einen schweren Verlauf hätte verhindern können. Und noch trauriger: Das Absetzen der Medikamente in der Schwangerschaft mit dem Ziel, das ungeborene Kind zu schützen, hat zu einem schweren Rückfall und damit geradewegs in die Klinik geführt.

Merke

Die frühzeitige ambulante Behandlung einer peripartalen psychischen Störung kann oftmals einen schweren Krankheitsverlauf und eine stationäre Aufnahme verhindern.

Der Austausch mit anderen Betroffenen ist hilfreich

Sehr hilfreich bei der Bewältigung einer psychischen Störung rund um die Geburt ist der Austausch mit anderen Betroffenen, z. B. im Rahmen einer Selbsthilfegruppe. Über die überregionale Selbsthilfsorganisation »Schatten & Licht e. V.« (www.schatten-und-licht.de) bekommt man Informationen über Selbsthilfegruppen in der Nähe und über Hilfsangebote. Auch der Kontakt zu anderen betroffenen Frauen kann hergestellt werden. Man kann erfahren, dass viele Frauen sehr ähnliche Probleme hatten, wie diese damit umgegangen sind und was hilft. Die Erfahrungen anderer Betroffener können auch dabei helfen, Ängste vor einer psychiatrischen Behandlung, vor Medikamenten und vor der stationären Behandlung in einer Klinik zu überwinden. Angehörige können sich dort übrigens ebenfalls Informationen und Hilfe holen.

Was man zur Wiederholungsgefahr weiß ...

Gab es eine peripartale psychische Störung, sind die Frauen und ihre Partner naturgemäß sehr verunsichert, wenn es um die Frage einer *weiteren Schwangerschaft* geht – ob beispielsweise mit einer erneuten Erkrankung zu rechnen ist, ob für die Schwangerschaft die eventuell bereits seit längerer Zeit eingenommenen Medikamente abgesetzt werden sollten, welche Auswirkungen diese auf das ungeborene Kind haben könnten etc.

> **Merke**
>
> Informationen über die Auswirkungen von Medikamenten auf das ungeborene Kind und damit evtl. verbundene Risiken finden sich bei www.embryotox.de.

Aber nicht nur darüber sollte man sich Gedanken machen, sondern auch über die Frage, welche *Belastungen* möglicherweise ein weiteres Kind mit sich bringt und ob man selbst als Mutter sowie die Familie den Herausforderungen gewachsen sein werden. Und nicht zuletzt: Was denn eine erneute Erkrankung für die Familie bedeuten würde. Schnell ist man im Prozess der allgemeinen Entscheidungsfindung, die nicht nur eine medikamentöse Behandlung betrifft und die – wann immer möglich – frühzeitig und unter Berücksichtigung aller Aspekte vorgenommen werden sollte.

... bei postpartalen Depressionen und Psychosen

Bei weiteren Entbindungen besteht die Gefahr einer Wiedererkrankung, in der Fachsprache Rezidiv genannt. Dabei ist die Höhe dieses Risikos auch abhängig von der Art der Erkrankung. So ist beispielsweise bei Psychosen, die einen manischen Anteil haben (= bipolare Störung), das Risiko am höchsten.

Für das Wiedererkrankungsrisiko ist es weniger von Bedeutung, ob die vorherige Erkrankung nach einer Entbindung oder unabhängig davon aufgetreten ist; die Wahrscheinlichkeit einer neuen Erkrankung ist etwa gleich einzuschätzen. Wichtig aber sind u. a. folgende Fragen: Wie viele Krankheitsepisoden gab es? Wie war die Symptomatik? Wie schnell war die Erkrankung abgeklungen? Welche Behandlung war erforderlich? Kann man auslösende Faktoren herausarbeiten? Gab es zusätzliche Belastungen?

Um diese Fragen beantworten zu können, ist es von besonderer Bedeutung, möglichst viele Informationen über die vorherigen Erkrankungen zusammenzutragen und diese dem Psychiater vor der Beratung vorzulegen. Hilfreich sind dabei insbesondere Behandlungsberichte, falls zuvor eine stationäre Behandlung erfolgt ist. Solche Arztbriefe kann man in der Regel vor der Beratung bei der Klinik anfordern, wenn der behandelnde Psychiater diese nicht schon vorliegen hat.

Zunächst kann man aufgrund wissenschaftlicher Untersuchungen eine *allgemeine Aussage* zur Wahrscheinlichkeit der Wiederholung einer psychischen Erkrankung machen. Unter Berücksichtigung der Vorgeschichte und des bisherigen Krankheitsverlaufes kann man dann versuchen abzuschätzen, ob das *persönliche Wiederholungsrisiko* eher hoch oder eher niedrig ist und was man möglicherweise zur Vorbeugung tun kann.

Allerdings muss den Frauen und ihren Partnern immer bewusst sein, dass solche Aussagen auf dem Versuch der Risikoeinschätzung nach wissenschaftlichen Befunden und der individuellen Vorgeschichte beruhen, dass es aber keine »absolute« Sicherheit gibt. Letzten Endes müssen sie als Elternpaar das Risiko tragen, dass Schwangerschaft, Geburt und die Zeit danach trotz aller Vorbeugung anders verlaufen könnten als erwartet. Eine Garantie gibt es nicht!

Dennoch: Aus den vorhandenen Studien ergibt sich unter anderem, dass eine psychische Erkrankung, wie etwa eine Depression, eine Manie oder eine Psychose in der Vorgeschichte nicht automatisch einen *Verzicht auf weitere Schwangerschaften* bedeuten muss. Trotzdem erleben Frauen immer noch, dass ein Arzt beispielsweise nach einer früheren Wochenbettpsychose die Aussage macht: »Sie dürfen auf keinen Fall wieder schwanger werden«. Manche Frauen, die einem solchen Rat trotz ausgeprägtem Kinderwunsch gefolgt sind, mussten leider die Erfahrung machen, dass sie dennoch wieder krank geworden sind, auch unabhängig von jeder Schwangerschaft oder Entbindung. Und umgekehrt gibt es auch Beispiele von Frauen, die sich über solche Empfehlungen hinweggesetzt haben, noch mehrere Kinder bekommen haben und nie wieder krank geworden sind.

Unsere Meinung

Natürlich bedeutet die Entscheidung für eine Schwangerschaft unter den vorskizzierten Entscheidungsvoraussetzungen ein gewisses Risiko der Wiedererkrankung. Aber gerade Eltern, die sich bewusst für die

Realisierung ihres Kinderwunsches entscheiden, wissen doch, dass man trotz aller Vorsorge und Vorsicht nicht jedes Risiko ausschließen kann – dass das Kind krank sein könnte, dass es bei der Geburt Komplikationen geben könnte etc. Und auch dass es in den weiteren Jahren mit dem Kind immer wieder Unwägbarkeiten geben wird.

Mit einer solchen Unsicherheit zu leben ist auch die Herausforderung für Eltern, die sich trotz einer früheren psychischen Erkrankung für ein Kind entscheiden möchten. Allerdings sind die Risiken i. d. R. gut abwägbar, mit entsprechender Vorsorge eher niedrig, und deshalb sollten sie nicht alle positiven Aspekte der Familienerweiterung überdecken und eine übermäßige Macht über alle Entscheidungen bekommen.

... nach Verlusterlebnissen und traumatisch erlebten Entbindungen

Da sowohl bei den depressiven Reaktionen als auch bei den traumatisch erlebten Entbindungen immer die psychische Belastung durch das Ereignis der Auslöser ist, hängt das eventuelle Wiederauftreten davon ab, ob noch einmal ein solches oder ein ähnliches Lebensereignis verkraftet werden muss, ob also noch einmal der Verlust eines Kindes oder eine »schlimme« Geburtssituation verarbeitet werden muss – etwas, was niemand vorhersagen kann.

Wichtig zu wissen ist allerdings, dass Frauen mit traumatischen Vorerfahrungen meist in einer folgenden Schwangerschaft besonders ängstlich sind und häufig auch eine »Reaktualisierung« der Symptomatik (▶ Kap. 2) erfahren. Das heißt, dass sie oftmals die schlimmen Erfahrungen noch einmal durchleben und dass alle Ängste und sonstigen Gefühle wieder ganz ausgeprägt da sind. Oder dass Jahre nach einer abgeklungenen posttraumatischen Symptomatik plötzlich wieder »der Film abläuft«, in dem die schrecklichen Erfahrungen immer und immer wieder nacherlebt werden.

Typischerweise sind diese wiederauftretenden Symptome am ausgeprägtesten um die Zeit herum, in der auch das letzte Mal das schreckliche

Ereignis passiert ist. So wird wahrscheinlich eine Mutter, die ein Kind in der 36. Schwangerschaftswoche durch eine Totgeburt verloren hat, bis dahin ihre Ängste noch einigermaßen im Griff haben. Wenn dann aber die 36. Schwangerschaftswoche naht, wird sie immer unruhiger und ängstlicher werden und trotz aller beruhigenden Untersuchungsergebnisse die Situation kaum aushalten können. Oder eine Frau mit einer traumatischen Entbindungserfahrung wird besondere Geburtsängste entwickeln und ihre Frauenärztin eventuell um einen geplanten Kaiserschnitt bitten. All das sind normale Reaktionen, die meist mit einer besonders guten und verständnisvollen Betreuung durch die Hebamme bzw. das geburtshilfliche Team und durch eine gute Vorplanung für alle eventuell auftretenden Situationen bewältigt werden können. Alle diese Ängste früh in der Schwangerschaft anzusprechen, ist eine dabei gute Vorbereitung.

Falls nach der früheren depressiven Reaktion oder posttraumatischen Belastungsstörung eine Psychotherapie durchgeführt wurde, könnte es auch sinnvoll sein, an diese frühere Psychotherapie noch einmal anzuknüpfen.

... bei Angststörungen und Zwangsstörungen

Angststörungen und Zwangsstörungen unterscheiden sich von Depressionen, Manien und Psychosen dadurch, dass sie keine phasenhaften Erkrankungen sind, sondern eher längerfristig bestehend mit besseren und schlechteren Zeiten. Gerade das kann im Zusammenhang mit einer (weiteren) Schwangerschaft vorkommen, dass sich nämlich eine eigentlich gute behandelte Angststörung oder eine Zwangsstörung, die man im Griff zu haben glaubte, verändert, wieder verschlechtert. Am ehesten sind dafür die hormonellen Veränderungen gerade zu Beginn der Schwangerschaft verantwortlich, aber auch die gerade für Frauen mit Angst- oder Zwangsstörung besonderen Herausforderungen der zu erwartenden (erneuten) Lebensveränderung. Bei diesen Erkrankungen in der Vorgeschichte geht es zwar nicht selten auch um die Frage der Medikation, viel mehr von Bedeutung ist aber die Auseinandersetzung mit den psychischen Herausforderungen – denn je besser man damit umgehen kann, je besser man für sich selbst sorgt (▶ Kap. 4), umso geringer ist die Wahrscheinlichkeit einer

Verschlechterung der Angst- oder Zwangsstörung. Dabei kann auch Psychotherapie sehr hilfreich sein.

2 Die postpartalen Störungen im Einzelnen

In diesem Kapitel geht es um die psychischen Störungen, die postpartal, also nach der Entbindung auftreten können. Probleme in der Schwangerschaft werden im nächsten Kapitel beschrieben.

Obwohl Übergänge zwischen den einzelnen Störungsbildern möglich sind, kann man doch die wichtigsten Formen postpartaler psychischer Störungen recht gut voneinander abgrenzen. Die Behandlung richtet sich immer nach den im Vordergrund stehenden Symptomen und folgt den üblichen Richtlinien psychiatrischer und psychotherapeutischer Behandlung.

In den folgenden Abschnitten sind die wichtigsten Symptome und Behandlungsmaßnahmen bei den einzelnen Störungsbildern dargestellt. Für genaue Informationen zu den einzelnen Therapieformen wird auf ▶ Kap. 5 verwiesen, bezüglich der Diagnosekriterien auf ▶ Kap. 8.

Der Babyblues – normal und nicht krankheitswertig

Babyblues ist ein umgangssprachlicher Begriff aus der englischen Sprache, der statt der früher üblichen Bezeichnung »Heultage« im Deutschen gebräuchlich geworden ist. Der Begriff Heultage wurde von Frauen oftmals als diskriminierend erlebt. Babyblues leitet sich ab vom englischen »blues« (umgangssprachlich Melancholie; findet sich auch in der Musiksprache).

Die Tatsache, dass es auf deutsch für die Heultage keine allgemein akzeptierte Fachbezeichnung gibt, zeigt schon, dass es sich dabei nicht um eine Krankheit handelt. Dies ist in Abgrenzung von anderen Störungen, wie etwa Depressionen, wichtig. Obgleich es damit nicht ganz konsequent ist, den Babyblues in diesem Kapitel aufzuführen, ist er für die Abgrenzung zu den krankheitswertigen postpartalen Störungen wichtig; deshalb soll auch darüber kurz gesprochen werden.

Symptomatik und Verlauf:
Die Stimmungslabilität mit raschem Wechsel zwischen Glücklichsein und Weinen, erhöhter Empfindlichkeit, manchmal einhergehend mit Schlafstörungen oder sonstigen Verhaltensveränderungen, ist als *normale Reaktion auf die rasche Hormonumstellung* nach der Geburt zu sehen und nicht behandlungsbedürftig. Ruhe, Abschirmung vor allzu viel Außenreizen und Verständnis und Fürsorge vonseiten der Angehörigen reichen aus. Wenn die Symptome allerdings länger als zwei oder drei Tage bestehen oder andere Auffälligkeiten hinzukommen, sollte an den Beginn einer Depression oder einer Psychose gedacht werden.

Postpartale Depressionen – vielfältige Bilder und Schweregrade

Die Symptomatik einer postpartalen Depression kann von einer leichten depressiven Verstimmung bis hin zur schweren Depression reichen, bei der sogar depressiver Wahn vorkommen kann (man spricht dann von »psychotischer Depression«). Alle Arten depressiver Symptome kommen vor.

Die häufigsten Symptome einer Depression nach der Entbindung sind in ▶ Tab. 2.1 zusammengefasst.

Besonders häufig leiden depressive Mütter unter dem Gefühl, eine schlechte Mutter zu sein, woraus Schuld- und Versagensgefühle entstehen. Die Wahrnehmung, dass die gefühlsmäßige Bindung zum Kind nicht so ist, wie man sie erwartet hätte, kann ebenfalls dazu beitragen. Eine Störung der Mutter-Kind-Bindung ist jedoch ein *Symptom der Depression*. Auch das Auftreten von Zwangsgedanken mit dem Inhalt, dem Kind zu schaden, führt zu ausgeprägten Scham- und Schuldgefühlen. Nicht selten kommt es im Zusammenhang mit schweren depressiven Symptomen zu lebensmüden und schließlich sogar suizidalen Gedanken. Auch die Überlegung, das Kind zur Adoption freizugeben, »damit es eine richtige Mutter bekommt«, kann die Folge sein. Und all das sogar dann, wenn es sich um ein Wunschkind handelt. Besonders in der Möglichkeit des erweiterten Suizides (= Selbsttötung mit vorheriger Tötung des Kindes) liegt eine Gefahr für Mutter und Kind, auch wenn glücklicherweise solche Fälle extrem selten sind.

Tab. 2.1: Häufige Symptome postpartaler Depressionen

Symptomgruppen	Dazugehörige Symptome
Stimmung (= Affektivität)	Depressivität, Versagens- und Schuldgefühle, als unzureichend empfundene Mutter-Kind-Gefühle, Reizbarkeit, innere Unruhe
Ängste	Unbestimmte Angst, Panikattacken
Zwangssymptome	Zwangsgedanken (z. B. dem Kind zu schaden); selten Zwangshandlungen (z. B. Waschzwang)
Schlaf	Einschlaf- und Durchschlafstörungen, vorzeitiges Erwachen
Konzentration/ Gedächtnis	Konzentrationsstörungen, manchmal Gedächtnisprobleme
Denken	Grübeln, Denkverlangsamung, Denkhemmung
Antrieb	Lust- und Interesselosigkeit, Antriebsminderung, Apathie, sozialer Rückzug, Bewegungsunruhe
Suizidalität	Lebensmüde Gedanken, Suizidgedanken, selten Suizidhandlungen

Tab. 2.1: Häufige Symptome postpartaler Depressionen – Fortsetzung

Symptomgruppen	Dazugehörige Symptome
Körperliche Symptome (= somatische Symptome)	Müdigkeit, Appetitminderung, Gewichtsverlust, Druckgefühl in der Brust, Kloßgefühl im Hals, vielfältige andere körperliche Missempfindungen und Schmerzen
Wahnsymptome	Depressiver Wahn; nur bei schwerer psychotischer Depression; wie etwa Schuldwahn (z. B. Schuld zu sein am Elend der ganzen Welt) oder Verarmungswahn (die Familie wird verarmen und in der Gosse landen). Solche Wahnsymptome sind i. d. R. die Übersteigerung von Schuld- und Versagensgefühlen, die sich krankheitsbedingt zur absoluten Überzeugung entwickelt haben.

Versagens- und Schuldgefühle stehen im Vordergrund

Bei der häufigsten, man kann auch sagen der »typischen« Form der postpartalen Depression stehen neben depressiver Verstimmung Versagensgefühle (in der Fachsprache als Insuffizienzgefühle bezeichnet) und Schuldgefühle der Mutter im Vordergrund; sie ist der Überzeugung, eine schlechte Mutter zu sein. Die Mutter-Kind-Gefühle sind nicht in der Art vorhanden, wie die Mutter sie erwartet, was weitere Schuldgefühle verursacht. Vielfältige weitere Symptome wie Ängste, Hoffnungslosigkeit, Konzentrationsstörungen, Antriebsmangel, Schlafstörungen und Appetitstörungen sowie lebensmüde Gedanken bis hin zur Suizidalität können auftreten.

Behandlung und Verlauf:
Unbehandelt kann eine solche Depression chronifizieren, also langandauernd werden. Vor allem eine Störung der Mutter-Kind-Bindung mit Auswirkungen auf das Kind kann die Folge sein, weshalb bei postpartalen Depressionen immer eine möglichst baldige Behandlung zu empfehlen ist.
    Typischerweise wird eine *antidepressive Medikation* zum Einsatz kommen (▶ Kap. 5), worunter es nicht selten bereits innerhalb weniger Tage zu einer sichtbaren Stimmungsverbesserung kommt. Die Kombination mit

psychotherapeutischen Gesprächen ist besonders hilfreich. Bei leichten postpartalen Depressionen ist auch an eine alleinige psychotherapeutische Behandlung zu denken, wobei supportive und verhaltenstherapeutische Verfahren am häufigsten eingesetzt werden (▶ Kap. 5). Auch Selbsthilfestrategien (▶ Kap. 4) helfen beim Umgang mit den Problemen.

Handelt es sich um eine *schwere Depression* mit ausgeprägten Ängsten oder Schlafstörungen, müssen möglicherweise zu Beginn auch Beruhigungsmittel (als Sedativa oder Tranquilizer bezeichnet, ▶ Kap. 5) eingesetzt werden. Diese Beruhigungsmittel haben eine direkte angstlösende und beruhigende Wirkung, bergen aber – anders als Antidepressiva – ein erhebliches *Abhängigkeitsrisiko* in sich. Deshalb sollen sie ähnlich wie die meisten Schlafmittel nur über eine sehr begrenzte Zeit eingenommen werden.

In den meisten Fällen ist unter Behandlung innerhalb weniger Wochen mit einer Besserung bis zur Beschwerdefreiheit (= Vollremission) zu rechnen. Wenn die depressive Symptomatik vor Beginn der Behandlung bereits viele Monate oder sogar schon über ein Jahr bestand, kann das länger dauern.

Unsere Meinung

Nach unserer Erfahrung sprechen postpartale Depressionen meist sehr rasch auf die Behandlung mit Antidepressiva an – je früher diese beginnt, umso geringer kann die Dosis sein und umso schneller und nachhaltiger ist der Erfolg. Auch wenn es schwierig ist, sich einzugestehen, dass möglicherweise eine behandlungsbedürftige Erkrankung vorliegt – stellen Sie sich bitte dieser Frage, wenn es Ihnen nicht gut geht. Es muss nicht immer direkt der Kontakt zu einem Psychiater sein; am Beginn kann z. B. ein Selbsttest per Fragebogen stehen oder der Austausch mit anderen Betroffenen (beides zu finden bei www.schatten-und-licht.de). Denn auch das zeigt die Erfahrung: Darüber sprechen hilft in einem ersten Schritt schon sehr. Auch die Frauenärztin oder der Hausarzt sind mögliche Ansprechpartner, letzterer vor allem auch mit der Möglichkeit der Verordnung einer antidepressiven Medikation.

Zwangsgedanken prägen das Erleben

Viel seltener, für die betroffenen Frauen aber nicht minder quälend, sind postpartale Depressionen, bei denen Zwangssymptome im Vordergrund stehen, wie etwa Gedanken bzw. Impulse, *dem eigenen Kind zu schaden*, es zu verletzen, ihm etwas anzutun. Diese Gedanken führen fast immer zu ausgeprägten Schuld- und Schamgefühlen, Angst vor Kontrollverlust und Vermeidungsverhalten. Situationen, in denen das Kind vermeintlich gefährdet ist, werden vermieden, die Mutter möchte es nicht mehr alleine versorgen. Die ausgeprägten Schamgefühle führen übrigens oftmals dazu, dass sie nicht über ihre Gedanken spricht, sodass der Partner oder andere Angehörige ihr Verhalten nicht verstehen.

Nicht selten sind die Zwangsgedanken die ersten Symptome der Depression, danach folgen die anderen depressiven Symptome. Ganz absichtlich nennen wir hier keine konkreten Beispiele, da Zwangsgedanken die »unangenehme Eigenschaft« haben, sich zu verändern und festzusetzen. Wir möchten Ihnen keine »Anregung« für neue Befürchtungen geben. Wenn Sie betroffen sind, wissen Sie aber mit Sicherheit, was gemeint ist.

Behandlung und Verlauf:
Auch bei Depressionen mit im Vordergrund stehenden Zwangssymptomen kommen Antidepressiva zum Einsatz, wiederum in Kombination mit Aufklärung und mit verhaltenstherapeutischen Maßnahmen (▶ Kap. 5). Wichtig ist, den Umgang mit den Zwangssymptomen und dem Vermeidungsverhalten zu lernen und ihnen selbst etwas entgegenzusetzen (▶ Kap. 4).

Wenn die Untersuchung gezeigt hat, dass es sich um Zwangsgedanken und nicht um psychotische Symptome handelt, kann man der Mutter Entwarnung geben: *sie wird ihre Gedanken nicht umsetzen*. Schon alleine diese Information kann zu großer Erleichterung und Verbesserung der Stimmung führen.

Wichtig ist die *Abgrenzung von psychotischen Symptomen*, vor allem von akustischen Halluzinationen. Typisch dafür ist das Stimmenhören (wie eine echte akustische Wahrnehmung), vor allem befehlsgebende (= imperative) Stimmen, die beispielsweise die Anweisung geben, was man mit dem Kind tun soll, oder Stimmen, die das eigene Handeln kommentieren.

In einem solchen Fall besteht auf jeden Fall der Verdacht auf eine Psychose, und eine psychiatrische Abklärung ist unabdingbar.

Nicht immer sind die Zwangsgedanken Symptome einer postpartalen Depression. Auch eine *Zwangsstörung*, die schon früher bestanden hat, kann in der Schwangerschaft oder nach der Entbindung wieder stärker hervortreten. Dazu gehören dann oftmals Zwangshandlungen, wie etwa ein Waschzwang oder ein Kontrollzwang (zum Unterschied Zwangsgedanken und Zwangshandlungen ▶ Kap. 8).

Panikattacken lösen besondere Ängste aus

Führt man sich vor Augen, wie Panikattacken üblicherweise ablaufen (▶ Kap. 8), kann man sich gut vorstellen, welche Ängste sie bei betroffenen Frauen auslösen, wenn sie nach einer Geburt erstmals auftreten. Die plötzlich auftretende Angst, begleitet von Herzrasen, Schwindel und verschiedenen anderen körperlichen Symptomen führt zur Befürchtung, dass etwas Schlimmes drohte, wie etwa ein Herzinfarkt o. ä. Selbst wenn das im Laufe der Behandlung ausgeschlossen wird, lösen Panikattacken große Ängste aus. Treten sie häufiger auf, führen sie rasch zu dem für eine Panikstörung typischen Vermeidungsverhalten. Die betroffene Mutter möchte nicht mehr alleine bleiben, oder sie vermeidet Situationen, die sie nicht einfach verlassen kann (wie etwa einen vollen Supermarkt). Selbsthilfestrategien, wie man dem entgegentreten kann, finden sich in ▶ Kap. 4.

Behandlung und Verlauf:
Sind die Panikattacken eines von verschiedenen Symptomen der postpartalen Depression, erfolgt die Behandlung in der Regel mit einem Antidepressivum und – wann immer möglich – in Kombination mit Psychotherapie.

Gerade bei Panikattacken sollte man ebenso wie beim eigenständigen Krankheitsbild der Panikstörung möglichst auf Beruhigungsmittel (= Tranquilizer bzw. Sedativa) *verzichten*. Sie wirken ausgesprochen gut auf Panikattacken, haben aber gerade deshalb ein hohes Abhängigkeitspotential (▶ Kap. 5). Benötigt man beruhigende oder schlafanstoßende Medikamente, kann man das Antidepressivum entsprechend wählen oder auch zwei Medikamente kombinieren.

Postpartale Psychosen – beunruhigend, aber leicht zu erkennen

Psychosen nach einer Entbindung beginnen meist *sehr akut*, d. h. sehr plötzlich in den ersten Tagen und Wochen nach einer Entbindung. Die betroffene Mutter fällt durch verändertes Verhalten, irreale Gedanken, Ängste und Befürchtungen auf. Besonders wenn Verfolgungs- oder Beeinträchtigungserlebnisse im Vordergrund stehen, sind die Mütter hochgradig ängstlich, bis hin zum ängstlichen Erregungszustand.

Je nach Zusammensetzung der Symptome, von denen die häufigsten in ▶ Tab. 2.2 erwähnt sind, wird die Diagnose gestellt – ob es sich beispielsweise um eine Manie oder eine schizophrene Psychose handelt. Wer sich für die einzelnen Arten von Psychosen interessiert, sei auf ▶ Kap. 8 verwiesen.

Eine Frau, bei der der Verdacht auf eine postpartale Psychose besteht, muss *immer einem Psychiater vorgestellt werden*. Nur er kann feststellen, ob eine stationäre psychiatrische Behandlung erfolgen muss, etwa wegen der *Gefährdung* des Kindes oder der Mutter selbst. Eine Gefährdung des Kindes kann unter dem Eindruck von psychotischen Symptomen entstehen. So z. B. durch die *wahnhafte Überzeugung* der betroffenen Mutter, dass das Kind vertauscht ist, dass es das Kind böser Eltern ist, oder auch unter dem Einfluss imperativer (= befehlsgebender) Stimmen (= Halluzinationen).

Treten Halluzinationen oder Wahnsymptome auf, dann beziehen sich diese Symptome *inhaltlich häufig auf das Kind* bzw. die Geburtssituation. Eine Mutter mit Verfolgungswahn glaubt dann beispielsweise, dass man ihr das Kind wegnehmen will. Oder eine Stimme gibt Anweisungen, was die Mutter mit ihrem neugeborenen Kind machen soll (was nicht selten das Kind sehr gefährdet). Gerade solche Symptome können zu hochgradiger Angst und Erregungszuständen führen.

Manische oder schizomanische Krankheitsepisoden werden von manchen Wissenschaftlern als »die typischen« postpartalen Psychosen angesehen. Durch die im Vordergrund stehende übersteigerte Euphorie bzw. manische Stimmung sind sie in der Regel plötzlich beginnende, sehr stürmische Krankheitsbilder, die sich meist aus völliger Gesundheit entwickeln und die Behandlung auf einer geschützten psychiatrischen Station unerlässlich machen.

Neben der gehobenen Stimmung zeigen sich alle für ein manisches Krankheitsbild typischen Symptome, wie etwa Gedankenrasen (auch als Ideenflucht bezeichnet), Antriebssteigerung, vermindertes Schlafbedürfnis bis hin zu Größenideen. So kann Inhalt dieser *Größenideen* die Überzeugung sein, das Kind sei das Jesuskind, es bestehe Kontakt zu Gott o. ä.

Wie bei der Manie im Allgemeinen kann aber auch eine *gereizt-aggressive Stimmung* vorherrschen, die sich dann gegen Personen in der Umgebung (z. B. den Partner) richten kann.

Eine *Gefährdung für das Kind* besteht am ehesten dadurch, dass die Mutter nicht mehr in der Lage ist, ihre Handlungen richtig einzuschätzen und das Kind falsch behandelt, es beispielsweise wie eine Puppe anfasst. Oder dadurch, dass sie ihre eigenen Fähigkeiten überschätzt und z. B. glaubt, sie könne fliegen und mit ihrem Kind aus dem 3. Stock davonfliegen möchte.

Bei *schizomanischen* Krankheitsepisoden kommen zur manischen Symptomatik evtl. weitere Wahninhalte, Halluzinationen oder Beeinflussungserlebnissen und andere Symptome der Schizophrenie hinzu.

Tab. 2.2: Symptome, die bei postpartalen Psychosen vorkommen

Symptomgruppen	Dazugehörige Symptome
Stimmung (= Affektivität)	Euphorie oder Reizbarkeit, oftmals Aggressivität, gleichzeitig Depressivität, innere Unruhe
Denken	Gedankenabreißen (= die Gedanken brechen einfach ab), zerfahrenes Denken (= man kann von außen dem Gedankengang nicht mehr folgen), Gedankenrasen (= Ideenflucht)

Tab. 2.2: Symptome, die bei postpartalen Psychosen vorkommen – Fortsetzung

Symptomgruppen	Dazugehörige Symptome
Antrieb	Antriebssteigerung oder Antriebsminderung, sozialer Rückzug, Bewegungsunruhe, Erregungszustände, Verhaltensauffälligkeiten
Konzentration/ Gedächtnis	Konzentrationsstörungen, Gedächtnisprobleme möglich oder auch Erinnerung an Dinge, die so nicht stattgefunden haben (= Wahnerinnerung)
Ängste	Unbestimmte Angst, Panikattacken, ängstliche Erregungszustände
Zwangssymptome	Selten: Zwangsgedanken und -impulse, selten: Zwangshandlungen
Schlaf	Einschlaf- und Durchschlafstörungen, vermindertes Schlafbedürfnis
Suizidalität	Lebensmüde Gedanken, Suizidgedanken, selten Suizidhandlungen (am ehesten unter dem Einfluss psychotischer Symptome; auch nach dem Abklingen der Symptome, wenn die Tatsache der Erkrankung nicht verarbeitet wurde)
Körperliche Symptome (= somatische Symptome)	Übergroße Energie oder Energiemangel, Veränderungen des Appetits und Durstempfindens; manchmal körperliche Missempfindungen, die als von außen gemacht interpretiert werden
Wahnsymptome, Realitätsverkennung	Wahn (z. B. Verfolgungswahn, Beeinflussungswahn), Halluzinationen (z. B. Stimmenhören), körperliche Beeinflussungserlebnisse (z. B. die Überzeugung, dass die Gedanken von außen gelesen werden können), Verkennung von Personen

Behandlung und Verlauf:

Die Therapie einer postpartalen Psychose richtet sich nach der im Vordergrund stehenden Symptomatik und muss in der Regel unter stationären Bedingungen mit antipsychotisch wirkenden Medikamenten (= Antipsychotika = Neuroleptika) erfolgen (▶ Kap. 5).

Unter einer gezielten medikamentösen Behandlung kann es bereits innerhalb weniger Tage zum Abklingen der psychotischen Symptome kommen. In den meisten Fällen wird innerhalb von Wochen eine Besserung der Symptome bis hin zur vollständigen Beschwerdefreiheit (= Vollremission) erreicht. Wenn vorher keine psychische Erkrankung bekannt war, ist nur selten mit einer längerdauernden Psychose zu rechnen.

Zur Behandlung gehört auch die *Psychoedukation*, bei der sich Betroffene Kenntnisse über ihre Erkrankung erwerben und lernen, Frühwarnzeichen zu erkennen oder mit Belastungen umzugehen.

Merke

Bei einer postpartalen Manie oder sonstigen Psychose ist die stationäre Aufnahme fast immer unvermeidlich. Allerdings gilt auch hier: Je früher die Behandlung beginnt, umso schneller der Behandlungserfolg!

Oft kämpfen betroffene Frauen noch lange mit *Folgeerscheinungen der Psychose*, wie etwa Verunsicherung und Ängsten sowie der Befürchtung, der Versorgung des Kindes nicht gerecht werden zu können. Gerade in diesen Fällen ist nach Abklingen der akuten Symptomatik die gemeinsame Behandlung von Mutter und Kind anzustreben, da dies bei der Überwindung der Selbstzweifel und Unsicherheiten sehr hilfreich sein kann. Optimal ist die Behandlung auf einer *Mutter-Kind-Station*, bei der die Beziehungsaufnahme und die schrittweise Verantwortungsübernahme für das Kind im Mittelpunkt der Therapie stehen. Allerdings ist die Zahl solcher stationären Behandlungseinrichtungen für Mütter mit Kindern in Deutschland leider begrenzt (Informationen unter www.schatten-und-licht.de). Inzwischen gibt es auch teilstationäre und ambulante Angebote für Eltern-Säuglings-Psychotherapie.

Nebenwirkungen der Medikamente können sich vor allem zu Beginn der Behandlung auf das Allgemeinbefinden auswirken und verführen möglicherweise zum frühzeitigen Absetzen. Dennoch sollten die Antipsychotika mindestens 6 Monate nach Abklingen der Psychose weiter eingenommen werden, um einen Rückfall zu verhindern.

Gerade für die Beseitigung von Folgeerscheinungen (= sekundäre Symptome) der Psychose, wie etwa Verunsicherung, kann eine anschließende *psychotherapeutische Behandlung* sinnvoll sein. Die betroffene Mutter muss bewältigen, was in der Zeit nach der Entbindung mit ihr passiert ist. Sie muss diese unerwartete psychische Erkrankung, die sie meist aus völliger psychischer Gesundheit und Stabilität getroffen hat, verarbeiten und ihre Ängste vor einer weiteren Krankheitsepisode in den Griff bekommen.

Eine *Psychotherapie* im Anschluss an eine Psychose sollte immer von einer erfahrenen Psychotherapeutin durchgeführt werden, die in der Lage ist, neu auftretende psychotische Symptome zu erkennen. Außerdem ist nicht jede Art von Psychotherapie bei einer vorangegangenen Psychose geeignet: Die Psychotherapie sollte wenig in die Vergangenheit schauen, weil das möglicherweise zu einer erneuten psychischen Instabilität bis hin zum Rückfall führen kann. Sie sollte vielmehr auf die aktuellen Probleme und in die Zukunft gerichtet sein – so wie es beispielsweise bei einer Verhaltenstherapie bzw. der kognitiven Verhaltenstherapie der Fall ist (▶ Kap. 5).

Bei *weiteren Entbindungen* kann es zum erneuten Auftreten einer Psychose kommen. Das Risiko lässt sich jedoch vermindern, wenn im Rahmen der Geburtsplanung auf entsprechende Vorsichtsmaßnahmen geachtet wird und ggf. eine »postpartale Prophylaxe« erfolgt (▶ Kap. 3). Jedoch drückt sich in der postpartalen Psychose eine erhöhte Anfälligkeit für psychische Störungen insgesamt aus (= Vulnerabilität); weitere Erkrankungen können für das spätere Leben nicht ausgeschlossen werden (▶ Kap. 1).

Reaktionen auf schwere Belastungen rund um die Geburt

Da jede Mutter bzw. jedes Elternpaar hofft, ein gesundes Kind zu bekommen, ist der Schock natürlich groß, wenn diese Hoffnung sich nicht erfüllt. Besonders wenn vorher nichts über zu erwartende Probleme bekannt war und wenn ganz plötzlich in der späten Schwangerschaft bzw. unter oder kurz nach der Geburt der Tod des Kindes festgestellt wird, löst dies für die Eltern eine schwere Lebenskrise aus. Auch Frühgeburten oder die Geburt eines kranken oder behinderten Kindes können als Schock erlebt werden. Ausmaß und Dauer der anschließenden Trauer (auch um den Verlust des gewünschten »gesunden, reifen« Kindes) können sehr verschieden sein. Menschen trauern sehr unterschiedlich und sehr individuell. Deshalb gibt es auch keine richtige oder falsche Trauer (▶ Kap. 4).

Über die Trauer hinaus gibt es psychische Reaktionen bzw. Störungen, die nach traumatischen Ereignissen oder schweren Belastungen auftreten und die man kennen sollte, um einordnen zu können, ob möglicherweise professionelle Hilfe benötigt wird – z. B. die einer Psychotherapeutin. Diese Störungen werden als Anpassungsstörungen bezeichnet (▶ Kap. 8).

Unabhängig davon kann natürlich eine Mutter nach der Geburt eines toten oder kranken Kindes eine »ganz normale« postpartale Depression oder Psychose bekommen.

Direkt nach dem Schock – die akute Belastungsreaktion

Als akute Belastungsreaktion wird die erste Schockreaktion nach Eintreten des tragischen Ereignisses bezeichnet. Gefühlsmäßig steht häufig zunächst ein Gefühl der inneren Betäubung im Vordergrund, nicht selten auch Wut: Warum muss das mir passieren?

In der Regel dauert die akute Belastungsreaktion Stunden bis zwei oder drei Tage und weicht dann einem Gefühl von Trauer und allen dazugehörigen Reaktionsweisen, wie etwa Rückzug aus Kontakten, Grübeln etc.

Es ist wichtig zu wissen, dass unter dem Einfluss einer akuten Belastungsreaktion *Wahrnehmung und Zeitgefühl eines Menschen stark verändert* sein können. Das kann zu unterschiedlichen Interpretationen und Erinnerungen führen. So hat vielleicht eine Mutter die Erinnerung, dass man ihr das tote Kind nach wenigen Minuten weggenommen hat, obwohl sie es mehrere Stunden oder sogar länger bei sich hatte. Entscheidungen, die in einer solchen Verfassung getroffen werden, sind in der Regel nicht gut durchdacht, sondern spontan unter dem Eindruck intensiver Gefühle entstanden.

Behandlung und Verlauf:
Wichtig in einer solchen Situation sind Unterstützung und die Möglichkeit, sich auszusprechen. Zu Beginn werden das neben dem medizinischen Personal hauptsächlich der Partner und die Familie sein. Im weiteren Verlauf kann es darüber hinaus sehr hilfreich sein, sich mit anderen Betroffenen auszutauschen (▶ Kap. 4). Falls psychotherapeutische Unterstützung verfügbar ist, besteht diese am ehesten in einer Krisenintervention. Wichtig ist es, Gefühle zuzulassen und diese nicht zu verdrängen.

Über die Trauer hinaus – die reaktive Depression

Reaktive Depression ist eine andere Bezeichnung für die depressive Reaktion, eine Unterform der Anpassungsstörung (▶ Kap. 8).

Die Symptome der depressiven Reaktion nach einer Verlustsituation können denen einer postpartalen Depression sehr ähnlich sein. Der wichtigste Unterschied ist, dass die reaktive Depression ohne das auslösende Ereignis nicht vorhanden wäre, während es für die postpartale Depression eigentlich keinen fassbaren Grund gibt. Betrachtet man die Symptome und Begleitumstände der postpartalen Depression genauer, dann erkennt man, dass die Störung nicht einfach aus dem Ereignis Entbindung ableitbar ist, sondern dass es eine eigene Dynamik und meist auch eine besondere Qualität des Erlebens gibt. Ein wichtiger Unterschied ist, dass in den meisten Fällen einer reaktiven Depression die Niedergeschlagenheit und die Begleitsymptome nicht alle Bereiche des Erlebens völlig und durchgehend beeinträchtigen. Betroffene können in der Regel gut beurteilen, ob ihre Traurigkeit bzw. depressiven Symptome von einem Erlebnis ableitbar sind. Sie können beurteilen, ob es ihnen wieder gut gehen würde, wenn man das Ereignis ungeschehen machen könnte. Anders bei postpartalen Depressionen, wie oben beschrieben: Die Depression umfasst das ganze Erleben, ohne dass man es sich erklären kann.

Behandlung und Verlauf:
Wenn der Bereich der Trauer verlassen und die reaktive Depression erreicht ist, sollte auf jeden Fall eine psychotherapeutische Behandlung erfolgen. Ob sich die Depression ohne Therapie spontan zurückbildet, ist ungewiss – dagegen besteht unbehandelt das Risiko der Chronifizierung (▶ Kap. 1).

Besonderheiten bei der Totgeburt

Gerade bei der Geburt eines toten Kindes mischt sich in die Trauer meist ganz intensiv die Frage nach der eigenen Schuld, dem eigenen Versagen. »Warum habe ich nicht gemerkt, dass es meinem Kind nicht gut ging ...?« Diese und ähnliche Fragen werden wieder und wieder hin- und her gewälzt – besonders wenn die Ursache des Todes nicht oder noch nicht festgestellt werden konnte.

Umgang mit der Situation:
Neben dem Abschiednehmen vom Kind und dem Aufheben von Erinnerungsstücken (z. B. Foto, Haarlocke, Fußabdruck) ist es wichtig, dem Kind *einen Platz in der Familie* zu geben. Das kann durch Namensgebung erfolgen, Segnung, evtl. individuelle Bestattung oder auch Veröffentlichung einer Traueranzeige. Auch Geschwisterkinder sollten entsprechend Alter und Verständnisfähigkeit mit einbezogen werden.

Familienangehörige sollten dem betroffenen Paar Zeit lassen für ihre Trauer. Als wenig hilfreich werden Sätze erlebt wie »Ihr seid noch jung, schaut nach vorne« oder »Am besten ist es, sofort wieder schwanger zu werden, dann ist alles vergessen«. Die meisten Frauen machen im Gegenteil die Erfahrung, dass mit einer neuen Schwangerschaft und dann auch noch einmal nach der Geburt eines gesunden Kindes die Trauer über den Verlust wieder besonders gegenwärtig wird. Für Außenstehende ist es schwer zu verstehen, wieso eine Mutter nach der Geburt ihres gesunden Kindes traurig ist – sie trauert um das vorher verlorene Kind, das durch das neue Kind nicht ersetzt werden kann. *Freude und Trauer bestehen in diesen Fällen nebeneinander*, was kein Grund zur Sorge ist und so auch zugelassen werden sollte.

Schwierigkeiten haben Betroffene, wenn in der Familie, im Freundeskreis oder im beruflichen Umfeld das Thema Geburt und Tod des Kindes vermieden, ja manchmal fast *tabuisiert* wird – oft aus der guten Absicht heraus, der Frau und ihrem Partner weiteren Schmerz zu ersparen. Dabei ist gerade die Möglichkeit, über das Erlebte zu sprechen, anderen davon etwas mitzuteilen, wichtig für die Bewältigung. Auch Mütter, die ein totes Kind geboren haben, möchten übrigens in ihrer Mutterschaft und mit ihrem Geburtserleben gewürdigt werden.

Diese Gelegenheit zum Gespräch, die möglicherweise über einen längeren Zeitraum immer wieder gegeben werden muss, verhindert unter Umständen, dass aus Trauer Depression wird und dass die betroffene Mutter sich immer mehr in sich zurückzieht. Geraten Frauen in Sprachlosigkeit hinein, dann wirkt das der Verarbeitung des Erlebten entgegen; die Entwicklung einer reaktiven Depression wird begünstigt.

Viele Betroffene erleben es als entlastend, mit anderen Eltern zu sprechen, die ähnliches erlebt haben. Dies ist beispielsweise möglich durch Kontakt zu einer *Selbsthilfegruppe* oder auch in entsprechenden Internetforen (▶ Kap. 10). Bei längerdauernden depressiven Reaktionen sollte eine psychotherapeutische Unterstützung angestrebt werden.

Besonderheiten bei der Frühgeburt

Auch für Eltern, deren Kind oder eventuell sogar mehrere Kinder viele Wochen zu früh zur Welt gekommen sind, bedeutet das erst einmal einen erheblichen Schock. Bei der Suche nach den Ursachen wird die Frage »Was habe ich falsch gemacht?« auftauchen. Besonders bei extrem frühgeborenen Kindern, die viele Wochen und manchmal Monate auf der Intensivstation in einem Brutkasten liegen müssen und zunächst nicht einmal zum Füttern oder engem Körperkontakt herausgeholt werden dürfen, ist diese Zeit für die betroffenen Eltern eine große Herausforderung. Nicht nur die gefühlsmäßige Belastung und die Sorge um Leben und Gesundheit des Kindes/der Kinder sind zu bewältigen, sondern auch die organisatorischen Schwierigkeiten. Vielleicht ist der Wohnort viele Kilometer von der Spezial-Kinderklinik entfernt; vielleicht gibt es zuhause weitere Kinder, die versorgt werden müssen; vielleicht haben Arbeitgeber oder Vorgesetzte wenig Verständnis für den Vater, der tagsüber bei seinem Kind/den Kindern sein möchte.

Umgang mit der Situation:
Leider ist es so, dass Eltern in dieser Zeit kaum dazu kommen, sich um sich selbst zu kümmern. Sie schieben eigene Bedürfnisse nach hinten, in eine Zeit, wo alles »wieder normal läuft«. Auch Zeit für die Inanspruchnahme professioneller Hilfe, z. B. bei einer Psychotherapeutin, bleibt dabei oft nicht. Umso wichtiger ist es, dass Angehörige und Freunde auf die psychische Befindlichkeit der Eltern achten und erkennen, wenn eine Frau oder beide Partner Hilfe benötigen, weil sich beispielsweise eine regelrechte Depression entwickelt hat.

Besonderheiten bei der Geburt eines kranken oder behinderten Kindes

Ähnlich wie bei Frühgeburten kommt nach der Geburt eines kranken oder behinderten Kindes auf die betroffenen Eltern zunächst nicht selten eine lange Zeit von Untersuchungen und Behandlungen zu. Eltern müssen sich an die neue Situation anpassen, die ihr ganzes Leben verändern wird.

Umgang mit der Situation:
Ähnlich wie die Eltern frühgeborener Kinder nehmen sich Eltern mit kranken oder behinderten Kindern selten Zeit für sich und ihre Probleme; auch Hilfe für sich selbst nehmen sie kaum in Anspruch. In diesen Situationen treten Gefühle von Trauer auf, die selbstverständlich akzeptiert werden sollten, nämlich die Trauer um das gewünschte gesunde Kind. Eine solche Trauer gehört zum Anpassungsprozess an die Geburt eines kranken oder behinderten Kindes und muss nicht unterdrückt oder versteckt werden, denn sie ist in einer solchen Situation normal. Sie ist aber nicht selten mit Scham verbunden, wenn der Anspruch besteht, doch »jedes Kind gleich gut annehmen zu können«. Einen möglichst unbefangenen Umgang mit solchen Gefühlen von Seiten Angehöriger und Freunde und die Möglichkeit, darüber zu sprechen, erleben Betroffene als sehr entlastend.

Derselbe Film läuft immer wieder ab – nach der traumatisch erlebten Entbindung

Wenn Frauen das Geburtsgeschehen als traumatisch erleben, kann sich im schlechtesten Fall die Symptomatik einer posttraumatischen Belastungsstörung (PTBS) entwickeln. Das kann z. B. dann geschehen, wenn während der Entbindung Dinge passiert sind, die von der betroffenen Frau als besonders schlimm erlebt wurden – was wiederum von der jeweiligen Vorgeschichte und Persönlichkeit abhängen kann. Solche traumatischen Erlebnisse können sich auf die Behandlung durch Geburtshelfer und Hebammen beziehen, auf einen von der Schwangeren erlebten Informationsmangel, besonders schmerzhafte Behandlungsabläufe, die Länge und Schwere der Wehen usw.

Weil Frauen in den Industrieländern heute einer Entbindung meist gut informiert und mit klaren *Erwartungen* entgegen gehen, sind sie möglicherweise enttäuscht und quälen sich mit Versagensgefühlen, wenn die Geburt nicht wie geplant verläuft, wenn Komplikationen auftreten oder schließlich doch ein Kaiserschnitt notwendig wird. Auch nach solchen Erfahrungen kann die Symptomatik einer Posttraumatischen Belastungsstörung auftreten.

Typischerweise wird die als besonders schlimm erlebte Situation in *wiederkehrenden Erinnerungen* immer neu erlebt, sie läuft wie ein Film vor dem inneren Auge wieder und wieder ab. Das können ganze »Filmsequenzen« sein, aneinandergereihte Bilder oder auch einzelne Szenen bzw. »Standbilder«. Diese eindringlichen Erinnerungen werden auch als *Intrusionen* oder *Flashbacks* bezeichnet, weil sie sich bei anderen Wahrnehmungen dazwischendrängen und oft ganz unerwartet auftreten. Mit diesen Bildern und Erinnerungen treten dann auch die Gefühle wieder auf, die in der Situation vorhanden waren; es wird also immer wieder das Gefühl der Ohnmacht, der Hilflosigkeit, der Verzweiflung etc. nacherlebt. Typischerweise drängen sich auch in der Einschlafphase oder in Albträumen die Erinnerungen an die Erlebnisse wiederholt auf.

Wahrnehmungen, die an das Geburtserlebnis erinnern, können solche Flashback-Erinnerungen auslösen, sodass bald entsprechende Situationen vermieden werden. Betroffene Mütter sprechen deshalb ungern über die Geburt, sie vermeiden den Kontakt zu anderen Müttern, gehen nicht zur Rückbildungsgymnastik oder in die Krabbelgruppe und haben Schwierigkeiten, eine Arztpraxis oder ein Krankenhaus zu betreten.

Verbunden mit dem zentralen Symptom des Wiedererlebens sind *andere typische Symptome* der PTBS, wie etwa ein inneres Gefühl des Betäubtseins, Reizbarkeit, erhöhte Schreckhaftigkeit, Schlafstörungen; oft auch Depressivität, die manchmal so schlimm wird, dass lebensmüde Gedanken auftreten.

Auch wenn nicht alle Kriterien einer Posttraumatischen Belastungsstörung erfüllt sind (▶ Kap. 8) und nur einzelne Symptome bestehen, können die immer wieder auftretenden Erinnerungen für die betroffenen Frauen sehr quälend sein.

Behandlung und Verlauf:
Die beste Therapie für traumatische Geburtserfahrungen besteht darin, direkt und häufig darüber zu sprechen, auch mit den beteiligten Personen. Die Hebamme oder der Geburtshelfer können in einem Gespräch nach der Entbindung vielleicht zusätzliche Informationen geben, die erklären, warum bestimmte Handlungen so erfolgen mussten. Sind Sie selbst betroffen, können Sie die Dinge aus Ihrer Perspektive schildern und beschreiben, was aus Ihrer Sicht nicht gut gelaufen ist. Manchmal wird man feststellen, dass die Wahrnehmung aller Beteiligten sehr unterschiedlich war, was einfach damit zu tun hat, dass Situationen unterschiedlich eingeschätzt und in Abhängigkeit von der eigenen Verfassung verschieden bewertet werden. Die Ärztin, die schon einen langen Arbeitstag hinter sich hat, bemerkt vielleicht ihre wenig sensible Art gar nicht. Die Schwangere, die bereits mehr als 20 Stunden Wehen und Schmerzen hatte, realisiert vielleicht erst bei einem späteren Gespräch, dass ihr Zeitgefühl möglicherweise nicht mehr richtig funktioniert hat.

Wenn die Symptomatik einer PTBS nach einigen Wochen nicht abgeklungen ist, sollte auf jeden Fall eine *psychotherapeutische Behandlung* erfolgen; besteht begleitend eine schwere depressive Symptomatik, ist oft auch eine *antidepressive* medikamentöse Behandlung erforderlich (▶ Kap. 5). Auch Selbsthilfestrategien können die weitere Entwicklung positiv beeinflussen (▶ Kap. 4).

Der Verlauf nach traumatisch erlebter Entbindung kann sehr unterschiedlich sein. Es kommen sowohl Spontanheilungen als auch Chronifizierungen (▶ Kap. 1) der Beschwerden und Übergänge in eine Depression vor. Frauen, die eine Geburt als sehr traumatisch erlebt haben, neigen nicht selten zur *Vermeidung weiterer Schwangerschaften*. In einer späteren Schwangerschaft kann es zur *Reaktualisierung* der Symptomatik (Wiedererleben der früheren Entbindung etc.) und zu ausgeprägten und vielleicht überhöhten Geburtsängsten kommen.

Angststörungen nach der Entbindung

Ängste kommen in vielfältiger Ausprägung bei vielen psychischen Störungen vor, insbesondere bei Depressionen und Psychosen. Panikattacken und andere Ängste können im Vordergrund einer postpartalen Depression stehen, was dann bei der Auswahl der Therapie berücksichtigt wird (▶ Kap. 5). Meist werden Antidepressiva, wenn möglich in Kombination mit Psychotherapie eingesetzt.

Im Einzelfall kann jedoch eine *typische Panikstörung* oder eine *generalisierte Angststörung* nach der Entbindung in den Vordergrund treten. In der Regel gab es dann vor der Schwangerschaft schon eine entsprechende Problematik; möglicherweise war sie abgeklungen oder gut behandelt. Auch in der Schwangerschaft kann eine solche Angstsymptomatik wieder auftreten. Sowohl die hormonellen Veränderungen als auch die psychologischen Belastungen können dabei eine Rolle spielen.

Vorbestehende *Phobien* können sich jederzeit verstärken, allerdings spielen sie bei den postpartal auftretenden Störungen keine wesentliche Rolle.

Behandlung und Verlauf:
Die Behandlung einer Angststörung richtet sich auch postpartal nach den üblichen Richtlinien. Im Vordergrund stehen psychotherapeutische Strategien, in ausgeprägten Fällen unterstützt von einer antidepressiven Me-

dikation (▶ Kap. 5). Ergänzend helfen Selbsthilfestrategien, wie sie in
▶ Kap. 4 dargestellt sind. Sie können dazu beitragen, dass die rasche Entwicklung einer Erwartungsangst (= Angst vor der Angst), aus der oftmals ein »Teufelskreis der Angst« wird, verhindert wird. Ohne Gegenmaßnahmen gerät man nach einer oder mehreren Panikattacken ganz rasch in diesen Teufelskreis – selbst wenn man »vom Kopf her« genau weiß, womit man es zu tun hat.

Zwangsstörungen nach der Entbindung

Wie zuvor beschrieben treten Zwangssymptome nach der Entbindung typischerweise bei *Depressionen* auf, und zwar als Zwangsgedanken mit dem Inhalt, dem Kind zu schaden. Mit Behandlung der Depression klingen dann auch die Zwangsgedanken ab.

Hat allerdings bereits vor oder während der Schwangerschaft eine *Zwangsstörung* mit vielfältigen Zwangsgedanken und vor allem mit Zwangshandlungen bestanden, dann ist zu erwarten, dass diese nach der Geburt fortbesteht. Möglicherweise verstärkt sie sich weiter, z. B., indem sich die Angst vor Schmutz und Ansteckung auf das Kind ausweitet und zu noch mehr Händewaschen, Desinfektion etc. führt. Begleitende depressive Symptome sind häufig, zumal wenn die sich ausweitenden Reinigungsrituale immer mehr in die Überforderung führen.

Behandlung und Verlauf:
Bei ausgeprägten Symptomen und deutlicher Beeinträchtigung, z. B. durch die »Notwendigkeit«, bestimmte Dinge immer wieder zu kontrollieren oder zu desinfizieren bzw. die Hände zu waschen, wird in der Regel eine *kombinierte* verhaltenstherapeutische und medikamentöse Behandlung angezeigt sein (▶ Kap. 5). Bei leichten Formen kann eine alleinige Verhaltenstherapie ausreichen. Als Medikamente werden bevorzugt bestimmte Antidepressiva eingesetzt, die sich auch bei Angst- und Zwangsstörungen als sehr wirksam erwiesen haben (z. B. SSRI, ▶ Kap. 5).

3 Schon in der Schwangerschaft Probleme?

Zu den peripartalen Störungen, um die es in diesem Buch geht, gehören auch die psychischen Probleme, die in der Schwangerschaft, also pränatal, bestehen bzw. in dieser Zeit beginnen. Gar nicht so selten zeigt sich im Nachhinein, dass die Depression oder Psychose nach der Entbindung ihre Vorzeichen oder ersten Symptome schon in der Schwangerschaft hatte.

Im Gegensatz zum Zeitraum nach der Entbindung kommt es in der Schwangerschaft aber seltener als im sonstigen Leben einer Frau zu psychischen Störungen. Früher hat man deshalb auch einen »protektiven Effekt«, also einen schützenden Effekt, der Schwangerschaft vermutet. Die Ursache sah man in den ausgeprägten hormonellen Veränderungen, u. a. dem erheblichen Anstieg von Östrogenen und Progesteron durch die Produktion der Plazenta.

Die heute verfügbaren Erkenntnisse zeigen allerdings, dass etwa 10 % aller Frauen in der Schwangerschaft unter depressiven Verstimmungen und vielfältigen Ängsten leiden, und dass etwa gleich häufig auch Euphorie bzw. eine gehobene Stimmungslage sowie rasche Stimmungswechsel vorkommen.

Da die Schwangerschaft einen begrenzten Zeitraum umfasst und die Symptome meist nicht sehr ausgeprägt sind, tendieren Betroffene und Angehörige dazu, sie auf die Schwangerschaft zu schieben und zu tolerieren. Die praktische Schwierigkeit besteht darin, die Fälle zu erkennen, in denen die Problematik zu einer erheblichen Beeinträchtigung führt und ein behandlungsbedürftiges Ausmaß annimmt. Frühzeitig eine Behandlung zu beginnen ist wichtig, auch im Hinblick darauf, dass Depressionen und andere Störungen nach der Entbindung noch stärker hervortreten können, wenn sie schon in der Schwangerschaft begonnen haben. Über eine psychotherapeutische und medikamentöse Behandlung sollte in solchen Fällen nachgedacht werden. Die Gabe von Psychopharmaka, wie etwa Antidepressiva oder Antipsychotika, ist nach Nutzen-Risiko-Abwägung auch in der Schwangerschaft möglich.

Im Übrigen kann man bei genauer Betrachtung des psychischen Befindens in der Schwangerschaft auch erkennen, welche Frauen möglicherweise nach der Entbindung eine besondere Unterstützung benötigen, um das Risiko einer postpartalen psychische Störung zu vermindern.

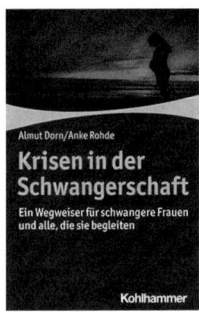

Almut Dorn, Anke Rohde (2022)
Krisen in der Schwangerschaft
Ein Wegweiser für schwangere Frauen und alle, die sie begleiten
ISBN 978-3-17-034206-4

Ersterkrankungen und Wiedererkrankungen

Das erstmalige Auftreten einer schweren psychischen Störung, auch Erstmanifestation genannt, ist in der Schwangerschaft eher selten. Oftmals finden sich in solchen Fällen in der Vorgeschichte bereits Hinweise auf Krankheitssymptome, auch wenn diese möglicherweise weniger ausgeprägt waren bzw. noch nicht zur Behandlung geführt haben.

In der Schwangerschaft sind es am ehesten *Wiedererkrankungen* bei Frauen, die schon vorher an einer Psychose oder einer bipolaren Störung gelitten haben. Aber auch Depressionen, Angststörungen und Zwangsstörungen, die früher einmal aufgetreten sind und als abgeklungen galten, können wieder auftreten. Insbesondere betrifft dies Frauen, bei denen wegen der Schwangerschaft oder eines Kinderwunsches vorher eingenommene Medikamente abgesetzt wurden.

Setzen sich also Frauen bzw. Paare mit dieser Frage auseinander – Absetzen oder Umstellen der Medikation wegen ihres Kinderwunsches – muss diese Gefahr der Wiedererkrankung bei der Nutzen-Risiko-Abwägung mit bedacht werden.

Einfluss der Hormone

Änderungen der Stimmung – wie etwa Stimmungslabilität oder Gereiztheit – sind für viele Frauen typische Begleiterscheinungen einer Schwangerschaft, vor allem wenn sie zu den Frauen gehören, die empfindlich auf hormonelle Schwankungen reagieren. Dazu gehören übrigens auch Frauen mit ausgeprägten zyklusabhängigen Beschwerden (PMS oder PMDS). Erklären lässt sich das über die Einflüsse von Hormonen wie Östrogen und Progesteron auf bestimmte Stoffwechselvorgänge im Gehirn, die für die Stimmungsveränderungen verantwortlich sind.

Unsere Erfahrungen mit vielen Patientinnen haben gezeigt, dass insbesondere zu Beginn der Schwangerschaft eine bis dahin gut eingestellte bzw. in den Hintergrund getretene Depression ebenso wie eine Angst- oder Zwangsstörung plötzlich wieder in den Vordergrund tritt.

Ein solcher Effekt kann auch *unabhängig* vom Absetzen oder Fortführen der Medikation eintreten. Deshalb muss man letzten Endes den betroffenen Frauen sagen: Eine vorher bestehende Symptomatik kann in der Schwangerschaft gleichbleiben oder sich erheblich verschlechtern – selbst mit unveränderter Medikation. Übrigens gibt es tatsächlich auch den umgekehrten Effekt: Eine Schwangere fühlt sich »so gut wie nie vorher in ihrem Leben«; auch bei psychischen Störungen kann es im Einzelfall vorkommen, dass die Symptomatik mit der Schwangerschaft weniger wird.

3 Schon in der Schwangerschaft Probleme?

Man kann also alles Mögliche zur Vorbeugung tun, kann aber vorher nicht wirklich abschätzen, in welche Richtung es gehen könnte. Vor allem kann man ein Wiederauftreten von Symptomen einer früher bestehenden Erkrankung nicht verlässlich ausschließen. Selbst in verschiedenen Schwangerschaften derselben Frau muss das nicht gleich sein, wie die Erfahrung zeigt. Und dass für diesen Teil tatsächlich die Hormone verantwortlich sind, kann man davon ableiten, dass manche Frauen plötzlich Veränderungen ihrer Stimmung oder eine Zunahme von Ängsten und Zwängen bemerken und erst dann realisieren, dass sie schwanger sind.

Depressionen, Ängste, Zwänge in der Schwangerschaft

Besonders im ersten Drittel der Schwangerschaft (= 1. Trimenon) steht die Notwendigkeit zur Anpassung an die neue Lebensperspektive im Vordergrund. Zwiespältige Gefühle (= Ambivalenzen) und Unsicherheiten bezüglich der Schwangerschaft und der zukünftigen Mutterrolle sind nicht ungewöhnlich. Auch »Anweisungen« für gesunde Ernährung und Lebensweise in der Schwangerschaft können zur Verunsicherung führen; Ängste und Zwänge sind nicht selten die Folge.

Ein weiterer Zeitraum in der Schwangerschaft, in dem Frauen besonders anfällig für Stimmungsänderungen sind, ist das dritte Trimenon, in dem die bevorstehende Entbindung zu einer Zunahme von Sorgen und Befürchtungen führt und in dem Geburtsängste und körperliche Beschwerden immer mehr in den Vordergrund treten. Kommen Partnerschaftsprobleme oder sonstige Schwierigkeiten hinzu (wie etwa finanzielle Probleme, andere Lebensereignisse etc.) kann auch das zur Verstärkung der psychischen Probleme führen.

War eine Patientin bereits in der Schwangerschaft depressiv, ist das Risiko einer postpartalen Depression erhöht. Die Vorplanung einer Betreuungsmöglichkeit nach der Entbindung ist dann von besonderer Bedeutung, um frühzeitig auf Symptome reagieren bzw. diese behandeln zu können – und um Entlastung zu schaffen.

Psychosen und Manien in der Schwangerschaft

Das erstmalige Auftreten von Psychosen oder Manien in der Schwangerschaft ist eher selten. Wenn in der Vorgeschichte bereits eine Erkrankung bestand, wie etwa eine Schizophrenie, eine schizoaffektive Psychose oder eine bipolare Störung mit manischen Krankheitsepisoden, dann gibt es allerdings das nicht zu vernachlässigende Risiko des Wiederauftretens dieser Störung. Die Gefahr ist besonders hoch, wenn wegen eines Kinderwunsches eine vorbeugende medikamentöse Behandlung (= Phasenprophylaxe, ▶ Kap. 5) abgesetzt wurde.

Ganz ungünstig kann es sich auswirken, wenn die *Medikamente von heute auf morgen abgesetzt werden*, weil unerwartet eine Schwangerschaft festgestellt wurde. Auch wenn dies vermeintlich »zum Schutz des Kindes« erfolgt, wird damit doch oft das Gegenteil erreicht. Ein schnelles Absetzen solcher Medikamente reicht schon für sich genommen aus, um eine Psychose oder Manie wieder zum Ausbruch zu bringen; erst recht kann dies unter dem Einfluss der hormonellen Veränderungen und der psychischen Belastungen einer ungeplanten Schwangerschaft geschehen. Wenn es dann zur erneuten Erkrankung kommt, sind nicht selten viel mehr Medikamente erforderlich als vorher, oftmals auch eine Klinikaufnahme, und es kann zusätzlich zu negativen Begleiterscheinungen der Erkrankung kommen, wie etwa ungesunde Ernährung, Schlafmangel, Rauchen etc.

Im Übrigen wird beim raschen Absetzen der Medikamente wegen der ungeplanten Schwangerschaft meist nicht daran gedacht, dass die Organe des Kindes, auf die die Medikamente möglicherweise einen Einfluss haben könnten und die man durch das Absetzen schützen möchte, bei der Feststellung in der 8., 9. oder auch einer späteren Schwangerschaftswoche schon angelegt sind, dass also das Absetzen »nichts mehr verhindert«.

3 Schon in der Schwangerschaft Probleme?

Zur späten Feststellung einer Schwangerschaft kann beitragen, dass unter dem Einfluss mancher Medikamente (z. B. manche Antipsychotika) der Menstruationszyklus unregelmäßig wird und die Periode manchmal sogar ganz ausbleibt. Macht sich dann unerwartet die ungeplante Schwangerschaft bemerkbar, ist von allen Beteiligten zunächst ruhiges Überlegen und Abwägen gefordert.

Unsere Meinung

Die Feststellung einer Schwangerschaft rechtfertigt in <u>keinem</u> Fall das sofortige und ungeplante Absetzen einer Medikation! Vor allem bei einer Psychose oder einer bipolaren Störung ist damit die erneute Erkrankung mit allen negativen Folgen (Klinikaufenthalt, höhere Medikamentendosis etc.) schon vorprogrammiert.

Eine genaue Betrachtung der erforderlichen Medikamente unter Berücksichtigung der Erkrankung und der Vorgeschichte ist unabdingbar. Nutzen-Risiko-Abwägung ist das Stichwort! Und das alles mit Ruhe und Gelassenheit und unter Berücksichtigung fundierter wissenschaftlicher Erkenntnisse bzw. fachlich kompetenter Beratung (wie etwa bei www.embryotox.de).

Behandlung in der Schwangerschaft

Handelt es sich um eine eher leichte depressive Verstimmung oder Angstsymptomatik in der Schwangerschaft, ist sie nicht unbedingt psychiatrisch oder psychotherapeutisch behandlungsbedürftig. Stützende und beratende Gespräche – im Idealfall durch die psychosomatisch ausgebildete Frauenärztin – sind in solchen Fällen meist ausreichend. Auch in Schwangerenberatungsstellen können entlastende Gespräche wahrgenommen werden. Und Selbsthilfestrategien können ebenfalls helfen bzw. unterstützen (▶ Kap. 4).

Anders bei *schweren Depressionen:* Da ist eine psychiatrische bzw. psychotherapeutische Diagnostik wichtig, um die Art der Depression zu erkennen und die Notwendigkeit einer medikamentösen Behandlung zu prüfen.

Bei einer *Psychose oder Manie* in der Schwangerschaft gibt es in der Regel keine Alternative zur medikamentösen Therapie, die sich nach der im Vordergrund stehenden Symptomatik richtet.

Eine besondere Schwangerenvorsorge ist in solchen Fällen dringend zu empfehlen.

Nutzen-Risiko-Abwägung bezüglich Medikation in der Schwangerschaft

Auch wenn grundsätzlich in der Schwangerschaft zurückhaltend mit Medikamenten umgegangen werden muss, gibt es Fälle, bei denen die Nutzen-Risiko-Abwägung ergibt, dass eine medikamentöse Behandlung für Mutter und Kind die bessere Lösung ist. Der mögliche Übergang der Medikamente auf das ungeborene Kind (= Risiko) muss unter Umständen in Kauf genommen werden, wenn dadurch Suizidalität, häufige Angstattacken oder eine schwere depressive Verstimmung mit Schlafstörungen, Appetitminderung, Gewichtsverlust, verstärktem Rauchen oder sogar Alkoholkonsum (im Sinne der Selbstbehandlung) verhindert werden können (= Nutzen). Bei bipolaren Störungen und Psychosen kommt das Risiko einer langwierigen stationären Behandlung in einer psychiatrischen Klinik hinzu, was man Mutter und Kind auf jeden Fall ersparen möchte.

Es gibt für *alle* psychischen Erkrankungen Medikamente, für die mittlerweile ausreichend viele Erkenntnisse über mögliche Einflüsse in der Schwangerschaft und Auswirkungen auf das ungeborene Kind vorliegen und deren Einsatz möglich ist.

Merke

Es steht eine Auswahl von Antidepressiva und Antipsychotika zur Verfügung, von denen bekannt ist, dass bei entsprechender Nutzen-Risiko-Abwägung die Einnahme auch in der Schwangerschaft vertretbar ist, ohne dass Spätfolgen beim Kind zu erwarten sind.
Zur Auswahl der Medikamente für die Schwangerschaft finden sich ausführliche Informationen unter www.embryotox.de, auch bezogen auf einzelne Erkrankungen. Dort gibt es auch Informationen zur individuellen Beratung.

Schwangerschaftsvorsorge

Für jede Schwangere gehören heute regelmäßige frauenärztliche Untersuchungen selbstverständlich zur Schwangerschaftsvorsorge. Werden Medikamente eingenommen oder gibt es Hinweise auf Komplikationen, sollte diese Vorsorge durch weitere pränataldiagnostische Untersuchungen ergänzt werden, und zwar in einer Spezialpraxis für Pränataldiagnostik oder einer entsprechenden Abteilung in einer Klinik. Dabei handelt es sich z. B. um hochauflösende Ultraschalluntersuchungen und Blutuntersuchungen, die bereits am Ende des dritten Schwangerschaftsmonats vorgenommen werden, sowie beispielsweise den »Organultraschall« um die 20. Schwangerschaftswoche.

In der späteren Schwangerschaft sind spezielle Untersuchungen, z. B. zur Überwachung des kindlichen Wachstums, sinnvoll.

Bei der Einnahme von Medikamenten bzw. speziellen Problemen werden solche zusätzlichen Untersuchungen unabhängig vom Alter in der Regel von der gesetzlichen Krankenkasse gezahlt.

Werden Psychopharmaka, wie etwa Antidepressiva oder Antipsychotika, bis in die späte Schwangerschaft oder bis über die Geburt hinaus eingenommen, dann sollte die Entbindung möglichst in einer Klinik mit einer Intensivstation für Neugeborene erfolgen (oft als Perinatalzentrum bezeichnet). Dort kann das Kind gründlich untersucht und falls nötig für ein paar Tage besonders überwacht werden.

Medikamente vor und nach der Entbindung

Um eventuelle Anpassungsstörungen des Kindes nach der Geburt zu vermeiden oder zu vermindern, kann auch eine *vorübergehende Reduktion* der Medikamentendosis in den Tagen vor der Entbindung sinnvoll sein. Ein vollständiges Absetzen ist in der Regel nicht zu empfehlen.

Kindliche *Anpassungsstörungen* können auftreten, wenn der Stoffwechsel des Neugeborenen durch die Abnabelung beim Abbau von Medikamenten, die über die Nabelschnur von der Mutter zu ihm übergegangen sind, plötzlich auf sich allein gestellt ist oder wenn es zu »Absetzeffekten« kommt – weil der »Nachschub« der Medikamente über die Nabelschnur ausbleibt.

Während bei Depressionen die Zeitspanne, in der die Medikamente reduziert werden können, etwas höher ist und in Abhängigkeit vom Medikament Tage bis ein, zwei Wochen betragen kann, sollte man bei vorbekannter Psychose allenfalls für wenige Tage die Dosis verringern, jedoch nicht vollständig absetzen. Bei bipolaren Störungen mit hoher Rückfallgefahr am besten gar nichts verändern. Dosisänderungen bitte nur in kleinen Schritten.

Auf jeden Fall muss *sofort nach der Entbindung* wieder zu einer sicher wirksamen Dosierung zurückgekehrt werden. Besonders bei einer (auch behandelten) Manie oder Psychose in der Schwangerschaft ist das Erkrankungsrisiko nach der Entbindung hoch. In vielen Fällen ist zusätzlich eine Dosiserhöhung im Vergleich zur Schwangerschaft anzuraten. Dieses Vorgehen wird als *postpartale Prophylaxe* bezeichnet und sollte im Zusammenhang mit der Geburtsplanung (= peripartales Management) mit dem Psychiater und den Geburtshelfern genau geplant werden.

ID Schon in der Schwangerschaft Probleme?

Geburtsplanung

Gab es bereits in der Vorgeschichte eine psychische Erkrankung und/oder ist diese in der Schwangerschaft aufgetreten, ist eine gute Vorplanung der Entbindung ein wichtiger Schutzfaktor. Damit kann im besten Falle eine erneute Erkrankung nach der Entbindung verhindert oder zumindest deren Schwere abgemildert werden. Manchmal macht das den Unterschied aus, ob nämlich eine stationäre Behandlung in einer psychiatrischen Klinik erforderlich wird oder ob eine ambulante Betreuung ausreicht. In ▶ Tab. 3.1 sind die wichtigsten Aspekte zusammengestellt, die im Rahmen einer Geburtsplanung zu bedenken sind. Der Fachbegriff »peripartales Management« für diese Vorplanung weist bereits auf einen wichtigen Aspekt hin: Vieles kann man selbst bzw. kann die Familie im Vorfeld organisieren und »managen«.

Tab. 3.1: Geburtsplanung (= peripartales Management)

	Empfehlungen, abgeleitet aus den Erfahrungen der Autorinnen
Entbindungsklinik	Bei Medikamenteneinnahme in der Schwangerschaft möglichst Entbindung in einer Geburtsklinik mit angeschlossener Neugeborenen-Intensivstation (= Intensivneonatologie); meist als Perinatalzentrum bezeichnet.
Hebammenbetreuung	Frühzeitige Organisation einer Hebamme. Falls möglich Betreuung durch eine Beleghebamme, die auch bei der Geburt dabei ist.
Entbindungsart	Falls Sie sich eine Spontangeburt nicht zutrauen, lassen Sie sich über die Möglichkeit eines Kaiserschnitts beraten. Aus unserer Erfahrung können wir aber sagen, dass Frauen mit psychischen Vorerkrankungen die Geburt »genauso gut hinbekommen« wie andere Frauen. Also nicht zu früh auf einen Kaiserschnitt festlegen. Ein guter Vorbereitungskurs für die Geburt kann einiges an Ängsten nehmen.

Tab. 3.1: Geburtsplanung (= peripartales Management) – Fortsetzung

	Empfehlungen, abgeleitet aus den Erfahrungen der Autorinnen
Medikation rund um die Geburt	Evtl. vorübergehend Reduktion der Medikamente, <u>kein</u> vollständiges Absetzen; nach der Entbindung wieder zur alten Dosis zurückkehren oder (bei Manien und Psychosen in der Vorgeschichte) vorbeugend erhöhen (= postpartale Prophylaxe).
Welche Symptome können auftreten? Wie reagieren?	Aufgrund der jeweiligen Vorgeschichte ggf. zu erwartende erste Symptome herausarbeiten und festlegen, wie darauf zu reagieren ist (am besten mit dem behandelnden Psychiater, der Ihre Erkrankung kennt).
Stillen	Besprechen der Frage, ob wegen der Medikamente ggf. das Abstillen sinnvoll ist, ob es evtl. andere Gründe dafür gibt (wie etwa die Vermeidung von Schlafmangel). Ggf. auch die Überlegung, ob zur besseren Unterstützung durch den Partner Teil-Stillen in Kombination mit Zufüttern entlastend und sinnvoll ist.
Abstillen	Falls vollständig auf das Stillen verzichtet werden soll, im Vorfeld besprechen, auf welche Weise das Abstillen erfolgen kann. Manche dazu eingesetzte Medikamente können bei Manien oder Psychosen eine erneute Erkrankung provozieren.
Mitaufnahme des Partners?	Die Mitaufnahme des Partners als Begleitperson in einem Familienzimmer kann eine wichtige Unterstützung darstellen, besonders beim ersten Kind.
Längerer Aufenthalt nach der Entbindung?	Manchen Frauen hilft es, nach der Entbindung noch 2 oder 3 Tage länger in der Klinik zu bleiben und nicht schon am zweiten oder dritten Tag nach der Geburt nach Hause zu gehen. Es ist sinnvoll, diesen Aspekt in der Klinik schon vorher anzusprechen und ggf. auch die Kostenübernahme zu klären. Auch eine »ambulante« Entbindung mit Entlassung noch am selben Tag ist i. d. R. nicht empfehlenswert.

3 Schon in der Schwangerschaft Probleme?

Tab. 3.1: Geburtsplanung (= peripartales Management) – Fortsetzung

	Empfehlungen, abgeleitet aus den Erfahrungen der Autorinnen
Stressreduktion, Reizabschirmung	Schlafmangel und Reizüberflutung stellen wichtige Risikofaktoren für erneute Erkrankungen dar. Im Vorfeld kann mit dem Partner, der Familie, den Geburtshelfern und der nachbetreuenden Hebamme überlegt werden, was evtl. zur Stressreduktion beitragen könnte (z. B. nur wenig Besuch, zeitweise Versorgung des Neugeborenen durch andere Personen etc.).
Unterstützung zuhause	Die Unterstützung zuhause ist ein wichtiger Punkt zur Vorbeugung. Die Planung sollte deshalb frühzeitig erfolgen, was allerdings auch bedeutet, dass Sie selbst bereit sind, Hilfe und Unterstützung anzunehmen.

Sonderfall Geburt nach spät wahrgenommener Schwangerschaft

Von den spät wahrgenommenen Schwangerschaften (auch als verdrängte oder negierte Schwangerschaft bezeichnet) schaffen es am ehesten die Fälle in die Medien, in denen ein Kind zu Tode gekommen ist – z. B. weil es ausgesetzt, in einer Babyklappe abgelegt oder im schlimmsten Falle sogar getötet wurde. Dabei machen diese tragischen Einzelfälle nur einen sehr kleinen Teil der Schwangerschaften aus, die erst nach der 20. Woche und im Extremfall manchmal sogar erst kurz vor der Entbindung bemerkt werden. Nach der einzigen dazu verfügbaren Studie in Deutschland kommt eine verdrängte Schwangerschaft auf rund 500 Schwangerschaften; auf rund 2.500 Geburten kommt eine, von der die werdende Mutter bis zuletzt nichts geahnt hat.

Auch uns, den Autorinnen, sind im Rahmen unserer Tätigkeit wiederholt Frauen begegnet, die ungläubig und schockiert auf die Nachricht der weit fortgeschrittenen Schwangerschaft reagierten, manchmal verzweifelt, manchmal aber auch freudig.

Wie kann die Körperwahrnehmung eine Frau so täuschen? Vielleicht hilft die Weisheit, dass »man nur das sieht, was man erwartet«. Manche Frauen kümmern sich so wenig um ihren Zyklus, dass sie schlicht nicht wahrnehmen, dass sie ihre Periode nicht bekommen. Oder sie halten leichte Zwischenblutungen in der Schwangerschaft für ihre Regelblutung. Frauen um die Vierzig glauben z. B., dass sie ihre Periode nicht mehr bekommen, weil die Wechseljahre schon begonnen haben. Andere Frauen wiederum führen ihre Gewichtszunahme auf zu viel Essen zurück und haben vielleicht sowieso Übergewicht, sodass der zunehmende Bauch nicht so sehr auffällt. Dies sind oftmals Frauen, die wenig Zugang zu ihrem eigenen *Körpergefühl* haben, die sich ungern im Spiegel betrachten oder ihren Körper am liebsten mit weiten Kleidungsstücken verhüllen. Wieder andere betroffene Frauen halten die Kindsbewegungen für Darmtätigkeit, weil sie ja sicher sind, nicht schwanger zu sein – beispielsweise, weil sie eine Spirale haben, die Pille einnehmen, mit Kondomen verhüten oder weil bei ihnen Geschlechtsverkehr sehr selten vorkommt.

Es ist leicht vorstellbar, wie schwierig es für die betroffenen Frauen sein muss, sich auf die unerwartete Schwangerschaft oder das gerade zur Welt gekommene Kind einzustellen. Anders als andere werdende Mütter hatten sie keine Gelegenheit, eine *Bindung zum Kind* aufzubauen und müssen dies im extremsten Fall nach der Geburt nachholen. Und meist ist es auch in der partnerschaftlichen bzw. familiären Situation gar nicht so leicht, plötzlich ein neues Familienmitglied zu begrüßen und das Leben darauf einzustellen. Vielleicht war die Familienplanung bereits abgeschlossen, die älteren Kinder sind aus dem Haus, und neue Pläne sollten realisiert werden.

Wie kann also eine so »plötzliche« Schwangerschaft und Entbindung verarbeitet werden? Das hängt ganz entscheidend von der Fähigkeit zur Akzeptanz dieser Schwangerschaft bzw. Mutterschaft ab und ist ganz besonders schwierig, wenn die Schwangerschaft völlig ungewollt ist oder ein Kind überhaupt nicht in die Lebensplanung der Mutter passt. Die *Anpassung* an die neue Situation hängt dann u. a. von der aktuellen Lebenssituation, der Familiensituation und dem sozialen Umfeld ab. Auch die vorherige psychische Stabilität ist entscheidend.

3 Schon in der Schwangerschaft Probleme?

Im besten Falle lässt die Schwangere oder frisch entbundene Mutter eine umfassende *psychosoziale Beratung* zu (durch den Sozialdienst der Entbindungsklinik, eine Beraterin einer Schwangerenberatungsstelle, durch das Jugendamt etc.) und ist bereit, Hilfe anzunehmen. *Familienhebammen*, die bis zu einem Jahr in die Familien kommen, können die Mutter in der Anfangszeit unterstützen. Informationen dazu findet man u. a. unter www.fruehehilfen.de. Aber auch eine Beratung zur Adoptionsfreigabe kann in manchen Fällen sinnvoll sein.

Entwickelt sich eine Depression, sollte möglichst bald an eine Psychotherapie, an eine Mutter-Kind-Therapie zur Förderung der Bindung oder auch an eine psychiatrische Mitbehandlung gedacht werden.

4 Was ist zu tun? – Hilfe und Selbsthilfe beim Leitsymptom …

In den vorherigen Kapiteln wurden die verschiedenen Problembereiche dargestellt. Für betroffene Frauen und Angehörige ist es besonders schwierig einzuschätzen, welche Bedeutung die einzelnen Symptome haben, zu welcher Störung sie gehören könnten und welche Handlungsweisen daraus abzuleiten sind. So sind einige Symptome ganz wichtige Warnsignale, obwohl sie vielleicht für den Außenstehenden eher harmlos wirken. Andere Symptome und Verhaltensweisen mögen sehr störend und deshalb vielleicht auch alarmierend sein, gehen aber nicht mit einer besonderen Gefährdung einher. Im Folgenden soll deshalb näher darauf eingegangen werden, welche Störung man am ehesten vermuten muss, wenn bestimmte Symptome besonders ausgeprägt sind. Wir nennen diese im Vordergrund stehenden Symptome an dieser Stelle »Leitsymptome«, auch wenn bei psychischen Störungen in der Regel eine Mischung von Symptomen besteht. Doch ein oder zwei Symptome stehen üblicherweise im Vordergrund und zeigen dann auch die Richtung der Behandlung bzw. Bewältigung an.

> **Merke**
>
> Da sich die beschriebenen Selbsthilfestrategien direkt an die Betroffenen wenden, sind die entsprechenden Beschreibungen und Anwendungsbeispiele in der direkten Ansprache geschrieben.

Die Einschätzung der Symptome ist wichtig und sie wird zeigen, dass viele der dargestellten Probleme und Symptome in der vorhandenen Ausprägung nicht immer sofortiger professioneller Hilfe oder längerfristiger

Psychotherapie bedürfen, auch wenn sie als störend wahrgenommen werden – abgesehen davon, dass diese Hilfe ja oftmals nicht kurzfristig verfügbar ist. Es ist uns deshalb wichtig, Ihnen etwas an die Hand zu geben, womit Sie sich schnell besser fühlen und eine vielleicht erforderliche Wartezeit überbrücken können, wenn das aufgrund der Symptomatik vertretbar ist. Zu jedem Leitsymptom werden daher Strategien zur Selbsthilfe angeboten, die sich schon vielfach bewährt haben. Handelt es sich um alarmierende Symptome, die direktes Handeln erfordern, weisen wir entsprechend darauf hin.

Die hier gewählten Strategien werden teils auch in Psychotherapien und Beratungssituationen professionell angeleitet und genutzt, wie z. B. einige Entspannungsmethoden oder die Betrachtung von Modellen der Angstentstehung. Viele sind einfach zu erlernen und brauchen keine langen Kurse oder Anleitungen. Manche Strategien sind vielseitig und nicht nur gegen ein bestimmtes Symptom einsetzbar. Losgelöst von der Grundproblematik können sie deshalb je nach Bedarf individuell zusammengestellt und vor allem ausprobiert werden.

Merke

Wichtig ist es, die Grenzen zu erkennen. Es gibt einige Symptome, die auf jeden Fall der professionellen Einschätzung und meist auch Behandlung bedürfen; das werden wir an den entsprechenden Stellen hervorheben. Und auch wenn Symptome nicht besser werden, sollten Sie psychiatrische oder psychotherapeutische Hilfe suchen.

Bevor wir auf die einzelnen Leitsymptome und den Umgang damit eingehen, möchten wir zwei Kapitel voranstellen. Wenn es um Selbsthilfe geht, spielen die *eigenen Ressourcen*, also das bereits vorhandene Vermögen, auf Probleme zu reagieren, eine wichtige Rolle. Zudem stellen wir *Entspannungs- und Achtsamkeitsübungen* an den Anfang, da sich diese bei fast allen Leitsymptomen einsetzen lassen und manchmal sogar die Basis für weitere Strategien darstellen. Auch in der Psychotherapie, z. B. in der Verhaltenstherapie, werden manche Übungen erst nach dem Einüben von Entspannungs- und Distanzierungstechniken eingesetzt.

Die eigenen Ressourcen nutzen

Ressourcen sind Mittel bzw. Stärken, mit deren Hilfe man sein Leben gestaltet und Schwierigkeiten begegnet. Dies können Fähigkeiten und Kompetenzen sein, die zur Persönlichkeit gehören oder die man im Laufe des Lebens erworben hat. So beispielsweise Eigenschaften wie Humor, Organisationstalent, Ausgeglichenheit und Optimismus oder im Laufe des Lebens erworbenes Wissen und antrainierte Fähigkeiten. Und vielleicht sogar am wichtigsten: Möglichkeiten der zwischenmenschlichen Beziehungsgestaltung, die aus der eigenen Kommunikationsfähigkeit und erlernten Konfliktlösungsstrategien resultieren, aber auch aus der Zugehörigkeit zur Familie, aus der Entwicklung und Pflege von Freundschaften, aus Erfahrungen mit den Höhen und Tiefen von Partnerschaften und aus der eigenen Fähigkeit, Hilfe annehmen und vielleicht sogar darum bitten zu können.

Als Ressourcen gelten auch materielle Mittel (Einkommen, Wohnraum, finanziellen Hilfen), womit Unterstützung und Hilfe, wie z. B. eine Haushaltshilfe oder Kinderbetreuung oder auch von der Krankenversicherung nicht zwangsläufig finanzierte Behandlungsmöglichkeiten leichter organisiert werden können.

Alle Menschen nutzen ständig ihre eigenen Ressourcen, um Probleme zu lösen bzw. diesen zu begegnen und sie zu bewältigen. Manchmal müssen die vorhandenen Ressourcen nur erneut aktiviert oder nochmals konkret benannt werden, damit sie auch verfügbar sind. Und auch ein gezielter Ausbau vorhandener Ressourcen ist möglich.

Es wird sich für Sie lohnen, eine Art Positiv-Liste mit den eigenen Ressourcen zu erstellen. Sie werden erstaunt sein, wieviel da zusammenkommt. Dann können Sie in Situationen, in denen Sie sich selbst infrage stellen, auf Ihre Liste schauen und sich erinnern, was Sie normalerweise von sich denken und über sich wissen. Und welche Fähigkeiten Sie auszeichnen!

Vielleicht sind Sie aber in einer Situation, in der Sie feststellen müssen, dass diese bereits erprobten Ressourcen nicht ausreichen oder Ihnen gerade nicht zur Verfügung stehen. Dann können die nachfolgend beschriebenen Strategien Ihnen helfen, diese zu reaktivieren. Oder Sie gewinnen ganz neue Ressourcen hinzu, die Sie nicht nur im Zusammenhang mit aktuellen Problemen nutzen können.

Strategien zur Entspannung

Entspannung kann das innere Anspannungsniveau herunterregulieren und beruhigt damit Körper und Psyche. Entspannung wird sehr unterschiedlich »erzeugt« und wahrgenommen. Jeder muss für sich die verschiedenen Strategien ausprobieren und herausfinden, welche geeignet und wirksam sind.

Wissenschaftliche Studien konnten aufzeigen, was Entspannung in unserem Körper bewirkt. Das sogenannte vegetative (= autonome) Nervensystem regelt die Körperfunktionen wie Herzschlag, Atmung und Blutdruck. Im vegetativen Nervensystem agieren zwei Gegenspieler, der Sympathikus und der Parasympathikus.

Durch den *Sympathikus* können wir auf Belastungen und Stress aktiv reagieren, sind zu körperlichen und geistigen Höchstleistungen fähig. *Unter Stress* werden Adrenalin und Noradrenalin (auch als Stresshormone bezeichnet) ausgeschüttet. Blutdruck und Atemfrequenz steigen, der Herzschlag erhöht sich. Auch die Muskelspannung nimmt zu, zudem werden die Zucker- und Fettreserven im Körper mobilisiert. Beschwerden wie beispielsweise Schmerzen können durch diese Reaktionen weiter verschlimmert werden.

Daher versucht man, den Gegenspieler zu aktivieren, den *Parasympathikus*, der bei Regeneration und Entspannung wirksam wird. Bestimmte Körperprozesse und Organfunktionen werden von ihm durch die Entspannung der Muskulatur gedämpft. Die Atmung wird tiefer, langsamer und gleichmäßiger, die tiefe Bauchatmung wird möglich. Die Herzfrequenz nimmt ab, der Puls beruhigt sich, der Blutdruck sinkt. Viele Menschen spüren während der Entspannungsübungen ein Kribbeln und Wärmegefühle in Händen und Füßen, was durch die Gefäßerweiterung erreicht wird. Die Blutgefäße weiten sich, es fließt mehr Blut hindurch.

Misst man während eines Entspannungszustands die Hirnströme, lassen sich auch dort Veränderungen feststellen.

Entspannung kann nicht alle körperlichen Beschwerden bekämpfen, aber Reaktionen des Körpers auf Stress abmildern.

Wir zeigen hier die *gängigsten Entspannungsmethoden* auf, ohne einen Anspruch auf Vollständigkeit zu haben. Diese Entspannungsverfahren werden auch als ergänzende Maßnahmen zur medikamentösen und insbesondere psychotherapeutischen Behandlung psychischer Störungen eingesetzt. Im ambulanten Bereich werden diese Verfahren oft unter psychotherapeutischer Begleitung eingeübt.

Merke

Entspannungsverfahren sind sehr gut eigenständig einzuüben und zu erlernen, wenn man z. B. zunächst Anleitungen aus dem Internet, aus Büchern und Audio-Angebote nutzt. Für Entspannungsverfahren werden Kurse über die Krankenkasse, bei Beratungsstellen oder Volkshochschulen und Familienbildungsstätten angeboten.

Progressive Muskelentspannung (PME) nach Jacobson

Die Progressive Muskelentspannung nach Edmund Jacobson (dem »Erfinder« der PME) ist in der Regel gut zu erlernen. Im Wechsel von Anspannung und Entspannung bestimmter Muskelgruppen erlernt man, aktiv einen entspannten Zustand herbeizuführen, was man dann – besonders bei regelmäßiger Anwendung – als Einschlafhilfe oder zur Beseitigung von Unruhe und Anspannung nutzen kann. Dies ist gerade für Menschen geeignet, »die bei dem Wort Entspannung sofort verspannen« oder eine hohe Grundanspannung mitbringen und sich daher zu Beginn von Entspannungsübungen eher als nervös wahrnehmen. Nacheinander werden verschiedene Muskelgruppen bewusst angespannt, diese Spannung wird kurz gehalten, dann wird diese Muskelgruppe »losgelassen«. Für fast alle Anwenderinnen ist sofort ein warmes Strömen oder zumindest eine Veränderung in der Körperpartie spürbar.

Anwendungsbeispiel »Anspannung und Entspannung spüren«

Probieren Sie es einfach einmal mit den Händen aus: Bilden Sie zwei Fäuste, die sie ganz fest zusammenpressen, halten Sie die Spannung für etwa 10–15 Sekunden, öffnen dann beide Fäuste und spüren nach, wie sich die Hände nun anfühlen. Vielleicht stellt sich ein Gefühl der Wärme oder ein leichtes Kribbeln ein. So können auch Arme, Beine, Gesäß, Bauch (lässt man in einer Schwangerschaft und kurz nach der Entbindung eher aus!), Rücken, Schulterpartie und Kopf/Gesicht nacheinander an- und wieder entspannt werden.

Dadurch wird das autonome Nervensystem entspannt, und vor allem Ängste lassen sich hiermit gut reduzieren. Im Liegen und mit geschlossenen Augen lassen sich die An- und Entspannungssequenzen am einfachsten ausüben. PME eignet sich aber auch für andere Haltungen, z. B. im Sitzen, wenn man schon etwas geübter ist.

Ausführliche Anleitungen zu PME gibt es im Internet oder in verschiedenen Apps für das Smartphone. Häufig sind die Anleitungen zusätzlich mit entspannender Musik hinterlegt, was den Effekt verstärken kann. Volkshochschulen oder auch Krankenkassen bieten Kurse zu PME an.

Autogenes Training (AT)

Diese autosuggestive Methode (= Methode zur Selbstbeeinflussung) wurde von Johannes Heinrich Schultz aus der Hypnose heraus entwickelt. Das autogene Training ist wahrscheinlich das bekannteste Entspannungsverfahren, und viele Menschen haben sich daran schon einmal versucht. Allerdings liegt nicht jedem die Tiefe der Körperwahrnehmung, auf die man sich einlassen können muss, um beispielsweise die Schwere der Arme oder der Beine oder die Wärme im sogenannten Sonnengeflecht (einem Geflecht von Nervenfasern am Übergang vom Brustkorb zum Bauch) wahrzunehmen. Besonders im akuten Zustand einer Erkrankung oder bei großer Unruhe und Anspannung ist das nicht einfach und kann sogar zur Verstärkung der Symptomatik führen. Es gibt aber viele andere Probleme, bei denen sich die Geduld und die investierte Übungszeit auszahlen und das autogene Training zur Hilfe in schwierigen Situationen werden kann. Geübte können mit zusammengefassten Formeln eine schnelle Ruhe und Wärme im Körper entstehen lassen. Einfacher ist es jedoch, sich diese Formeln zunächst aufsagen zu lassen bzw. vorher selbst eine Audioaufnahme zu machen, um dieser dann mit der Konzentration folgen zu können.

Anwendungsbeispiel »Ruheformeln«

Ruheformel: »Ich bin ganz ruhig.«
Schwere- und Wärmeformeln: »Mein rechter Arm ist schwer. Mein rechter Arm ist warm. Mein linker Arm ist schwer. Mein linker Arm ist warm. Meine Arme sind ganz schwer und warm. Mein rechtes Bein ist schwer. Mein rechtes Bein ist warm. Mein linkes Bein ist schwer. Mein linkes Bein ist warm. Meine Beine sind ganz schwer und warm.«
Formel für die Atmung: »Mein Atem strömt leicht und regelmäßig.«
Formel für den Herzschlag: »Mein Herz schlägt ruhig und regelmäßig.«
Formel für den Bauch: »Mein Bauch ist strömend warm.«
Formel für die Stirn: »Meine Stirn ist angenehm kühl.«

Einzelne Formeln können wiederholt werden, bis sich das erwartete Gefühl einstellt. Auch für das AT gibt es Anleitungen im Internet oder als App. AT wird am einfachsten im Liegen und mit geschlossenen Augen erlernt. Aber auch im Sitzen kann es später angewendet werden.

Imaginationsverfahren, Fantasiereisen

Imaginative Verfahren (abgeleitet von Imagination = Vorstellung, z. B. Fantasiereisen) werden heute in vielfältigen Zusammenhängen angewendet. So sind beispielsweise in Geburtsvorbereitungskursen Übungen mit entspannender Musik und der Anleitung, dazu eine angenehme Vorstellung zu entwickeln, gang und gäbe.
Wer denkt »Was soll das bringen?«, dem kann ein kleines Experiment helfen, die Wirkung nachzuvollziehen:

Anwendungsbeispiel »Experiment Zitrone«

Man stelle sich einmal so bildhaft wie möglich vor, wie man in eine leuchtend gelbe, aufgeschnittene Zitrone beißt. Was bemerkt man? Die meisten Menschen berichten bei dieser Übung von vermehrtem Speichelfluss, zu beobachten ist ein Zusammenziehen der Gesichtsmuskulatur. Zusätzlich wird das mit dem sauren Geschmack assoziierte Gefühl ausgelöst (ob angenehm oder unangenehm ist individuell verschieden). Verstärken kann man diese Effekte noch, wenn man sich den Geruch und den Geschmack der Zitrone aktiv vergegenwärtigt.

Bildliche Vorstellungen haben also unmittelbare Auswirkungen auf Körper und Gefühle.

Bei den imaginativen Verfahren wird die positive Macht der Vorstellung bzw. Fantasie gezielt zur Verminderung von Anspannung und auch Ängsten genutzt. Einfacher ist es, diese Übungen anzuwenden, wenn man sie zunächst unter fachlicher Leitung erlernt hat. Da das allerdings nicht immer sofort umzusetzen ist, lohnt sich die Suche nach entsprechenden Audio-Angeboten.

Sich in Gedanken an einen fantasierten Ort zu begeben oder an einen konkret erinnerbaren Wohlfühl-Ort, kann sich sehr beruhigend auf Körper und Geist auswirken. Erinnern wir uns an eine angenehme Situation, z. B. im Urlaub, erinnert sich auch unser Körper an die Umgebungsfaktoren, wie Wärme, Wind, Entspannung, ruhiges Atmen, und begibt sich zurück in diesen erinnerten Zustand. Es gibt viele Fantasiereisen, die Sie im Internet oder als App finden.

Hier eine kleine Fantasiereise zum Ausprobieren. Sie können Sie sich auch vorlesen lassen und die Augen dabei schließen, dann ist die Verbindung zu den inneren Bildern noch intensiver.

 Anwendungsbeispiel »Sandstrand«

Stell dir vor, dass du an einem schönen Sandstrand in den Dünen sitzt. Es ist ein herrlicher Sommertag, du spürst den Sand unter deinen Füßen und zwischen deinen Zehen. Du lässt etwas Sand durch die Finger rieseln. Du spürst die Sonne im Gesicht und auf der Haut, ein leichter

Windhauch streicht dir durch die Haare. Du lässt den Blick über den Strand und über das Meer gleiten und genießt die Weite sowie die strahlenden Farben. Du riechst diesen typischen leicht salzigen Geruch des Meeres. Du hörst das Anbranden der Wellen und in der Ferne ein paar Möwen. Lass dir einen Moment Zeit, alles auf dich wirken zu lassen: den Sand unter den Füßen, die Sonne auf der Haut, den Wind in den Haaren, den Blick weit über das Meer schweifend, den Salzgeruch in der Nase. Nimm wahr, wie ruhig und tief dein Atem geht, wenn du dir alle diese Eindrücke vergegenwärtigst – das Spüren des Sandes, die Wärme der Sonne, das Wasser und den Wind, den Geruch und Geschmack der salzigen Luft, die Geräusche ringsherum, den weiten Blick in die Ferne. Genieße es! Nimm ein, zwei tiefe Atemzüge, bevor du dich langsam von den inneren Bildern und dem Strand verabschiedest und dich schrittweise wieder ganz zurück orientierst. Recke und strecke dich gründlich, um wieder ganz hier anzukommen.

Fantasiereisen können auch in die Berge, an einen See, in einen Garten oder zu einem Waldspaziergang einladen. Suchen Sie sich Ihren persönlichen Wohlfühl-Ort aus!

Meditation

Es gibt die unterschiedlichsten Meditationstechniken, die sich nach ihrer traditionellen, meist religiösen Herkunft unterscheiden. Auch gibt es innerhalb der Religionen wieder verschiedene Richtungen und Schulen bzw. nach einzelnen Lehrern ausgerichtete Methoden. Bei den *passiven Übungen* geht es darum, durch Achtsamkeit bzw. Konzentration den Geist zu beruhigen und sich zu sammeln. Die in den östlichen Kulturen fest verankerten Meditationsformen fanden in den 1970er-Jahren ihren Weg in die westlichen Länder und bekamen hier mehr und mehr Zuspruch. Es gibt eine Vielzahl von Meditations-Seminaren und Kursen. Aber auch hierzu finden sich detaillierte Anleitungen im Internet und über Meditations-Apps. Probieren Sie doch mal eine aus!

Yoga, aktive Entspannung

Manchen Menschen fällt es viel leichter, durch Bewegung »den Kopf frei zu kriegen« als mit den sogenannten passiven Entspannungsmethoden (wie z. B. Meditation), und somit während der Aktivität oder direkt danach ein Gefühl der Entspannung entstehen zu lassen. Der Entspannungseffekt im Sinne einer Beruhigung des gesamten autonomen Nervensystems findet jedoch nicht so intensiv statt wie bei ruhigen, passiven Methoden.

Yoga steht in der buddhistischen Tradition und vereint körperliche Fitness mit Meditation, gilt somit neben Zen-Buddhismus, Tantra, Kampfkunst, Gehmeditation und Tanz zu den aktiven Meditationsformen. Viele Frauen profitieren sehr von dieser Kombination. Inzwischen werden Yoga-Richtungen von sehr meditativer Ausrichtung bis hin zu extremer körperlicher Betätigung angeboten.

Entspannend wirkt beim Yoga neben der körperlichen Betätigung die achtsam-akzeptierende Grundhaltung. »Alles was ist« wird mit neugierig liebevollem Interesse wahrgenommen und dabei nicht bewertet. So wird z. B. bei der Atemmeditation achtsam wahrgenommen, wie der Atem einfließt und wieder ausströmt, ohne zu bewerten, ob das gut oder schlecht, schön oder schrecklich ist. Allein die Wahrnehmung, also das sinnliche Erleben, bringt Ruhe und Entspannung.

In der unkomplizierten *Schwangerschaft* wird in der Regel zu eher zurückhaltender körperlicher Aktivität geraten bzw. zu dem Sport, den die Schwangere auch vorher regelmäßig ausgeübt hat. Yoga in seiner ruhigen, achtsam-akzeptierenden Art ist für die Schwangerschaft und nach der Geburt zur Rückbildung auch dann gut geeignet, wenn damit keine Erfahrungen bestehen. *Spezielle Schwangerschafts- und Rückbildungs-Yogakurse* werden von Elternschulen, Krankenkassen, Volkshochschulen und privaten Yogainstituten vielerorts angeboten. Gerade geübte »Yogis« können diese Bewegungsabläufe auch zuhause für sich selbst ausüben oder finden eine Anleitung in Büchern, per Internet oder App ausreichend.

Die Kombination aus Dehnung, Kräftigung, Entspannung, Atemübungen und Meditation kann gegen viele körperliche Beschwerden rund um die Geburt helfen und psychisch zur Ruhe führen.

Wichtige Hinweise zu Entspannungsverfahren

Wenn man mit der Anwendung von Entspannungsverfahren beginnt, ist es absolut normal, dass die Konzentration währenddessen auf Abwege gerät. Dadurch soll man sich nicht entmutigen lassen! Wichtig ist – beispielsweise beim Yoga – neugierig und liebevoll (ohne sich selbst abzuwerten) darauf zu achten, wo die Aufmerksamkeit hinwandert; dann kann man sie wieder auf die Entspannungsübung richten. Das Gelingen von Entspannungsübungen ist einfach Trainingssache. Zu Beginn von Entspannungsübungen haben manche Teilnehmer den Anspruch, dass sofort eine nachhaltige Wirkung spürbar sein sollte, und wenn das nicht gelingt, denken sie, sie hätten etwas falsch gemacht. Dem ist nicht so.

Zunächst wirkt die Entspannungsübung im Moment der Durchführung. Es ist anzunehmen, dass zu Beginn des Trainings die Anspannung nach Beendigung der Entspannungsübung mehr oder weniger schnell wieder ansteigt, vor allem wenn bestehende Belastungen nicht grundsätzlich zu beseitigen sind. Aber der erneute Anstieg der Anspannung beginnt von einem niedrigeren Level als ohne Entspannungsübung, und die Seele hatte eine entspannte Pause.

> **Merke**
>
> Bei der Anwendung von Entspannungsübungen gilt: Möglichst häufiges Üben ohne Anspruch auf Perfektion. Dann tritt mit der Zeit auch ein nachhaltiger Effekt ein!

Strategien der Achtsamkeit

Im Grunde handelt es sich bei den Übungen zur Achtsamkeit ebenfalls um eine Entspannungsmethode. Da diese mittlerweile weite Verbreitung gefunden hat, das Wort »Achtsamkeit« in vieler Munde ist und wir diesem

Thema gerade als Bewältigungsmechanismus rund um die Geburt besondere Beachtung zukommen lassen wollen, heben wir die Achtsamkeit mit einem eigenen Kapitel hervor.

Ende der 1970er-Jahre entwickelte der Medizinprofessor Jon Kabat-Zinn aus der Tradition buddhistischer Meditationen ein Programm zur Stressbewältigung, das sogenannte MBSR-Training (**M**indfulness-**B**ased **S**tress **R**eduction = Stressbewältigung durch Achtsamkeit). Dabei geht es um eine besondere Form der Aufmerksamkeit. Sehr bewusst erlaubt man sich dabei, jede innere und äußere Erfahrung im gegenwärtigen Moment vorurteilsfrei zu registrieren und zuzulassen. Gewohnheitsmäßige, automatisch ablaufende und unbewusste Reaktionen können dadurch reduziert werden. Das Empfinden von Glück und Lebensfreude wird weniger von äußeren Bedingungen abhängig gemacht, die Verbindung zu eigenen inneren Ressourcen bewusster. Dadurch kommt es insgesamt zu einer Beruhigung und Stabilisierung. Menschen, die Achtsamkeit praktizieren, erleben sich als geduldiger mit höherer Selbstakzeptanz, fühlen sich Problemen besser gewachsen, fühlen sich weniger ängstlich oder deprimiert. Auch negative Impulse und aufbrausendes Verhalten können besser kontrolliert werden.

Jon Kabat-Zinn konnte die positiven Auswirkungen dieses Verfahrens an psychisch wie körperlich belasteten Patienten nachweisen. Deshalb eignet es sich unseres Erachtens besonders gut in den hier dargestellten Zusammenhängen mit Sorgen, Symptomen und Krankheiten rund um das Thema Schwangerschaft und Entbindung.

So wie Meditation kann Achtsamkeit nicht von einem auf den anderen Tag erlernt werden. Es gibt achtwöchige MBSR-Trainings, aber auch einzeln abrufbare Achtsamkeitsmeditationen, z. B. im Internet oder als App. Zur Selbsthilfe können schon einzelne Übungen beitragen; zwei davon sind in den folgenden Abschnitten dargestellt.

Body-Scan

Zum Training gehören verschiedene Übungen wie der sogenannte Body-Scan, der sich sehr einfach erlernen lässt:

Anwendungsbeispiel »Den Körper scannen«

Im Liegen oder Sitzen schließen Sie die Augen oder fixieren einen Punkt vor sich auf dem Boden, damit sich die Konzentration mehr und mehr nach innen richten kann. Wandern Sie mit Ihrer Aufmerksamkeit zu Ihren Füßen. Nehmen Sie diese genau wahr. Wie fühlen sich die Zehen an, wie die Fußsohlen, welche Stellen berühren evtl. den Boden oder die Schuhe, sind sie warm oder kalt? Gehen Sie mit Ihrem inneren »Scanner« im Körper Stück für Stück nach oben, nehmen Sie Ihre Unterschenkel, Knie, Oberschenkel wahr. Scannen Sie die Empfindungen im Becken-, Wirbelsäulen-, Bauch- und Brustbereich. Betrachten Sie vor dem inneren Auge Ihre Oberarme, Ellbogen, Unterarme, Hände und die einzelnen Finger sowie die Daumen. Wie fühlen sich der Schulterbereich und der Nacken an? Wie geht es dem Kopf, der Kopfhaut, dem Gesicht, den Ohren, den Augen, der Nase, der Mundhöhle, den Lippen?

Nach und nach werden die störenden Gedanken weniger, und die Konzentration wird immer mehr auf den entspannt daliegenden Körper gelenkt. Deshalb eignet sich diese Übung auch gut zum Einschlafen.

Atem-Meditation

Eine achtsame Atem-Meditation könnte folgendermaßen aussehen:

Anwendungsbeispiel »Bewusstes Atmen«

Sie begeben sich in eine angenehme Sitz- oder Liegeposition und schließen die Augen. Sie versuchen, die Konzentration von außen immer mehr nach innen wandern zu lassen. Jeder störende Gedanke, der auftaucht, wird von Ihnen auf eine Wolke gesetzt und von einem leichten Wind davongetragen. So darf jeder Gedanke kommen, und er darf vorbeiziehen, unwichtig werden für den Augenblick. Sie beobachten Ihren Atem, ohne die Atemfrequenz zu beeinflussen. Achten Sie darauf, wie es sich anfühlt, wenn der Atem von Ihrer Nase durch die

Luftröhre bis tief in Ihren Bauch gelangt. Sie spüren, wie sich Ihr Brustkorb langsam beim Einatmen hebt und beim Ausatmen wieder senkt. Sie merken, wie mit jedem Atemzug Ihr Körper bis in die Fuß- und Fingerspitzen gut mit Sauerstoff versorgt wird. Beobachten Sie das Ein- und Ausströmen des Atmens noch ca. zehn Mal. Alle störenden Gedanken ziehen auf Wolken vorbei, das Vorbeiziehen der Wolken passt sich vielleicht sogar der Atemfrequenz an. Dann orientieren Sie sich langsam zurück, indem Sie ein bis zwei tiefere, belebende Atemzüge nehmen.

Die Wahrnehmung wird bei dieser Übung immer wieder auf das Hier und Jetzt gelenkt (weg von den Gedanken an Vergangenheit oder Zukunft). Bei dieser vorbehaltlosen Wahrnehmung geht es darum, das, was ist, anzunehmen. Gefühle wie Traurigkeit, Angst, Wut, aber auch Schmerzen werden betrachtet, ohne sie aktiv loswerden zu müssen. Ein Beispiel, das in diesem Zusammenhang gerne genannt wird, ist der Versuch, einen Ball unter Wasser zu drücken – dieser kommt dann mit Wucht wieder hochgeschossen. Es kann also sinnvoll sein, ihn zu betrachten, wie er auf dem Wasser treibt, und ihn damit wegschwimmen zu lassen.

Leitsymptom Depressivität

Eine depressive Stimmung kommt in vielerlei Ausprägung bei verschiedenen Störungen vor – in Ihrer Wahrnehmung vielleicht als Niedergeschlagenheit, Traurigkeit oder Depression. Gerade zu Beginn einer Schwangerschaft kann die Stimmung rasch wechseln und möglicherweise durch innere Konflikte (»Will ich das Kind überhaupt?«) gedrückt sein. Auch die hormonelle Umstellung kann mit depressiven Symptomen einhergehen.

Wenn in den ersten Tagen nach der Entbindung depressive Stimmung und Weinen mit glücklichen Gefühlen oder auch Reizbarkeit abwechseln, handelt es sich am ehesten um den *Babyblues* (▶ Kap. 2). Diese Symptomatik ist nicht behandlungsbedürftig und geht rasch wieder vorbei.

Bleibt eine depressive Verstimmung in der Schwangerschaft oder nach der Entbindung über mehrere Tage oder vielleicht sogar Wochen bestehen oder kommen andere Symptome dazu, muss an eine *behandlungsbedürftige Depression* gedacht werden (▶ Kap. 2). Nach mindestens jeder 10. Entbindung treten depressive Symptome auf, wovon in etwa jedem zweiten Fall Behandlungsbedürftigkeit erreicht wird.

Leichte Depressionen können von selbst wieder verschwinden; trotzdem sollte nicht zu lange abgewartet werden. Wenn eindeutige depressive Symptome mehr als zwei Wochen bestehen, sollte auf jeden Fall ärztliche Hilfe gesucht werden oder – falls möglich – kurzfristig eine psychotherapeutische Vorstellung erfolgen. Wenn nicht sofort ein Termin für eine psychiatrische Untersuchung möglich ist, sollten die Frauenärztin oder der Hausarzt eingeschaltet werden, die die Dringlichkeit weiterer Behandlungsmaßnahmen abschätzen und evtl. weiterverweisen können.

Vor allem bei *schweren Depressionen* ist auch der direkte Weg in die Ambulanz einer psychiatrischen Klinik sinnvoll. Auf jeden Fall ist *ärztliche Hilfe unabdingbar*, wenn Symptome wie Hoffnungslosigkeit, lebensmüde Gedanken bzw. Suizidalität oder auch Wahnsymptome dazu kommen.

Und immer behandlungsbedürftig, in der Regel unter stationären Bedingungen, ist eine *schizoaffektive Symptomatik*, die sich aus depressiven Symptomen und schizophrenen Symptomen zusammensetzt (▶ Kap. 8).

Selbsthilfestrategien zum Umgang mit Sorgen, Niedergeschlagenheit und Depressivität

Bei depressiver Stimmung neigen die Betroffenen dazu, sich in sich selbst zurückzuziehen, passiv zu sein und zu grübeln. Die Gedanken kreisen mehr um sich selbst, als dass der Blick nach außen gerichtet wird. Selbstabwertende Gedanken und Schuldgefühle (z. B. als Mutter zu versagen) sind typisch. Wenn Energie- und Interesselosigkeit dazukommen, kann sich diese Negativ-Spirale immer weiterdrehen.

Das Bild der Waage

Das Bild der Waage erwähnen wir mehrfach bei den folgenden Selbsthilfestrategien. Hier wollen wir es detailliert ausführen, weil es vielen unserer Patientinnen als Vorstellung, was sie selbst in schwierigen Situationen tun können, geholfen hat (▶ Abb. 4.1).

 Anwendungsbeispiel »Die Waage«

Sie stellen sich vor, dass das, was Sie gefühlsmäßig gerade bewegt, in der einen Waagschale liegt. Das können Sorgen, negative Stimmungen, Ängste, aber auch körperliche Beschwerden oder belastende Themen sein.
Sie können bestimmt eine Idee dazu entwickeln, wie schwer diese Waagschale sich gerade anfühlt. Manches von dem, was Sie in dieser Waagschale spüren, kann sich möglicherweise nicht einfach auflösen lassen. Dann ist es wichtig, gute Gegengewichte zu finden, damit sich diese Schwere ein Stück weit ausgleichen lässt, ohne das Vorhandensein der Sorgen und Nöte an sich zu leugnen. Was also könnten Sie in die Positiv-Waagschale bringen, um sich etwas besser, leichter, fröhlicher, zuversichtlicher zu fühlen?
Ein Beispiel: Anna fühlt sich sehr energielos und erschöpft, hat kaum eine Nacht genug Schlaf bekommen. Sie hat die Sorge, ihrem Kind nicht die entspannte, fröhliche Mutter sein zu können, die sie gerne wäre. Zudem schmerzen die Brüste durch das Stillen. In ihre Positiv-Waagschale legt Anna: Ihr Kind, das Sie jetzt kennen lernen darf; sie hat einen liebevollen Partner; ihre Mutter würde anreisen, wenn sie sie braucht; sie hat eine schöne Wohnung und nette Nachbarn, die ihr Hilfe angeboten haben.

Es lohnt sich, die eigenen Ideen und Erfahrungen, was einem guttut, tatsächlich *aufzuschreiben*. Gerade wenn die Stimmung einmal sehr schlecht ist, hat man das Gefühl, sich an nichts Positives erinnern zu können. Man steckt in einem Tunnelblick fest. Dann kann es helfen, sich seine Positiv-Liste vorzunehmen und sich daran erinnern zu lassen, was man selbst darauf geschrieben hat.

Die nachfolgenden Strategien können Ihnen Anregungen geben, was bei Sorgen und Niedergeschlagenheit bis hin zu Depressivität hilfreich sein und ein Gegengewicht zu der zweiten, negativ besetzten Waagschale darstellen könnte.

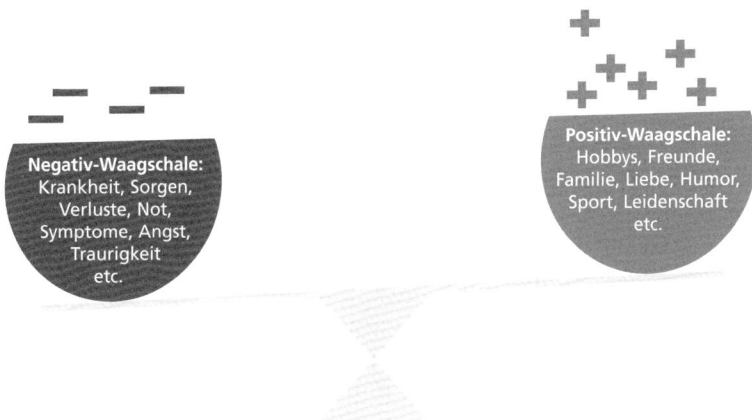

Abb. 4.1: Das Bild der Waage

Bewegung, Sport, Luft und Licht

Wissenschaftlich ist bewiesen, dass sich körperliche Bewegung positiv auf die Stimmung auswirkt. In großen Studien konnte gezeigt werden, dass sportliche Betätigung ähnlich wie ein Antidepressivum (also ein Medikament gegen Depressionen) wirkt. Viel Bewegung beeinflusst den Serotoninspiegel positiv, der für gute Stimmung mit verantwortlich ist (Serotonin ist einer der Botenstoffe im Gehirn). Zudem fördern Sport und Bewegung das Wachstum neuer Nervenzellen im limbischen System – das ist ein Teil des Gehirns, der wesentlich zur Verarbeitung von Gefühlen beiträgt.

Frische Luft und Sonnenlicht wirken sich ebenfalls positiv auf die Stimmung aus. Menschen, die z. B. auf die dunkle Jahreszeit empfindlich mit der Stimmung reagieren, profitieren von einer Licht-Therapie mit Tageslicht-Lampen (▶ Kap. 5). Schon ein Spaziergang bei trübem Wetter ist besser, als drinnen sitzen zu bleiben.

Direkt nach der Geburt wieder regelmäßige Sporttermine wahrzunehmen, ist weder empfehlenswert noch realistisch. Doch schon der Rückbildungskurs, Spaziergänge mit dem Kinderwagen oder Tragetuch oder die Online-Beckenbodengymnastik können Ihr Wohlbefinden steigern.

Kontakt und Berührung

Einsamkeit verstärkt den inneren Rückzug, weshalb der Kontakt zu anderen Menschen wichtig ist. Sie können sich mitteilen, austauschen oder einfach nur etwas gemeinsam unternehmen.

Vor allem Frauen tauschen sich gerne in *Gesprächen* aus. Eine gute Freundin, die Mutter, Schwester, Cousine oder die Nachbarin – wer auch immer Ihnen gerade guttut, könnte aktiviert werden, Sie mit einem Besuch oder Treffen zu unterstützen. Vor allem der Austausch mit anderen Müttern ist in der Zeit nach der Entbindung wichtig – und interessanterweise erfährt man dann nicht selten, dass andere Mütter ähnliche Probleme haben.

Zudem tut *Körperkontakt* vielen Menschen sehr gut und kann helfen, Anspannung zu reduzieren. Natürlich haben die meisten Mütter viel Körperkontakt zu ihrem Baby, vor allem wenn sie stillen. Aber viele haben das Gefühl, dabei »sehr viel zu geben«, und es kann eine große Bedürftigkeit entstehen, auch etwas »zu bekommen«. Gerade in längeren Partnerschaften nehmen manchmal die Alltagszärtlichkeiten, wie sich kurz zu küssen, sich in den Arm zu nehmen, sich im Vorbeigehen zu berühren, ab. Wenn Sie niedergeschlagen sind, fällt es Ihnen vielleicht besonders schwer, diese Zärtlichkeiten »auch noch dem Partner zu geben«. Wenn Sie jedoch wissen, dass Ihnen Nähe, Berührung und auch Intimität guttun, dann fordern Sie es ruhig von Ihrem Partner ein. Wenn Sie es schaffen, dies ohne vorwurfsvollen Ton als Wunsch zu äußern, gibt er es Ihnen bestimmt gerne. Bedenken Sie bitte immer, dass er vielleicht ganz unsicher ist, womit er Ihnen in der Situation helfen kann, und dankbar für Ihren Hinweis. Dies trifft oftmals besonders auf die frischgebackenen Väter zu, die unsicher sind, wie sie sich verhalten sollen, vielleicht ebenfalls gestresst sind von der neuen Tagesstruktur und die sich nicht selten ausgeschlossen fühlen aus der Zweisamkeit von Mutter und Baby.

Auch von anderen nahestehenden, lieben Menschen in den Arm genommen werden, kann beruhigend wirken.
Manchmal tut zudem eine gezielte Massage gut. Das können beispielsweise Massagen der Hände und Füße sein oder auch des Nackens, wenn der Bauch in der Schwangerschaft oder nach der Entbindung ausgespart werden soll. Auch das übernimmt vielleicht Ihr Partner gerne, wenn Sie ihn das wissen lassen.

Aktivitäten und Pausen

Aktiv zu sein und die trüben Gedanken für kurze Zeit beiseitezuschieben, ist ein gutes Mittel gegen Niedergeschlagenheit. Sie kommen so aus dem trüben Tunnelblick heraus, nehmen die Umgebung und andere Menschen wieder besser wahr. Manchmal muss man sich zunächst aufraffen, Dinge zu tun, von denen man eigentlich weiß, dass sie einem gut tun. Und manches lässt sich mit Baby nicht mehr so einfach umsetzen; vor allem in den ersten Tagen und Wochen wird in der Regel das ganze Leben vom Neugeborenen bestimmt.

Schafft man es trotzdem, aktiv zu sein, stellt sich die bessere Stimmung meist schnell ein. Das können Ihre bekannten Hobbys und Aktivitäten sein, aber es lohnt sich ebenfalls, Neues auszuprobieren. (Fröhliche!) Musik hebt übrigens bei sehr vielen Menschen die Stimmung, egal ob sie diese hören, selbst musizieren oder ein Lied vor sich hinsingen, was man auch mit Baby meist realisieren kann.

Wir wissen alle, dass es bei Überforderung wichtig ist, sich bewusst Pausen einzuräumen und für Ruhe zu sorgen. Das tun bzw. erlauben sich viele Mütter nicht, weil sie rund um die Uhr für ihr Baby da sein möchten; doch manchmal tut Mutter und Kind eine Pause voneinander gut. Andere wichtige Bezugspersonen könnten zeitweise die Versorgung übernehmen, und sei es nur für 1–2 Stunden, um der Mutter einige Stunden Schlaf, eine ruhige Nacht oder einen Friseurbesuch zu ermöglichen. Auch die beschriebenen Entspannungsmethoden können in Pausen zum Einsatz kommen. Aber vielleicht wissen Sie auch selbst schon, was Sie entspannen und zur Ruhe kommen lässt.

Ablenkung, Zeitvertreib

Ablenkung ist bei Psychotherapeutinnen kein beliebtes Mittel. Bei psychischen Problemen, vor allem bei Ängsten, bringt Ablenkung im Sinne von »die Ängste dauerhaft verdrängen« keine Verbesserung. Vielmehr führt das zur Verfestigung der Ängste, da keine »korrigierenden Erfahrungen« gemacht werden können. Dem eigentlichen Gefühl wird kein Raum gelassen, und somit ist eine Bearbeitung nicht möglich.

Warum empfehlen wir dann bisweilen trotzdem die *konkrete Ablenkung*? Weil Ablenkungsstrategien etwas sind, was Sie, um im Bild der Waage zu bleiben (▶ Abb. 4.1), schwierigen Situationen entgegensetzen können. Sie können damit den Fokus weglenken von dem Problem, das möglicherweise nicht so schnell zu lösen ist (z. B. körperliche Symptome oder Sorgen). Diese Ablenkung ist ja nicht als Dauerlösung gedacht, sondern soll Ihnen die Freiheit geben, selbst zu entscheiden, wann Sie sich mit Ihren Ängsten bzw. den negativen Gedanken befassen, und vor allem die Zeit ohne Berufstätigkeit und sonstige Aufgaben sinnvoll zu füllen, die beispielsweise durch verordnete Ruhe in der Schwangerschaft entsteht. Oder auch in freien Zeiten, die zwischen der Versorgung des Neugeborenen verfügbar sind, etwas Positives zu tun und diese Zeit nicht nur mit Arbeit zu füllen.

Übrigens gibt es Situationen, in denen Ablenkung gar nicht so einfach zu organisieren ist, z. B. wenn Sie einen längeren Klinikaufenthalt (wie etwa bei vorzeitigen Wehen) auf sich nehmen müssen. Dann ist manchmal echte Fantasie gefragt, um nicht in einen »Klinik-Koller« zu geraten. Auch nach der Geburt sind die Ablenkungsmöglichkeiten bisweilen eingeschränkt. Oder in Zeiten wie in der Corona-Pandemie, wenn Einschränkungen von außen vorgegeben werden.

Unsere Erfahrung zeigt, dass ein guter Wechsel von Strategien hilfreicher ist, als immer das Gleiche zu probieren. *Nur* Lesen, *nur* Fernsehen, *nur* Telefonieren bringt schnell Erschöpfung und Langeweile. Durch unsere Patientinnen ist eine kleine Liste entstanden, die Möglichkeiten des Zeitvertreibs und der Ablenkung aufzeigt:

- Meditation, Entspannungstechniken
- Lesen (Zeitschriften, Bücher, E-Books, Comics, Nachrichten vom Tablet)
- Hörbücher
- Fernsehen (fröhliche, entspannende Filme, Serien)
- Aufschreiben der Erfahrungen
- Tagebuch oder auch wieder einmal einen Brief schreiben
- Zeichnen, Malen
- Fotobücher anschauen (z. B. mit Familienmitgliedern, eigene Babyfotos), Fotobücher erstellen
- Stricken, Häkeln, sonstige Handarbeiten
- Kartenspiele, Gesellschaftsspiele
- Körperpflege, vielleicht mit besonderer Creme oder Körperöl
- Sich vom Partner massieren lassen, Nacken-, Hand- oder Fußmassage
- Sich besondere Lebensmittel mitbringen lassen (das Lieblingsobst, die Lieblingsschokolade), gemeinsam das Essen zelebrieren
- Netten Besuch organisieren

Möglicherweise finden Sie auf dieser Liste eine Reihe von Dingen, die Sie immer einmal tun wollten, zu denen Sie aber keine Zeit gefunden haben. Wenn Sie das nun in dieser schwierigen Zeit umsetzen, könnte das ein zusätzliches Erfolgserlebnis bringen.

Sind Sie nicht stationär aufgenommen und haben Sie nicht den Auftrag, sich zuhause möglichst stark zu schonen, dann können Sie sich natürlich mit mehr Aktivitäten ablenken, die Mobilität voraussetzen:

- Ihren Hobbies nachgehen
- Sportlich aktiv sein, soweit ärztlich erlaubt
- Museen und Kulturveranstaltungen besuchen
- Einen Einkaufsbummel machen (und das nicht nur für das Kinderzimmer)
- Spaziergänge
- Treffen mit Freundinnen

Auch hierbei ist etwas Fantasie gefragt, vor allem wenn andere Menschen wegen ihrer Berufstätigkeit nicht als Begleitung zur Verfügung stehen.

Doch auch wenn es manchmal etwas Überwindung kostet, Dinge alleine zu unternehmen: Sehen Sie es sportlich und gleichzeitig als Übung für mehr Selbstbewusstsein.

Akzeptanz

Neben allen Versuchen, unangenehme Gefühle »weg zu bekommen«, weil wir sie alle ungern erleben, gehört die Akzeptanz dazu, dass es sich auch einmal schlecht anfühlen darf. Vor allem wenn der Auslöser für die schlechte Stimmung, die Niedergeschlagenheit oder die Traurigkeit bekannt ist, geht es nicht immer nur darum, alles ganz schnell wieder fröhlich aussehen zu lassen. Auch nicht darum, als frischgebackene Mutter mit gesundem Neugeborenen »immer nur glücklich zu sein«. Zu akzeptieren, dass das Leben bisweilen schwierige Situationen und Herausforderungen bereithält, und das zugehörige Gefühl zuzulassen und zu zeigen, ist durchaus sehr gesund. Die Fachleute nennen das »affektive Schwingungsfähigkeit« – die Stimmung schwingt mit den Situationen mit. Etwas ist traurig – ich kann weinen; etwas ist ärgerlich – ich kann wütend sein; etwas ist lustig – ich kann lachen.

Akzeptanz kann den Druck senken, etwas ganz schnell zum Guten wenden zu müssen, und damit auch für eine gewisse Entspannung in der Situation sorgen. Dies fällt insgesamt optimistischer gestimmten Menschen leichter als pessimistischen und auch Menschen, die eher an »Schicksal« glauben und dieses akzeptieren. Auch wenn Sie nicht zu den optimistischen, schicksalsakzeptierenden Menschen gehören: Wenn Sie sich bewusst damit auseinandersetzen, wird es Ihnen zunehmend besser gelingen!

Eine Depression nicht übersehen

Die Strategien, die Sie gegen Niedergeschlagenheit und traurige Stimmung einsetzen können, haben bei einer ausgeprägten Depression meist keine oder nur eine minimale Wirkung. Wichtig ist es deshalb, eine genaue Diagnose zu stellen. Wenn die schlechte Stimmung, Traurigkeit oder Niedergeschlagenheit trotz aller Gegenmaßnahmen und Strategien nicht abnimmt, holen Sie sich bitte psychiatrische oder psychotherapeutische Unterstützung oder sprechen das Thema bei Ihrer Gynäkologin oder Ihrem Hausarzt an und lassen sich mit weiteren Maßnahmen helfen. Und nicht zuletzt: Auch Familienberatungsstellen und Schwangerenberatungsstellen sind ansprechbar für Probleme in der Schwangerschaft und nach der Entbindung. Dort kann man Ihnen sagen, wo Sie Unterstützung und Hilfe bekommen und diese vielleicht sogar für Sie organisieren.

Leitsymptom Angst

Angst ist eine Begleiterscheinung von vielen psychischen Störungen. Wenn es sich um eine »unbestimmte« Angst handelt, kann sie z. B. Begleiterscheinung einer Depression oder einer Psychose sein. Zur Einordnung von Ängsten bei den verschiedenen Angststörungen (Phobien, Panikstörung, generalisierte Angststörung) ▶ Kap. 8.

Rund um die Geburt eines Kindes kommen Ängste – und das nicht nur im krankhaften oder übertriebenen Sinne – vor, die sich vornehmlich auf die körperlichen Prozesse, die eigene Gesundheit und die des Kindes beziehen. Auch Ängste und Sorgen vor der neuen Rolle als Mutter oder vor Überforderung können auftauchen und sind völlig normal. Ebenfalls sind Geburtsängste sehr gut nachvollziehbar.

Behandlungsbedürftig sind Ängste immer dann, wenn sie völlig außerhalb bisher gewohnter Ausprägungen auftreten und wenn sie den Alltag erheblich stören – wenn sie etwa dazu führen, dass bestimmte Situationen gemieden werden.

Für Frauen mit einer schon bestehenden *Grundängstlichkeit* kann es eine besondere Herausforderung sein, sich auf die großen körperlichen Veränderungen einzustellen, die mit einer Schwangerschaft und Geburt einhergehen. Da sie schon ansonsten sehr häufig »in Alarmbereitschaft sind« (wie etwa Frauen mit einer generalisierten Angststörung, ▶ Kap. 8) scheinen besonders die Gefahren einer Geburt, die man beim ersten Kind nur aus der Theorie kennt, besonders groß. Vermeintlich hilft die Suche nach

Informationen über Risiken, z. B. im Internet – allerdings wird das in der Regel zum Bumerang; die Ängste und Befürchtungen nehmen zu. Bei ausgeprägten Ängsten empfiehlt sich eine psychotherapeutische Unterstützung, ggf. ergänzt durch Medikamente. Ist ein Therapieplatz nicht in Sicht, aber auch ergänzend zur Psychotherapie empfehlen sich einige der im folgenden beschriebenen Übungen, wie etwa »Die Angst hereinbitten«, »Entschleunigtes Atmen« oder »Alle fünf Sinne einsetzen«.

Selbsthilfestrategien zur Angstregulation

Reale Ängste und leicht ausgeprägte Ängste müssen nicht therapiert werden, aber vielleicht ist die eine oder andere Strategie gegen aufkommende Angstsymptome hilfreich, um normale Sorgen und Befürchtungen »im Griff zu behalten«, so dass sie nicht zu ernsthaften Problemen führen.

Wir sprechen von »balancierter« Angst, weil es möglich ist, Angst in ein Gleichgewicht zu bringen mit ihren Gegenspielern bzw. Gegenmaßnahmen. Wir kommen auf das Bild der Waage zurück (▶ Abb. 4.1). Ist zu viel Angst in der einen Waagschale, haben sich also zu viele Sorgen und Befürchtungen angesammelt, dann muss etwas in die andere Schale gelegt werden, um einen Ausgleich zu schaffen. Das kann alles sein, was gegen Angst wirkt. In den folgenden Abschnitten gehen wir auf Anti-Angst-Strategien ein, die Sie leicht, auch mit Kind, für sich umsetzen können. Suchen Sie die hilfreichsten für sich aus.

Den Teufelskreis der Angst verstehen

Ängste können sich einschleichen und immer weiter ausbreiten, immer stärker werden; oder ein erster Angstanfall tritt plötzlich und unvorhersehbar auf. Gemeinsam ist allen Ängsten, dass sie meist mit furchtsamen Gedanken starten und häufig verbunden sind mit einer erhöhten Aufmerksamkeit für körperliche Befindlichkeiten. Durch die aufkommende Angst verstärken sich die körperlichen Veränderungen noch (z. B. Herzklopfen, schnelleres Atmen). Deren Wahrnehmung führt durch die Bewertung, dass es sich um »gefährliche Symptome« handelt, zu einer immer stärkeren Angstreaktion. Dies kann sich bis zu einer regelrechten Panikattacke (▶ Kap. 8) hochschaukeln, weshalb wir auch vom »Teufelskreis der Angst« sprechen, aus dem es keinen Ausweg zu geben scheint (▶ Abb. 4.2).

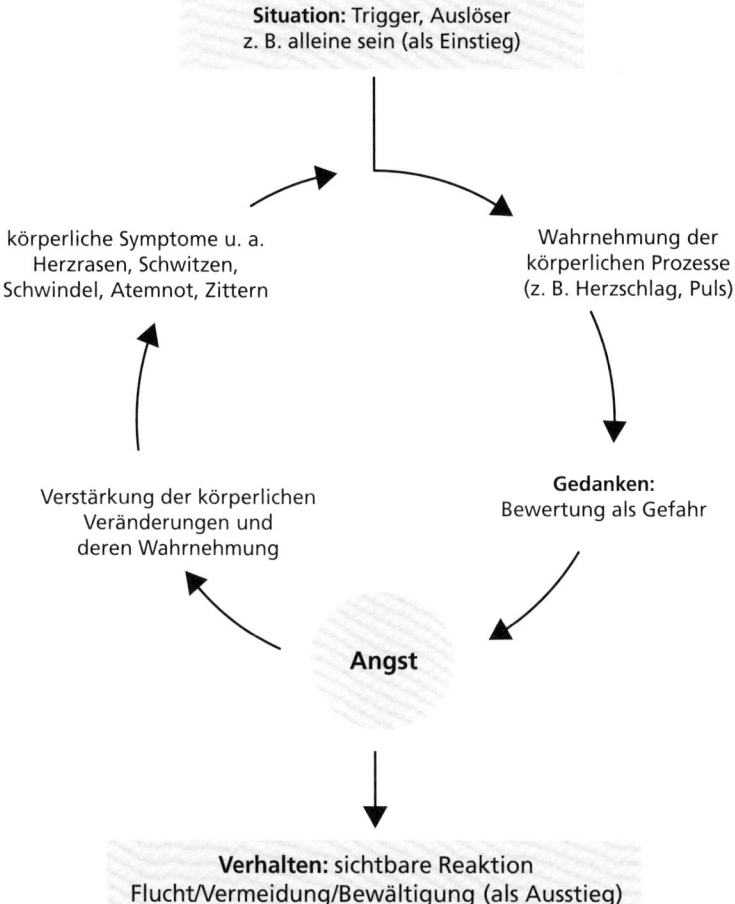

Abb. 4.2: Teufelskreis der Angst

Der zunächst einfachste Ausweg aus der Angst scheint die Flucht aus der Situation zu sein bzw. die Vermeidung ähnlicher Situationen. Allerdings hilft das nur sehr kurzfristig. Und die Flucht aus einem schwangeren

Körper oder aus der Mutterrolle ist ja auch gar nicht möglich. Gerade diese Unausweichlichkeit schürt bei Schwangeren oder jungen Müttern vermehrt solche Ängste.

Langfristig viel sinnvoller ist eine echte *Bewältigung der Angstsymptome*. Dazu gehört zu lernen, dass der eigene Körper unter Angst bestimmte Signale sendet, die *keine* Krankheitszeichen sind, sondern normale Reaktionen auf unangenehme Situationen bzw. Gedanken. Diese können wahrgenommen und ausgehalten werden, um sie dadurch immer unbedeutender werden zu lassen. Auch wenn das besonders zu Beginn eine große Herausforderung sein kann, hilft es auf Dauer beim Umgang mit der Angst.

Entschleunigtes Atmen

Wie wir beim Teufelskreis der Angst betont haben, sind Flucht und Vermeidung erst einmal natürliche Reaktionen, um weiteren körperlichen Symptomen und einer immer stärker werdenden Angst (= Angstkaskade) zu entkommen. Allerdings kann durch Vermeidung eine Art Schonhaltung entstehen, indem der Körper immer weniger beansprucht und gefordert wird, da erhöhter Herzschlag und Atemfrequenz angstauslösend interpretiert werden.

Als besonders bedrohlich kann bei einer erhöhten Atemfrequenz die »*Hyperventilation*« erlebt werden. Durch das schnelle Einatmen und vor allem das zu schnelle Ausatmen nimmt die Kohlenstoffdioxid-Konzentration im Blut ab. In der Folge kann es zu Phänomenen wie Kribbeln in den Fingern und Füßen bis hin zu krampfartigen Haltungen der Hände (= Pfötchenstellung) kommen. Eine einfache Sofortmaßnahme ist, *in eine Tüte zu atmen*, wodurch das ausgeatmete Kohlendioxid wieder eingeatmet wird und sich damit die Konzentration im Blut reguliert. Mit einer ruhigeren Atmung verschwinden die Symptome sofort.

Ein bewusstes und entschleunigtes Atmen kann helfen, einen Ausstieg aus dem Teufelskreis zu finden. Es hört sich so simpel an, und doch machen wir es alle viel zu selten – richtig Durch- und vor allem Ausatmen. Gerade unter Stress atmen wir viel zu flach. Entspannend ist es, tief in den Bauch einzuatmen und sehr bewusst und lange auszuatmen. Gerade in

Stresssituationen und bei aufkommender Angst ist es wichtig, deutlich länger auszuatmen als einzuatmen. Übrigens kann man diesem Rhythmus auch dann folgen, wenn das in der späteren Schwangerschaft höherstehende Zwerchfell eine tiefe Bauchatmung verhindert oder nach der Entbindung das Körper- und besonders das Bauchgefühl noch nicht wieder ist wie früher.

Durch einen ruhigen Atem konnten Effekte auf Herzrhythmus, Blutdruck und Hirnwellen nachgewiesen werden. Gerade in großen Stresssituationen beruhigen sich viele, indem sie sich sagen »ruhig weiter atmen!«. Atmen ja, aber richtig und tief!

Vielen Menschen hilft es, beim Atmen zu zählen – das bekommt man auch in Angst- und Anspannungssituationen gut hin. Und der Körper wird gleichzeitig wunderbar mit Sauerstoff versorgt.

Anwendungsbeispiel: »Durchatmen mit 4–6–8«

Üben Sie die tiefe Bauchatmung, bei der sich nicht nur der Brustkorb beim Einatmen durch die Nase hebt, sondern die Luft bis in den Bauchraum strömt – und zählen Sie dabei bis 4. Dann halten Sie die Luft an, während Sie bis 6 zählen. Das langsame und längere Ausatmen durch die Nase (zählen Sie bis 8) wirkt beruhigend. Diese Atemzüge wiederholen Sie 5–10 Mal.

Alle fünf Sinne einsetzen

Eine effektive Übung gegen starke ängstliche Anspannung ist der Einsatz aller fünf Sinnesorgane. Damit kann man Grübeln, Sorgen, abschweifende Gedanken, aufkommende Unruhe etc. gut unterbrechen.

Anwendungsbeispiel »Mit allen fünf Sinnen«

Nehmen Sie alle fünf Sinne bewusst wahr:
Was sehe ich? (z. B. die grünen Blätter an den Bäumen vor dem Fenster)
Was höre ich? (z. B. leise Musik von den Nachbarn)
Was rieche ich? (z. B. die Blumen in der Vase)

Was schmecke ich? (z. B. das Lakritzbonbon)
Was spüre ich? (z. B. den rauen Bezug des Sessels, auf dem ich sitze)
Diese fünf Sinne gehen sie drei bis fünf Mal hintereinander durch: Was sehe, höre, rieche, schmecke, spüre ich noch?

Diese Übung »erdet« und bringt Ihre Aufmerksamkeit, Ihre Gedanken und Ihre Konzentration in das Hier und Jetzt zurück.

»Die Angst hereinbitten«

Gerade ängstliche Menschen wünschen sich eine absolute Angstfreiheit. Sie sind häufig gedanklich damit beschäftigt, wie sie die Angst loswerden, wie sie aufhören können, sich Katastrophen auszumalen und Schlimmes zu denken, während sie gleichzeitig darüber nachdenken, wie sie sich vergewissern können, dass nichts Schlimmes passiert ist.

Die Angst außen vor halten zu wollen, kann sehr viel Energie kosten, auch deshalb, weil es eine komplette Angstfreiheit in gesundem Maße nicht gibt. Ängste gehören zu unserem Leben und haben schützende Wirkung. Das betrifft auch das Umsorgen eines Neugeborenen.

Anstatt die ganze Kraft darauf zu verwenden, »keine Angst haben zu wollen«, kann es entlastend sein, »die Angst hereinzubitten«.

 Anwendungsbeispiel »Ich zähme meinen Tiger«

Wenn die Angst ein Tiger wäre, möchte man diesen gerne im Blick behalten, man möchte ihn zähmen und bändigen. Dafür muss man sich ihm zuwenden, ihm in die Augen schauen, mit ihm kommunizieren. Man versucht, seine Sprache zu lernen, seinen Reaktionen zuvorzukommen. Man möchte ihm genug zu Fressen geben, damit er nicht böse wird. Vielleicht möchte man ihn auch an die Leine nehmen oder einen großen Käfig für ihn bereitstellen.

Wenn man ihn (oder die Angst) aber ignoriert und so tut, als wäre er (sie) nicht vorhanden, springt er (sie) einen aus dem Hinterhalt an. Ein guter Merksatz für dieses Bild könnte sein: »Ich zähme meinen Tiger!«.

Leitsymptom Angst

Anwendungsbeispiel »Die Angst ist nur ein ungebetener Gast«

Eine weitere Möglichkeit besteht darin, die Angst wie einen ungebetenen, lästigen Gast zu betrachten, den man nun mal nicht gleich wieder loswird. Man kann den Gast hereinbitten, ihn in eine Ecke des Zimmers setzen und ihn bitten, sich ruhig zu verhalten. Zwischendurch würde man sich schon um ihn kümmern, aber nur wenn es gerade passt. Ansonsten muss er sich unterordnen, essen was auf den Tisch kommt und nicht ständig rummeckern. Ja, der Gast (die Angst) ist jetzt da, aber ich selbst bestimme immer noch in meinem Haus, in meinem Körper, in meinem Kopf.

Das ist besser, als krampfhaft die Tür zuzuhalten, um den ungebetenen Gast (die Angst) draußen zu halten oder sich im eigenen Haus zu verstecken. Ein guter Merksatz hier ist: »Die Angst ist nur ein ungebetener Gast!«

Dies sind Gedankenspiele, die sehr gut dabei helfen können, die Perspektive und den Blick bezogen auf die eigenen, vielleicht schon lange bekannten Ängste zu verändern. Dadurch verändert sich auch das Angsterleben.

Möglicherweise sagen Sie sich jetzt: »Ja, das geht bestimmt mit vielen Ängsten, aber doch nicht mit meinen, z. B. der Angst, dem Kind etwas ›anzutun‹ oder eine schlechte Mutter zu sein.« Doch, auch dieser Angst »schaut man besser ins Gesicht« als sie ständig »im Nacken zu spüren«. Die Vorstellung von dem, was da hinter einem vor sich gehen könnte, ist meist viel schlimmer als die Realität. Und wahrscheinlich kann man dann die Symptome besser einordnen, z. B., ob die Angst, dem Kind ›etwas anzutun‹ ein Zwangsgedanke ist (▶ Kap. 2 und ▶ Kap. 8) oder die Angst, eine schlechte Mutter zu sein, ein depressives Symptom.

Vielleicht hilft Ihnen folgende Selbstinstruktion:

Anwendungsbeispiel »Mach mal Pause, Angst«

»Hallo Angst, ich kenne dich inzwischen sehr gut. Du kannst schreckliche Bilder in meinem Kopf hervorrufen, die fast real wirken. Weil ich dich so gut kenne, darfst du dich ab und zu zeigen, aber ich möchte auch manchmal eine Pause von dir. Ich möchte bestimmen, wann ich mich mit dir beschäftige! Ich gönne mir und meinem Kind Zuversicht, ich schenke uns Hoffnung. Ich bleibe mit meinen Gedanken im Hier und Jetzt! Gerade im Augenblick ist alles in Ordnung. Ich kann die Gegenwart ganz bewusst wahrnehmen und spüren, und dieses positive Gefühl gebe ich weiter an mein Kind.«

Spezielle Selbsthilfestrategien für Zwangsgedanken finden Sie im nächsten Kapitel.

Gedankenstopp (nicht nur bei Ängsten)

Diese Methode dient wie auch die folgenden (Grübelstuhl, Grübelzeit, Ort innerer Ruhe) der Gedankenlenkung und zur bewussten Abgrenzung von unliebsamen Gedanken und Spannungszuständen.

Der *Gedankenstopp* ist eine klassische verhaltenstherapeutische Methode. Wenn Sie merken, dass sich ängstliche Gedanken immer wieder in Ihrem Kopf drehen, können Sie diese bewusst stoppen. Sie können sich innerlich ein rotes Stopp-Schild vorstellen, Sie können aber auch laut »STOPP« sagen. Dieses bewusste Unterbrechen der wiederkehrenden Gedanken kann noch unterstützt werden durch lautes Händeklatschen. Manchen hilft ein Erinnerungs-Gummibändchen am Handgelenk, dass man kurz schnalzen lässt, um damit einen Unterbrechungsimpuls zu setzen.

Dieser Gedankenstopp ist ein guter Übergang zu weiteren Strategien, die z. B. gegen *Niedergeschlagenheit, Traurigkeit und Depressivität* oder *Zwangssymptome* eingesetzt werden können. Denn auch gegen negatives Grübeln und Problem-Spiralen kann der Gedankenstopp helfen. Ängste und Niedergeschlagenheit können eng beieinander liegen. Sie haben beispielsweise Angst vor einem Verlust und werden direkt traurig darüber, dass Ihnen (wieder) etwas Schlimmes widerfahren könnte? Mit dem Gedankenstopp können Sie sich *zurückholen in das Hier und Jetzt:* »Aktuell ist alles in Ordnung. Ich kriege das hin!«

Grübelstuhl und Grübelzeit

Zwanghaftes bzw. ständiges Grübeln ist deshalb so belastend, weil es einem keine freie Zeit gibt, um an andere, vielleicht viel wichtigere Dinge zu denken. Gar nicht selten folgt ein negativer Problemgedanke dem nächsten, so dass man sich in einer abwärts führenden Grübelspirale wiederfindet. Die Techniken »Grübelstuhl« und »Grübelzeit« sollen dem entgegenwirken, indem dem Grübeln ein bestimmter Ort und eine begrenzte Zeit eingeräumt werden. Melden sich die Grübeleien zwischendurch, kann man sie immer wieder auf diesen Ort und diese Zeit »vertrösten«.

Grübelstuhl und Grübelzeit sind also Möglichkeiten, sich das Grübeln zeitweise zu erlauben, wenn nicht sogar zu verordnen.

Anwendungsbeispiel »Gelenkt grübeln«

Suchen Sie sich einen Stuhl oder Sessel aus, aber bitte nicht Ihren Lieblingsplatz. Setzen Sie sich hin und denken Sie über die aktuellen Sorgen, Nöte, Ängste etc. nach. Es lohnt sich auch, einen Zettel zu nehmen und mögliche Lösungsstrategien aufzuschreiben. Wenn Sie von dem Stuhl aufstehen, hören Sie bewusst auf zu grübeln und denken gezielt an etwas anderes. Kommen zwischendurch Grübelgedanken auf, verschieben Sie die auf später, wenn Sie sich beim nächsten Mal auf diesen Platz setzen, der von Ihnen möglichst nur für diesen Zweck genutzt werden sollte.

Und, ganz wichtig: Begrenzen Sie die *Grübelzeit* auf dem Stuhl! Überlegen Sie sich, wieviel Zeit Sie den Grübeleien pro Tag einräumen wollen. Eine viertel Stunde? Eine halbe Stunde? Sie werden feststellen, dass es manchmal gar nicht so leicht ist, sich »auf Kommando« tatsächlich 15 oder 30 Minuten mit den Grübeleien zu beschäftigen. Aber genau das ist der Trick, dass nämlich *Sie* bestimmen, wie lange es dauern darf.

Optimal wäre es, wenn Sie sich für das Grübeln an dem ausgesuchten Platz eine *feste Uhrzeit* am Tag festlegen, wo Sie sonst nichts Wichtiges zu tun haben und nicht unter Zeitdruck stehen.

Und auch, wenn Sie das Gefühl haben, jetzt kann/will ich gar nicht grübeln: Nehmen Sie die Zeit auf Ihrem Platz in Anspruch. Und wenn Ihre Gedanken dann zu etwas Angenehmem abdriften – umso besser.

Innerer Ort der Ruhe

Ähnlich wie bei den Fantasiereisen können Sie auch an einen sogenannten sicheren oder ruhigen »inneren Ort« reisen. Dies kann ein Ort sein, den Sie schon einmal aufgesucht haben, ein Urlaubsort oder eine besonders angenehme Situation, in der Sie sich entspannt, ruhig, kraftvoll und sicher gefühlt haben.

Anwendungsbeispiel »Ruheort«

Um Ihren inneren Ort der Ruhe zu finden und zu festigen, nehmen Sie eine bequeme Stellung im Sitzen oder Liegen ein und schließen Sie die Augen. Dann rufen Sie sich diesen Ort vor Ihrem inneren Auge auf und betrachten ihn mit all Ihren Sinnen, wobei Ihnen Ihre Erinnerungen helfen. Wie sieht es dort aus? Was hören Sie? Was riechen Sie? Was schmecken Sie? Was fühlen Sie?

Je häufiger Sie sich diesen Ort vorstellen, umso leichter stellt sich bereits bei einem Wort (z. B. Strand oder Wasserfall oder Berge) dieser angenehme Zustand wieder ein, den Sie damit verbinden.

Leitsymptom Zwangsgedanken und Zwangshandlungen

Als Zwang werden Handlungen oder Gedanken erlebt, die ein betroffener Mensch *nicht mehr willentlich unterlassen* kann. Bei Zwängen sind die Übergänge zwischen »noch normal« und »schon ein Symptom« fließend. Was der eine schon als Störung empfindet, erlebt der nächste noch als vertretbare Eigenart, und nicht jede Zwanghaftigkeit ist behandlungsbedürftig. Allerdings kann die Wahrnehmung von Betroffenen bei Zwangshandlungen von der der Menschen in ihrem Umfeld erheblich abweichen, da ein Mensch mit zwanghaftem Verhalten dazu neigt, das als »ganz normal« zu bewerten und es am liebsten auch als Richtschnur für das Verhalten anderer sehen möchte.

Zwangsgedanken wie Zwangshandlungen können als eigenständige Zwangsstörung auftreten, sind aber häufig auch Symptome einer Depression oder verbunden mit einer Angststörung. Gerade rund um die Geburt können Zwänge im thematischen Zusammenhang auftreten (▶ Kap. 2). Die Angst vor Infektionen mündet in ständigem und übermäßigem Händewaschen oder Desinfizieren von Dingen. Der Gedanke, nicht gut genug zu sein als Mutter oder sogar dem Baby Schaden zufügen zu können, kommt bei besonders großem Fürsorglichkeitsanspruch auf. Von außen fallen Handlungen, die jemand oft und lange wiederholt (wie etwa wiederholte Kontrollen oder übermäßiges Waschen), leichter auf als Gedanken. Da sich Betroffene oftmals wegen ihrer Gedanken schämen, werden nach außen dabei eher Niedergeschlagenheit und Ängstlichkeit deutlich. Manchmal hilft eine gezielte Nachfrage.

Bei ausgeprägten Zwangsgedanken oder Zwangshandlungen sollte eine genaue Diagnose von einem Psychiater, von einer Psychotherapeutin oder auch vom Hausarzt gestellt werden, die dann entsprechend Psychotherapie und/oder eine medikamentöse Therapie einleiten können. Dabei ist dann auch die Abgrenzung von psychotischen Symptomen (wie etwa Stimmenhören) von Bedeutung.

Selbsthilfestrategien gegen Zwänge

Zwangssymptome sind im Prinzip *harmlose*, aber enorm störende Symptome.

Bei den Zwangshandlungen ist es die Beeinträchtigung im Alltag, wenn man z. B. wegen eines Waschzwangs oder eines ständigen erneuten Kontrollierens von Schlössern und Elektrogeräten zu spät zu Terminen oder zur Arbeit kommt (extra früher aufstehen ist dabei übrigens keine Lösung, sondern verstärkt das Ganze noch). Gerade bei den Zwangshandlungen ist es die begleitende Angst, die dazu verführt, den Zwangsimpulsen nachzugeben. Insofern können auch Strategien helfen, die oben zur Angstregulation beschrieben sind.

Bei den Zwangsgedanken können die Auswirkungen im Verhalten belastend sein, wenn man z. B. Kontakte vermeidet, aus Sorge, aggressive Zwangsgedanken eventuell umzusetzen. Oder wenn immer mehr Zeit aufgewendet werden muss, durch Kontrollhandlungen oder Reinigungsvorgänge die inneren Ängste und die quälenden Gedanken zu besänftigen, die sich ungewollt immer wieder aufdrängen.

Es gibt verschiedene Strategien, zwanghaftem Verhalten oder Denken selbst etwas entgegenzusetzen. Selbst wenn man erfolgreich eine Psychotherapie gegen Zwangssymptome absolviert hat, wird man langfristig daran arbeiten müssen, dass die Zwangssymptome sich nicht langsam wieder einschleichen. Auch dabei helfen die folgenden Strategien.

Zwangsgedanken keine Macht geben

Das Hauptproblem von Zwangsgedanken ist, dass ihnen von den Betroffenen zu viel Bedeutung beigemessen und zu viel Macht eingeräumt wird. Das Erschrecken über schlechte, bedrohliche, aggressive Gedanken führt zunächst zum Versuch, solche Gedanken wegzudrängen. Das ist in der Regel erfolglos und führt eher dazu, dass sich die Gedanken immer stärker in den Vordergrund drängen. Die meisten Betroffenen machen im Übrigen die Erfahrung, dass sich solche Gedanken in belastenden und stressigen Situationen verstärken.

Die meist sehr negativ geprägten Gedanken werden leicht mit einer *Absicht* verwechselt. Der Gedanke beispielsweise, dem eigenen Kind etwas anzutun, führt zu der Sorge, dass man das tatsächlich tun könnte. Das Denken wird als reale Bedrohung erlebt, anstatt es im Bereich der Fantasien zu belassen. Dabei wissen wir aus der medizinischen und psychologischen Forschung und klinischen Erfahrung, dass genau das nicht der Fall ist.

Zwangsgedanken werden nicht umgesetzt!

Zwangsgedanken sind häufig mit viel *Scham* verbunden, weil sie der eigenen Grundüberzeugung, der eigenen moralischen Einstellung und der eigenen Persönlichkeit meist völlig entgegenstehen. Manche Betroffenen fürchten, dass sie allein aufgrund dieser Gedanken höchst unmoralisch, verabscheuungswürdig, wenn nicht sogar kriminell sind. Das führt meist dazu, dass über diese Gedanken nicht gesprochen wird, nicht einmal mit engen Vertrauenspersonen.

Die erste Gegenmaßnahme gegen Zwangsgedanken ist daher, *den Gedanken ihre inhaltliche Bedeutung zu entziehen* und sie bewusst von den befürchteten Handlungen zu trennen. Damit verlieren sie ihre Macht! Unser Verhalten wird von unserem Charakter geprägt und nicht davon, welche Gedanken uns ungewollt in den Kopf kommen! Nur weil man den schlimmen Gedanken hat, jemanden böse zu beschimpfen, tut man es nicht auch.

Achtsamkeit, z. B. mit Hilfe einer Atem-Meditation, kann dabei helfen, Gedanken weniger wichtig zu nehmen. Auch der beschriebene Gedankenstopp kann einen Grübelzwang bzw. Zwangsgedanken aktiv unterbrechen.

Wie »die Angst hereinzubitten« kann man auch »Zwangsgedanken hereinbitten«, sollte sie dann aber bewusst sich selbst überlassen:

Anwendungsbeispiel »Zwangsgedanken sich selbst überlassen«

Sobald man versucht, sich gegen einen Zwangsgedanken zu wehren, drängt er sich immer mehr auf – so als würde er die ganze Zeit gegen die Tür klopfen. Ignoriert man ihn weiter, versucht er vielleicht, durch die Hintertür oder ein Fenster einzudringen. Dann bittet man ihn doch lieber gleich herein, setzt den unliebsamen Besucher auf einen Hocker in die Ecke, gibt ihm eine Zeitschrift zum Durchblättern – und widmet ihm darüber hinaus keinerlei Aufmerksamkeit mehr, sondern fährt mit den eigenen Tätigkeiten fort. Dem Gedanken wird bestimmt bald langweilig, und er verabschiedet sich.

Anders als bei der Angst geht es aber <u>nicht</u> darum, diesem »Besucher« zu signalisieren: »Ich habe später Zeit für dich und schaue dich dann genau an.« Vielmehr soll der ungebetene Gast am eigenen Verhalten merken, dass man an ihm überhaupt nicht interessiert ist und dass es einem egal ist, ob er da ist oder nicht. Man beachtet ihn sowieso nicht – so wie Sie auch unangebrachtes Verhalten von Kindern, mit dem diese Sie provozieren wollen, nicht beachten, um es nicht noch zu verstärken.

Anders formuliert: Egal, welchen Inhalt die unangenehmen und ungewollten Zwangsgedanken haben: Man darf ihnen *keine Aufmerksamkeit schenken*, wenn man einmal für sich festgestellt hat, dass es den eigenen Werten und Absichten nicht entspricht. Manchmal kann es sehr schwer sein, seine Zwangsgedanken »*radikal zu akzeptieren*« und auszuhalten, vor allem wenn es in den Gedanken darum geht, dem eigenen Kind zu schaden. Aber Akzeptanz braucht meist weniger Kraftanstrengung als sich ständig innerlich dagegen zu wehren. Zumal diese ungewollten Gedanken bei Nichtbeachtung tatsächlich immer weniger wichtig werden und schließlich verschwinden oder nur noch ab und zu und ganz im Hintergrund auftauchen. Sie haben ihre Macht verloren!

Zwangshandlungen verhindern

Wie schon ausgeführt, haben *Zwangshandlungen die Funktion*, Angst und Anspannung zu vermindern. Waschzwänge und Kontrollzwänge kommen am häufigsten vor. Dabei ist der Übergang zwischen »normaler Sauberkeit« und Waschzwang oder zwischen Sorgfalt und Kontrollzwang fließend. Zu Beginn werden die Hände wegen der Angst vor einer Infektion vielleicht zweimal statt einmal gewaschen, später wird es dann immer mehr, bis es schließlich Stunden dauert. Zu Beginn wirft man noch rasch einen Blick in die Küche, um zu sehen, ob die Kaffeemaschine ausgeschaltet ist; später werden es dann zwei oder noch mehr umfassende Kontrollgänge, wobei jedes einzelne elektrische Gerät überprüft wird. Nur so lässt sich dann noch die Angst bekämpfen.

Gerade in Situationen, in denen einem gefühlt wenig Kontrolle über eine Situation bleibt, wie z. B. in einer Schwangerschaft, bei der sich ein eigenständiges Leben im eigenen Körper immer weiter entwickelt, oder mit einem Neugeborenen, das noch keinem äußeren Rhythmus folgt, können sich Zwangshandlungen verstärken, weil sie vermeintlich Kontrolle zurückgeben. Doch das ist eine falsche Sicherheit.

Die praktische Erfahrung zeigt, dass Zwänge die unangenehme Eigenschaft haben, sich *immer weiter auszubreiten*, je mehr Raum man ihnen gewährt. Schließlich bestimmen die Zwangshandlungen den Alltag fast völlig und beziehen auch andere Personen mit ein, die beispielsweise bei der Sorge vor Infektionen immer häufiger dazu angehalten werden, bestimmte Reinlichkeitsrituale mitzumachen, oder die so lange warten müssen, bis Licht und Geräte zum dritten Mal kontrolliert sind.

> **Merke**
>
> Zwangsimpulsen darf man nicht nachgeben, weil sie sich dann immer mehr ausbreiten – bis sie das ganze Leben bestimmen.

Nur durch das Verhindern dieser wiederkehrenden Zwangshandlungen kann man den Kreislauf unterbrechen. Es geht somit darum, andere Methoden zu finden, mit denen die aufkeimende Angst und die innere Anspannung reguliert werden können. Da bieten sich die verschiedenen Methoden zur Entspannung, aber auch Achtsamkeitsübungen an.

Bei stark ausgeprägter Symptomatik ist eine Psychotherapie, ggf. in Kombination mit medikamentöser Unterstützung, ratsam. Doch man kann auch selbst dagegenhalten, wie in den nächsten beiden Abschnitten gezeigt wird.

Ganz speziell: die zwanghafte Angst vor Infektionen

In der Schwangerschaft geht es bei Zwangsgedanken meist um Sauberkeit bzw. die Angst vor Infektionen; sie sind aber auch ein wichtiges Thema in der Versorgung des Neugeborenen. Dazu tragen nicht zuletzt die Empfehlungen bezüglich Hygiene und vor allem bezüglich der Ernährung bei. Beispielsweise sind bestimmte Lebensmittel verboten, weil man sich dadurch mit Viren, Bakterien oder Parasiten infizieren könnte. So wird etwa vor dem Verzehr von Rohmilchkäse, rohem Fleisch und rohem Fisch gewarnt, wie auch vor dem Reinigen von Katzentoiletten. Diese Vorsicht kann sich aber bei ängstlichen oder zwanghaft veranlagten Schwangeren schnell ausweiten. Mehr und mehr Lebensmittel werden vermieden, die Beschäftigung mit Inhaltsstoffen – und das Internet ist da sehr ergiebig – nimmt überhand. Nach der Entbindung dann wieder zu einer anderen Ernährung zurückzukehren, kann für Frauen mit Zwangssymptomen eine echte Herausforderung sein.

Auch für die Zeit nach der Entbindung und vor allem für stillende Mütter gibt es eine Vielzahl von Ernährungs- und Hygieneempfehlungen bzw. Hinweise auf das, was man unbedingt vermeiden soll. Damit sind natürlich nicht die wichtigen Hinweise gemeint, wie etwa dass Stillen und Nikotin- bzw. Alkoholkonsum nicht zueinander passen. Aber bedeutet z. B. Hygiene bei der Versorgung des Neugeborenen, dass man sich jedes Mal die Hände desinfizieren muss, bevor man es berührt? Oder dass man am besten Handschuhe tragen sollte? Nein, wie bei den meisten Aspekten gilt auch hier Ausgewogenheit. Nachfragen hilft (Was sagt meine Hebamme, was der Kinderarzt? Findet jemand mein Verhalten übertrieben?). Diese Fragen können Hinweise auf ein »Zuviel« an Vorsicht liefern. Aber Achtung, das Nachfragen und Rückversichern darf nicht selbst zur Zwangshandlung werden!

 Anwendungsbeispiel »Der Angst standhalten«

Versuchen Sie für sich herauszufinden, was die Quelle Ihrer Angst ist (z. B. Angst vor Ansteckung) und überprüfen Sie, wie real diese Sorge ist. Fragen Sie z. B. die Frauenärztin, welche Art von Hygiene oder Ernährung sinnvoll ist, um eine Ansteckung des Ungeborenen in der Schwangerschaft zu vermeiden, oder den Kinderarzt, welche Hygienemaßnahmen bei einem Säugling angemessen sind. Schreiben Sie sich diese Dinge auf und hängen Sie eine gut sichtbare Liste bzw. Anweisung über das Waschbecken oder an den Kühlschrank. Und recherchieren Sie danach nicht weiter!

Halten Sie sich an Ihre selbst aufgestellten Regeln! Natürlich wird Angst auftauchen und Ihnen suggerieren, es wäre besser, wenn Sie die Hände ein zweites und drittes Mal waschen. Und wahrscheinlich wird die Angst zunächst stärker werden, wenn Sie ihr nicht nachgeben. Halten Sie die Angst aus! Und machen Sie die Erfahrung, dass sie irgendwann weniger wird.

Denken Sie immer daran, dass Sie nur die Wahl zwischen zwei unangenehmen Varianten haben: Entweder jetzt die Angst aushalten und irgendwann loswerden. Oder der Angst nachgeben und ihr immer mehr Raum geben, so dass sie größer und größer wird. Ja, das ist sehr schwer. Aber vielleicht können Sie sich von Ihrem Partner unterstützen lassen. Also unbedingt über die Ängste sprechen!

Ganz speziell: die zwanghafte Angst, dem Baby zu schaden

Auch nach der Entbindung können Infektions- oder Krankheitsängste weiter bestehen, vor allem wenn bereits vor der Schwangerschaft eine Zwangsstörung bzw. eine Neigung zu Hygiene- und Kontrollritualen bestand. Wenn in der Schwangerschaft *aggressive* Zwangsgedanken auftreten, geht es am ehesten um Selbstschädigung, die dem ungeborenen Kind schaden könnte – wie etwa die Idee bzw. der Impuls, sich in den Bauch zu boxen.

Allerdings sind aggressive Zwangsgedanken mit dem Inhalt, *dem Kind etwas anzutun*, mit einem Neugeborenen ein viel größeres Problem. Bei postpartalen Depressionen sind solche Gedanken nicht selten; und manchmal entwickelt sich die Depression als Folge dieser Zwangsgedanken (▶ Kap. 2).

Vielleicht denken Sie, »Na ja, das kenne ich auch. Ich denke auch manchmal, ich könnte meine Kinder…«. Solche Gedanken, die als Ausdruck von Stress oder Genervtheit zu werten sind und von denen Sie ganz genau wissen, dass Sie es nie tun würden, sind nicht gemeint. Hier geht es um plötzlich und ungewollt auftretende Zwangsgedanken, dem eigenen Kind etwas anzutun; manchmal begleitet von Bildern oder dem Gefühl, es fehle nicht viel und dann würde man das Gedachte bzw. den Impuls in die Tat umsetzen. Natürlich wissen davon betroffene Mütter, dass sie so etwas niemals tun wollen – aber sie sind sich nicht sicher, ob sie es nicht vielleicht doch tun könnten!

Mit Absicht nennen wir hier an dieser Stelle nur ein Beispiel, an was betroffene Mütter mit aggressiven Zwangsgedanken so denken (s. Anwendungsbeispiel). Wir wissen nämlich aus der Erfahrung, wie wandlungsfähig Zwangsgedanken sind und wie schnell Betroffene plötzlich im eigenen Kopf hier beschriebene Beispiele aufgreifen würden. Und wir wollen Ihnen keine neuen Zwangsgedanken suggerieren.

Wenn Sie selbst betroffen sind, wissen Sie, mit wieviel Schuld- und Schamgefühlen solche aggressiven Gedanken einhergehen; auch bei unseren Fallbeispielen (▶ Kap. 7) berichtet eine Mutter darüber. Scham- und Schuldgefühle sind oftmals so ausgeprägt, dass man niemandem, aber auch niemandem, davon etwas sagen möchte. Der einzige Weg scheint die Vermeidung entsprechender »Gefahren«, d. h. alle gefährlichen Gegenstände wegräumen, problematische Situationen vermeiden und möglichst nicht mehr mit dem Baby alleine bleiben.

Aber wie schon an anderer Stelle gesagt, finden Zwangsgedanken immer einen Weg, sich auszubreiten. Insofern hilft Vermeidung nur ganz kurzfristig. Besser ist es, den schrecklichen Gedanken den Kampf anzusagen. Aber um im Bild zu bleiben: Ein aggressiver Kampf mit Wut und Verzweiflung hilft gerade bei Zwangsgedanken nicht. Vielmehr muss man auf *Gelassenheit*, man könnte auch sagen Diplomatie, setzen.

Dazu ist es hilfreich, sich noch einmal ganz genau zu vergegenwärtigen, was denn die eigenen Vorstellungen sind, ob man es sich jemals vorstellen könnte, dem eigenen Baby zu schaden. Wenn Sie selbst betroffen sind, werden Sie wahrscheinlich feststellen, dass genau das Gegenteil der Fall ist: Vielleicht gehen Sie Konflikten eher aus dem Weg, neigen zu Kompromissen, hassen aggressive Auseinandersetzungen. Und natürlich haben Sie für Ihr Kind nur das Beste im Sinn, wollen ihm Liebe und Fürsorge zukommen lassen und würden sich wie eine Löwin für es einsetzen, wenn es bedroht wird.

Genau das ist es! Genau das ist die Erklärung für die Zwangsgedanken: Betroffene Mütter machen sich sehr viele Sorgen um ihr Kind, wollen nur das Beste. Sie sind sicher, dass sie es schützen können – bis die aggressiven Zwangsgedanken auftreten und ihnen suggerieren wollen, dass »sie selbst die Gefahr sind«, weil sie sich vielleicht nicht kontrollieren können. *Es stecken also Ängste dahinter, dass dem Kind etwas geschehen könnte, weil man selbst sich nicht genug unter Kontrolle hat.* Und damit sind wir dann wieder bei der trügerischen Hoffnung, dass die Vermeidung bestimmter Situationen helfen würde.

Doch die Hoffnung trügt, denn das menschliche Gehirn ist sehr erfinderisch, und schon bald werden auch andere Situationen oder bestimmte Gegenstände gefährlich wirken und vermieden werden. Deshalb ist es ausgesprochen wichtig, bereits ersten Zwangsgedanken bzw. -impulsen etwas entgegenzusetzen. Das folgende Anwendungsbeispiel zeigt wie:

Anwendungsbeispiel »Keine Vermeidung«

Sie kümmern sich vielleicht gerade liebevoll um Ihr Baby, als plötzlich der Gedanke aufkommt, dass Sie es mit dem Messer verletzen könnten, das Sie zufällig auf dem Tisch liegen haben. Sie erschrecken fürchterlich und schämen sich für diesen Gedanken. Auch bekommen Sie Angst vor sich selbst. »Wer so etwas denkt, tut es vielleicht auch.«

Sie wollen Ihr Baby schützen und sich selbst auch, aber immer, wenn Sie jetzt ein Messer oder eine Schere sehen, müssen Sie an Ihre schrecklichen Gedanken und Bilder im Kopf denken. Am liebsten würden Sie alle scharfen Gegenstände verstecken und mit dem Baby nicht mehr alleine bleiben.

Tun Sie genau das Gegenteil! Damit schützen Sie Ihr Baby am besten, weil Sie es nämlich vor den vielen Folgeerscheinungen von Vermeidungsverhalten bewahren!

Machen Sie sich bewusst, dass solche Zwangsgedanken gerne einfach »einschießen«, vor allem wenn Sie müde und überlastet sind oder gerade hinterfragen, ob Sie auch wirklich eine gute Mutter sind. Versuchen Sie, über sich selbst zu schmunzeln: »Wieviel bescheuertes Zeug man doch so am Tag denken kann«.

Wenn Sie sich etwas ausgeruht haben, gehen Sie in die Küche und schnippeln das Gemüse für das Abendessen oder schälen einen Apfel, während das Baby ganz in Ihrer Nähe ist. Vielleicht sprechen Sie währenddessen mit dem Baby. Damit beweisen Sie sich, dass Ihre Gedanken nur Gedanken sind, die das Gegenteil von dem ausdrücken, was Sie eigentlich empfinden (nämlich große Liebe und Fürsorge).

Teilen Sie Ihre Gedanken jemandem mit, der diese einzuordnen weiß, behalten Sie sich nicht für sich, machen Sie kein Geheimnis daraus. Das kann im ersten Schritt eine andere betroffene Frau sein, mit der Sie über die Selbsthilfegruppe Schatten & Licht e. V. in Kontakt kommen. Weihen Sie aber auch Ihren Partner ein. Ausgesprochene Gedanken verlieren schnell an Schrecken.

Wenn Sie sich in Psychotherapie befinden oder diese nach der Entbindung beginnen, wird sicher das Thema »Selbstsicherheit« und »Vertrauen in das eigene Urteilsvermögen« eine wichtige Rolle spielen und die Ängste, die den Zwangsgedanken zugrunde liegen, vermindern.

Leitsymptom »traumatische« Erinnerungen

Ob ein Erlebnis als traumatisch erlebt wird, hängt von vielen Faktoren ab, die auch mit einem selbst viel zu tun haben (z. B. der eigenen Vorgeschichte oder der Persönlichkeit). Der Begriff »traumatisch« wird heute für Erlebnisse verwendet, die man früher vielleicht als furchtbar, schrecklich, lebensbedrohlich bezeichnet hätte. Rund um die Geburt können beispielsweise Schwangerschaftsverluste, bestimmte Untersuchungen oder die Entbindung als solche so schrecklich erlebt werden, dass sich die Erinnerungen daran immer wieder aufdrängen. Eine typische Folgeerscheinung ist, dass Kontakte mit anderen Schwangeren oder Müttern vermieden werden, weil man nicht über das Thema sprechen möchte, oder dass Betroffene die Rückbildungsgymnastik vermeiden (▶ Kap. 2).

Wegen des weit verbreiteten Gebrauchs des Wortes traumatisch soll hier nur darauf hingewiesen werden, dass nicht jede dieser Erfahrungen zu einer posttraumatischen Belastungsstörung führt (▶ Kap. 8). Trotzdem ist es in Ordnung, den Begriff »traumatisch« zu verwenden, weil damit jeder gleich weiß, was gemeint ist – ein furchtbares, schreckliches Erlebnis.

Gibt es *Hinweise auf eine posttraumatische Belastungsstörung* (PTBS) bei Ihnen, dann sollten Sie nicht versuchen, die hier genannten Strategien alleine anzuwenden. Dies könnte der Fall sein, wenn zu den wiederholten negativen Erinnerungen das Gefühl anhält, sich immer wieder mit allen Gefühlen und körperlichen Reaktionen in der entsprechenden Situation zu befinden, oder wenn Sie sich sehr zurückziehen, ständig angespannt, niedergeschlagen, ängstlich und schreckhaft sind. In einer Psychotherapie werden Sie behutsam und unter guter Anleitung mit Ihrem ganz individuellen Tempo behandelt. Auch Medikamente kommen bei der PTBS bisweilen zum Einsatz.

Bei unangenehmen Erinnerungen, die noch nicht zur Grundlage einer behandlungsbedürftigen PTBS geworden sind, haben sich einige Strategien bewährt, die man durchaus selbst anwenden kann. Sie haben vielen unserer Patientinnen auch parallel zur Psychotherapie geholfen, die Kontrolle über die inneren Bilder und Gedanken zurückzubekommen. Sprechen Sie ggf. mit Ihrer Psychotherapeutin darüber, ob diese Übungen für Sie geeignet sind.

Selbsthilfestrategien bei »traumatischen« Erinnerungen

Fast reflexhaft möchte man unangenehme, erst recht traumatische Ereignisse verdrängen, sie nicht ständig im Kopf haben und immer neu durchdenken müssen. Aber ähnlich wie bei den Zwangsgedanken drängen sich diese Gedanken und Bilder immer wieder von selbst auf. Häufig sind mit traumatischen Erinnerungen auch *Schuldgefühle* verbunden (»Warum habe ich nicht protestiert oder genauer nachgefragt?«, »Warum habe ich nicht erkannt, dass mit meinem Baby etwas nicht in Ordnung ist?«, »Warum habe ich nicht besser reagiert?«). Diese Schuldgefühle können zusätzlich dazu beitragen, nicht mehr über die Ereignisse sprechen oder nachdenken zu wollen. Das gelingt aber nach einer Entbindung überhaupt nicht – nicht zuletzt weil Mütter immer wieder nach ihren Geburtserlebnissen gefragt werden. Und eine Geburt ist viel zu wichtig und einschneidend, um sie zu vergessen.

Reden hilft

Das wiederholte Erzählen der Geschehnisse hilft den Prozessen der Informationsverarbeitung im Gehirn. Jeder kennt das Phänomen, dass Erinnerungen und die damit verbundenen Gefühle mit der Zeit verblassen, oder dass z. B. eine als peinlich erlebte Situation später mit Distanz sogar als lustig betrachtet und erzählt werden kann. Bleibt diese automatische Verarbeitung nach traumatischen Erlebnissen quasi stecken, können sich Symptome einer posttraumatischen Belastungsstörung entwickeln. Neue Erfahrungen können dieses Erleben dann nicht relativieren und »überschreiben«. Sind die Erinnerungen zu schmerzhaft und belastend, dann braucht es psychotherapeutische, manchmal sogar medikamentöse Hilfe, damit das Reden, Erzählen und damit die Verarbeitung wieder in Gang kommt. Mit entsprechenden Entspannungsverfahren bzw. speziellen Methoden zur Traumabehandlung wird dieser Prozess dann angeregt.

Heute weiß man, dass diese speziellen therapeutischen Techniken nicht zu früh eingesetzt werden sollten, weil damit der normale Verarbeitungsprozess unterbrochen werden kann. Es ist nämlich so, dass es vielen Menschen gelingt, traumatische Geschehnisse selbst gut zu verarbeiten. Vor allem solche Ereignisse, die nicht lebensbedrohlich waren, die sich nicht wiederholt haben bzw. die nicht über einen langen Zeitraum angehalten haben.

Im Folgenden geht es um das, was Sie selbst tun können, damit es gar nicht erst zur Entwicklung posttraumatischer Symptome kommt:

Sich mitteilen, anderen von den Bildern erzählen, die sich eingeprägt haben, die Geschehnisse wiederholt darlegen – das alles hilft, diese zu sortieren und immer weniger bedrohlich werden zu lassen. Das soll nicht die Bedrohlichkeit in der Situation leugnen oder relativieren, sondern das Gefühl stärken, dass die *Geschehnisse in der Vergangenheit liegen* und im Hier und Jetzt nicht mehr bedrohlich sind.

Schwangerschaften und Geburten sind so herausragende Erlebnisse, selbst wenn sie nur positiv erlebt wurden, dass sie in das bisherige Erleben integriert, also eingeordnet werden müssen, Bei negativen oder traumatischen Erinnerungen ist das doppelt schwer. Einen Autounfall finden alle nachvollziehbar schrecklich. Aber bezüglich Schwangerschaften und Geburten gibt es eine große Erwartungshaltung zum positiven Erleben. Mütter, die Negatives berichten, passen da nicht so gut ins Bild und stoßen unter Umständen auf Unverständnis, so dass es manchmal etwas Mut erfordert, ehrlich über die Erlebnisse zu erzählen.

Auch kann es Mut erfordern, sich nicht zurückzuziehen und Kontakte zu anderen Müttern zuzulassen, sich dabei den anderen Geburtsgeschichten zu stellen, z. B. in Baby-Krabbel-Treffen oder in Gymnastik- und Massagegruppen. Sonst entgehen einem nämlich auch die positiven Seiten des dort gut angeleiteten Kontakts zum eigenen Baby, die Kontakte mit anderen Müttern oder gute Tipps und Tricks im Babyalltag – abgesehen davon, dass es eine gute Übung ist, um »der Angst ins Gesicht zu sehen« und sie damit immer unwichtiger werden zu lassen.

Tresortechnik

Sind die inneren Bilder des Traumas zu heftig, um sich diese anzuschauen, wird in der Psychotherapie die sogenannte Tresortechnik angewendet. Diese können Sie (solange keine ausgeprägte posttraumatische Störung vorliegt) auch im Sinne der Selbsthilfe nutzen. Es handelt sich um eine Art Fantasiereise bzw. Imaginationsübung, mit der Sie die belastenden Inhalte sicher wegschließen:

Anwendungsbeispiel »Tresor«

Stellen Sie sich vor Ihrem inneren Auge vor, dass Sie einen Raum betreten, in dem ein großer Tresor installiert ist. Schauen Sie ihn sich genau an. Wie groß ist er? Welchen Schließmechanismus hat er? Nur Sie haben die Zahlenkombination oder den Schlüssel dazu. Sie öffnen die schwere sichere Tür und schauen ins Innere. Jetzt legen Sie alle Bilder, Worte, Geräusche, Gerüche und den Geschmack der unangenehmen Erinnerung (z. B. der Entbindung) und vor allem die dazugehörigen negativen Gefühle dort hinein. Überlegen Sie, ob das schon alles war, oder ob noch etwas dazu kommen soll, wie etwa Erinnerungen an unsensible Reaktionen Ihrer Umgebung, als Sie etwas erzählt davon haben).

Dann schließen Sie die schützende Tür und den Schließmechanismus. Nun können Sie sich entspannen und innerlich zurücklehnen. Alles ist dort drinnen sicher aufgehoben, Sie müssen es sich im Moment nicht mehr anschauen. Nur *Sie* entscheiden, ob und wann Sie den Tresor wieder aufschließen.

Wie beim Reden oder dem später noch beschriebenen Schreiben handelt es sich hierbei um eine Distanzierungstechnik, die in der Hypnotherapie (▶ Kap. 5) und in der speziellen Traumatherapie Anwendung findet – sie hilft, eine echte innere Distanz zu dem Geschehen herzustellen. Der Unterschied zur Verdrängung ist, dass so die Erinnerung »nicht gleich hinter der nächsten Ecke wieder lauert« und man deshalb in ständiger Alarmbereitschaft ist.

Analog zur Tresor-Übung kann auch ein »*sicherer innerer Ort*« geschaffen werden. Dies ist die gleiche Übung, die als Anwendungsbeispiel »Ruheort« zur Angstregulation beschrieben ist.

Innere Helfer

Bei einem traumatischen Ereignis waren eventuell nicht genügend reale »äußere« Helfer da (z. B. wenn während der Geburt nicht durchgehend eine Hebamme anwesend sein konnte), oder sie wechselten ständig, so dass niemand so richtig den Überblick über die Gesamtsituation hatte. Möglicherweise haben es auch die, die helfen sollten, nicht ausreichend gut gemacht (Sie fühlten sich vielleicht bevormundet, überrumpelt, nicht ernst genommen).

Wenn Sie sich in Ihrer Erinnerung alleingelassen fühlen mit den schrecklichen Erlebnissen, kann die nachträgliche Vorstellung eines »inneren Helfers« dazu beitragen, sich innere Unterstützung zu holen. Das kann eine imaginäre Figur, eine Person, ein besonderes Wesen sein, das Ihnen Kraft gibt und Ihnen in der Rückerinnerung an die Geschehnisse mit Rat und Tat zur Seite steht. Dies könnte eine weise alte Frau sein, so etwa das eigene »alte Ich« mit 80 Jahren und viel gelassener Lebensweisheit. Oder eine Person, die Sie kennen bzw. kannten, wie etwa die Großmutter, die früher immer unterstützend und tröstend da war. Oder eine Fantasiefigur mit besonderen Eigenschaften und Kräften. Manchen hilft auch die Vorstellung eines Tieres oder magischen Wesens, das mit bestimmten Merkmalen versehen ist, wie etwa Stärke, Abwehrkraft, Kampfgeist. Eventuell erdenken Sie sich auch unterschiedliche Helfer, die je nach Situation und Bedürfnis unterstützend sein können.

Bildschirmtechnik

Traumatische Erinnerungen drängen sich den Betroffenen häufig sehr bildhaft auf. Auch Geräusche, Gesprächsinhalte und Töne können hinzukommen und führen zu den gleichen Gefühlen wie in der erlebten Situation (Angst, ein Gefühl von Hilflosigkeit etc.). Manchmal läuft das Geschehen wie in einem Film in Endlosschleife vor dem inneren Auge ab. Das kann einhergehen mit körperlichen Reaktionen, wie Zittern, Schwitzen, Beklemmungen oder Atemnot. Die sogenannte Bildschirmtechnik hilft durch verschiedene Vorstellungen, diese Bilder zu kontrollieren und in eine gewisse Distanz zu bringen.

Anwendungsbeispiel »Fernbedienung«

Versuchen Sie einmal, sich diesen inneren Film auf einem Fernseher vorzustellen. Sie haben dafür die Fernbedienung in der Hand. Sie können zunächst versuchen, den Fernseher auf schwarz-weiß umzustellen. Nehmen wir die *Farbe* aus der Handlung, entsteht meist eine erste innere Distanz (so wirkt beispielsweise das viele Blut während einer Geburt gleich weniger bedrohlich, wenn ihm die rote Farbe fehlt). Sie kennen das aus dem Kino, je größer die Leinwand, je mehr 3-D, je mehr Dolby-Surround, desto mehr fühlen wir uns mitten im Geschehen. Sie können den *Ton* in Ihrem inneren Film leise drehen oder sich den Ablauf sogar ohne Ton anschauen, wie einen Stummfilm (Gesagtes der Hebamme oder der Geburtshelfer verschwindet ebenso wie laute OP-Geräusche). Auch das schnelle Vorspulen oder Rückspulen des inneren Films kann neue Sinneseindrücke verschaffen. Ist etwas in den Erinnerungen sehr hektisch abgelaufen, können Sie auf *Zeitlupe* umstellen, was Ihnen mehr das Gefühl der Kontrolle gibt (z. B. den Weg in den OP nach der Entscheidung für einen Notkaiserschnitt). Vielleicht gelingt es Ihnen auch, das Bild ganz *klein* werden zu lassen und es nur noch in einer Ecke des Bildschirms wahrzunehmen, während Sie auf dem Hauptfilm eine beruhigende Szenerie sehen, wie etwa einen wunderschönen Strand.

Sie (!) haben die Fernbedienung, das bedeutet, dass Sie jederzeit den Film stoppen und ausschalten können! Das ist sogar die wichtigste

Funktion: *Sie selbst können den Film stoppen!* Sie selbst bestimmen, wann und wie lange Sie sich diesen Film ansehen.

Manchen hilft auch die Vorstellung, den Film auf einem USB-Stick zu speichern und diesen wegzulegen oder sogar sicher in Ihrem inneren Tresor wegzuschließen. Die Erinnerungen sind nicht gelöscht, sie sind gespeichert. Aber sie sind sicher verwahrt, und *nur Sie bestimmen* darüber, wann, wie und wo Sie sich noch einmal damit beschäftigen wollen.

Wenn Ihnen diese Vorstellung gut hilft, könnten Sie zudem versuchen, sich vorzustellen, an welcher Stelle in dem Film Ihnen etwas *gefehlt* hat, z. B. eine gute Begleitperson, ein liebes, verständnisvolles Wort oder ähnliches. Die oben erwähnten inneren Helfer könnten hier zum Einsatz kommen.

Können Sie diese oder andere hilfreiche Vorstellungen in Ihren Film einbauen? Wie sieht der Film jetzt aus? Wie fühlt es sich jetzt an, wenn Sie ihn vor Ihrem inneren Auge ablaufen lassen? Gefällt Ihnen, was Sie sehen, dann haben Sie die Möglichkeit, ganz bewusst die *Speicherfunktion* zu nutzen und den früheren Film zu überschreiben. Und in Zukunft können Sie sich Ihre ganz persönliche Version des Films anschauen!

Statt des Fernsehers zuhause können Sie sich einen Kinosaal vorstellen, in dem Sie selbst den Film stoppen, den roten Vorhang zuziehen, das Licht anmachen, aus dem fensterlosen Raum ans Tageslicht treten und den blauen, sonnigen Himmel genießen.

Auch die Vorstellung einer Foto-Tapete oder eines Foto-Vorhangs mit selbstgewählten Motiven kann hilfreich sein. Schieben sich die belastenden Bilder in den Hintergrund, schieben Sie bewusst den Foto-Vorhang mit aktuellen schönen Bildern davor.

Schreiben hilft

Von dem Schriftsteller Max Frisch stammt das Zitat »Schreiben ist Kommunikation mit dem Unaussprechlichen«. Jeder, der schon einmal Tagebuch geschrieben oder seine Gefühle und Eindrücke in einem Brief verfasst hat, kennt vielleicht die Wirkung, dass man sich »etwas von der Seele schreiben kann«. Das Aufschreiben verschafft eine gewollte *Distanz zum Erlebten.* Zudem kann das Aufschreiben den widerstrebenden Impulsen zwischen dem Wunsch zu vergessen und dem Gefühl, dass manche Details im Nachhinein immer deutlicher in Erinnerung kommen, entgegenwirken. Wenn man einmal alle Abläufe, Ereignisse, Gespräche, Gedanken und Gefühle aufgeschrieben hat, dann weiß man, dass diese Erinnerungen nicht verloren gehen. Man kann das Heft oder das Buch zuklappen, vielleicht sogar ein Band darumbinden und es in den Schrank stellen. Nur wenn man selbst es will, holt man es wieder hervor.

Gerade mit dem Aufschreiben von Geburtserlebnissen machen wir sehr gute Erfahrungen. Unter der Geburt werden meist alle Worte, Untersuchungen, Räume etc. sehr genau wahrgenommen. Das Aufschreiben hilft übrigens auch dabei, positive Erinnerungen nicht zu vergessen.

Wenn das Gefühl vorherrscht, vieles nur verschwommen und ungenau zu erinnern, dann kann das Aufschreiben bei der schrittweisen »Rekonstruktion« helfen, bis sich das Bild rundet. Gelingt das nicht, weil man beispielsweise durch Beruhigungsmittel in einem Zustand war, der keine scharfe Wahrnehmung und Abspeicherung erlaubt hat, kann man die Lücken nachträglich füllen. Dabei können Informationen und Erzählungen des Partners oder der Hebamme helfen. Auch mit wünschenswerten Bildern kann man den »inneren Roman« ergänzen – ähnlich wie es oben beim »inneren Film« im Anwendungsbeispiel »Fernbedienung« beschrieben ist. Wichtig ist alles, was das Gefühl ausradiert, sich nur hilflos und ausgeliefert gefühlt zu haben und sich nicht einmal an die wichtigsten Dinge erinnern zu können.

Auch in Psychotherapien wird das »Therapeutische Schreiben« übrigens gerne gezielt eingesetzt.

Selbstwirksamkeit stärken

Bei traumatischen Erinnerungen spielt häufig eine Rolle, dass sich die Betroffenen in der Situation sehr hilflos, machtlos und ohne Einfluss auf das Geschehen erlebt haben. Gibt es traumatische Erfahrungen irgendeiner

Art in der Vorgeschichte, dann kann die Erwartung, bei der bevorstehenden Entbindung eventuell auch keine Handlungsfreiheit zu haben, zu starken Ängsten führen. Deshalb ist es gut, sich vorher zu überlegen, wie Sie einerseits in der auf Sie zukommenden Situation »die Zügel in der Hand behalten«, andererseits aber auch in der Lage sind, Kontrolle abzugeben. Dabei helfen die folgenden Fragen:

- Welche Entscheidungen können Sie mit treffen?
- Welche Informationen brauchen Sie noch zur Vorbereitung und wo können Sie die bekommen?
- Von wem fühlen Sie sich gut wahrgenommen, wer könnte Sie begleiten?
- Welche Wünsche haben Sie für die bevorstehende Entbindung, und wo ist die Stelle, diese zu äußern?
- Welche Planungen würden Ihnen helfen? (z. B. einen Geburtsplan entwickeln; Hilfe nach der Geburt organisieren)

Vor allem nach traumatisch erlebter Entbindung in der Vorgeschichte gehört eine gute Geburtsplanung zur Selbsttherapie. Mitzuentscheiden, wie Sie entbinden werden (ob spontan oder mit einem geplanten Kaiserschnitt), und festzulegen, wer Sie begleiten soll, stärkt das Gefühl, der Situation nicht einfach nur ausgeliefert zu sein. Finden Sie eine Beleghebamme? Kann eine Freundin oder Ihre Mutter Sie begleiten und sich zusätzlich zum Partner um Ihre Belange kümmern, über den gesamten Geburtsverlauf bei Ihnen sein? Allerdings darf diese Vorplanung nicht zu sehr festlegen; vielmehr muss Raum bleiben für Unerwartetes – was wir ja gerade in den Corona-Zeiten lernen mussten. Wenn beispielsweise die eingeplante Hebamme doch nicht verfügbar ist, wenn die geplante Wassergeburt nicht funktioniert oder doch ein Kaiserschnitt notwendig wird, darf das nicht gleich eine Katastrophe bedeuten.

Nicht selten besteht vielleicht der Wunsch nach sehr viel Schwangerschaftsüberwachung durch Ultraschalluntersuchungen, um ein gewisses Gefühl der Kontrolle zu haben. Dies ist aber nicht mit Selbstwirksamkeit gleichzusetzen, denn meist hält das Gefühl der Sicherheit nach der Untersuchung nicht lange an. Gerade in der Frühschwangerschaft, in der ein Eingreifen in den seltensten Fällen hilfreich wäre, geht es bei wiederholten Untersuchungen tatsächlich nur darum, das ungewisse Gefühl für kurze

Zeit zu beruhigen. Sorgen Sie also lieber selbstwirksam dafür, dass die innere Anspannung abnimmt und dass das Angstniveau sinkt, ohne dass die Angst ganz verschwinden muss. Die Techniken dafür sind oben beschrieben.

Leitsymptom Schlafstörungen

Schlafstörungen gehören zu den ersten Symptomen von psychischen Störungen – im einfachsten Fall zeigen sie nur, dass einen ein Problem beschäftigt. Wenn es sich um wenige Nächte handelt, in denen Sie nicht gut schlafen, brauchen Sie sich noch keine Sorgen zu machen, vor allem nicht in der turbulenten Anfangsphase nach der Entbindung. Wenn es allerdings zum Dauerproblem wird, Sie kaum Schlaf finden und auch tagsüber nicht zur Ruhe kommen, sollte man über »Anpassungsprobleme an die neue Situation« hinausdenken. Sehr ernst nehmen muss man die Schlafstörungen spätestens dann, wenn sie trotz guter äußerer Bedingungen ohne Störungen länger anhalten oder ein vorzeitiges Erwachen ohne äußeren Anlass bereits in den frühen Morgenstunden hinzukommt.

Bei postpartalen psychischen Störungen sind Schlafstörungen häufig das erste Symptom, das sich bemerkbar macht. Aber gerade weil die Geburt eines Kindes mit so vielen Veränderungen im Lebensrhythmus verbunden ist, die zu Störungen des Nachtschlafes führen, besteht die Gefahr, dass Schlafstörungen bei der Mutter allzu leicht darauf zurückgeführt und nicht ernst genommen werden.

Dass die Schlafstörungen Symptome einer *postpartalen Depression* sind, sollte spätestens dann in Erwägung gezogen werden, wenn weitere Symptome vorhanden sind, wie etwa depressive Stimmung, vermehrtes Weinen, Zukunftsängste, Unruhe etc. (▶ Kap. 2). Auch bei *Psychosen* gehören Schlafstörungen zu den frühen Symptomen. Daran sollte also gedacht werden, wenn zusätzlich noch andere typische Symptome einer Psychose auftreten (▶ Kap. 2).

Selbsthilfestrategien bei Schlafstörungen

Schon leichte Einschlaf- und Durchschlafschwierigkeiten tragen häufig zu Symptomspiralen bei. Sie können zur Folge haben, dass sich die Betroffenen energielos, lethargisch und interesselos fühlen. Unausgeruhtsein fördert darüber hinaus die Reizbarkeit und das Gefühl des Überfordertseins. Dieses führt wiederum zu höherer innerer Anspannung, die sich dann ebenfalls negativ auf den Schlaf auswirkt, z. B. durch nächtliches Grübeln. Also ein typischer Teufelskreis.

Tipps zum Schlafen sind in der Schwangerschaft leichter umsetzbar als nach der Geburt mit einem Neugeborenen. Gerade bei Müttern, die stillen, ist der Nachtrhythmus durch den Hunger oder auch die Unruhe des Babys geprägt. Da geht es dann hauptsächlich darum, ob Sie wieder einschlafen können oder zumindest zur Ruhe kommen, wenn das Baby schläft. Suchen Sie sich aus den Strategien das heraus, was umsetzbar erscheint.

Schlafhygiene

Der Begriff »Schlafhygiene« wird häufig genannt, wenn es um Schlafstörungen geht. Damit werden »gute Verhaltensweisen« rund um das Zubettgehen und den Schlaf bezeichnet. Auch wenn Sie das Gefühl haben, nach der Entbindung gerade überhaupt nicht mehr selbst über Ihre Zeit und Ihren Tagesablauf bestimmen zu können – schauen Sie sich an, ob Sie nicht doch die eine oder andere dieser häufig empfohlenen Strategien ausprobieren können:

- Körperliche Aktivität am Tag
- Lange Mittagsschläfchen vermeiden
- Kein Koffein oder Teein am späten Nachmittag
- Sport nicht zu spät in den Abend legen
- Kein zu spätes, schweres Abendessen
- Alkohol vermeiden, auch wenn Sie nicht stillen (obwohl ein Glas Rotwein beim Einschlafen hilft, erholt sich der Körper nicht im Schlaf, weil er mit dem Abbau des Alkohols beschäftigt ist)
- Reize reduzieren (z. B. keine laute Musik, Licht dimmen)

- Rituale vor dem Schlafengehen (z. B. noch einen Entspannungstee trinken, Fernseher ausschalten, eine warme Dusche oder ein wohliges Bad nehmen, etwas lesen, leise Musik hören, »runterkommen«, Entspannungsübungen einsetzen)
- Regelmäßige Zeiten des Zubettgehens
- Erst bei Müdigkeit ins Bett gehen
- Schlafzimmer nicht heizen, für eine gute Matratze, Kopfkissen und Bettdecke sorgen

Sind sie völlig übernächtigt und scheinen in eine negative Spirale der Übermüdung zu geraten, kann es durchaus sinnvoll sein, dass eine andere Bezugsperson das Baby stundenweise übernimmt oder sogar für zwei oder drei ungestörte Nächte sorgt.

Bisweilen ist einem gar nicht bewusst, wie man sich den guten Schlaf selbst sabotiert (indem man z. b. kurz vor dem Schlafengehen noch ein kalorienhaltiges Essen zu sich nimmt oder sich auf eine hitzige Diskussion mit dem Partner einlässt.) Auch hier gilt also die schon gepriesene »Achtsamkeit«, nämlich sich seiner selbst immer stärker bewusst zu werden und zur eigenen Expertin zu werden – auch in Sachen Schlaf.

Für ein bewusstes Wahrnehmen und Körpergefühl kann die Achtsamkeitsübung des bereits beschriebenen *Body-Scans* dienen. Eine andere sehr gute Methode zum Einschlafen, aber auch bei nächtlichem Wachliegen, ist die *Progressive Muskelentspannung*. Manchmal ist eine Entspannung erst zu spüren, wenn die Anspannung zuvor bewusst hergestellt bzw. gespürt wird. Ebenso können die anderen genannten Entspannungsmethoden vor dem Einschlafen eingesetzt werden (Autogenes Training, Fantasiereisen); allerdings funktioniert das besser, wenn man darin schon geübt ist.

Pflanzliche Einschlafhilfen

Nur weil sie pflanzliche Substanzen enthalten, sind entsprechende Schlafmittel nicht unbedingt unschädlich. Deshalb sollte die Einnahme frei verkäuflicher pflanzlicher Mittel, wie Baldrian, Hopfen, Melisse, Passionsblume oder Lavendel, in Schwangerschaft und Stillzeit vor der Einnahme ärztlich abgeklärt werden. Stillen Sie, sollten Sie auch den Kinderarzt fragen, ob etwas gegen die Einnahme spricht.

Alle diese Pflanzen haben einen beruhigenden Effekt, ohne den Schlafrhythmus zu verändern. Es gibt die Mittel in verschiedenen Darreichungsformen, wie Badezusätze, Tees, Tropfen, Dragees oder Tabletten. Allerdings sollte auch bei pflanzlichen Mitteln die Einnahme begrenzt werden, um eine behandlungsbedürftige Störung nicht zu übersehen und nicht das Gefühl zu bekommen, darauf »angewiesen« zu sein.

Keine Angst vor Schlaflosigkeit

Je mehr Angst besteht, nicht schlafen zu können bzw. am nächsten Tag nicht fit zu sein, desto mehr verstärken sich Ein- und Durchschlafstörungen. Daher ist es vorteilhaft, wenn man es schafft, Schlaflosigkeit »egal« werden zu lassen oder »zu nutzen«. Es gibt z. B. Tiere, bei denen aufgrund ihres Fluchtinstinkts nur eine Gehirnhälfte schläft, die andere passt auf die möglichen Gefahren auf. Diese Erkenntnis kann man selbst nutzen, indem man sich Folgendes aufzeigt:

 Anwendungsbeispiel »Der Kopf ist wach, der Körper schläft«

Auch wenn mein Kopf wach ist, meine Füße ruhen sich aus und schlafen schon.

Auch wenn mein Kopf wach ist, meine Beine ruhen sich aus und schlafen schon.

Auch wenn mein Kopf wach ist, meine Arme ruhen sich aus und schlafen schon.

Auch wenn mein Kopf wach ist, meine Organe ruhen sich aus – Leber, Niere, Herz, alle sind ganz ruhig.

Auch wenn mein Kopf wach ist, mein Körper ruht sich aus, schläft und erholt sich.

Vielen unserer Patientinnen hat dieses Bild vom halb-wachen und halb-schlafenden Zustand schon geholfen.

Manchen hilft auch das Hören von Hörbüchern oder das Lesen mit einem E-Reader, weil dieser lichtreduziert und lautlos zu bedienen ist. Die innere Einstellung »Dann komme ich endlich mal zum Lesen« ist ein guter Gegenspieler zu »Oh nein, nicht schon wieder diese schreckliche Schlaflosigkeit«.

Angst vor Schlaflosigkeit entsteht auch durch die Befürchtung, dem nächsten Tag mit so wenig Schlaf nicht gewachsen zu sein. Eventuell hilft das Wissen um Strategien, wie man nach einer schlechten Nacht seine Konzentration steigern kann, z. B. mit einer erfrischenden Dusche oder koffeinhaltigen Getränken (soweit das Stillen es zulässt).

Leitsymptom Trauer

Rund um die Geburt eines Kindes kann es zu verschiedenen Verlusterfahrungen kommen. Es gibt dabei drei wichtige Zusammenhänge, in denen Trauer eine Rolle spielt und dann nicht selten zu Unsicherheiten führt: Zum einen der Verlust des ungeborenen Kindes (Fehlgeburt, Totgeburt, Schwangerschaftsabbruch), dann die zeitnahe erneute Schwangerschaft bzw. Geburt eines Kindes nach einem solchen Verlust oder auch der Tod von Angehörigen oder nahen Bezugspersonen kurz vor oder nach der Geburt eines Kindes.

Auch wenn die Strategien zum Umgang mit Trauer in allen drei Fällen die gleichen sind, wollen wir noch kurz auf die einzelnen Aspekte eingehen.

Trauer nach Fehlgeburt, Totgeburt, Schwangerschaftsabbruch

Trauerreaktionen nach Fehl- oder Totgeburten können sehr unterschiedlich sein, wobei nachvollziehbar die Trauer besonders ausgeprägt ist beim Tod des Kindes im Mutterleib kurz vor der Geburt oder wenn es bald nach der Geburt verstirbt (▶ Kap. 2). Allerdings kann auch die Trauer nach einer sehr frühen Fehlgeburt sehr ausgeprägt sein. Da gilt das weiter unten Ausgeführte, dass nämlich Trauer etwas sehr Persönliches ist – und damit sehr unterschiedlich sein kann.

Wichtig ist in diesem Zusammenhang, dass auch nach einem *Schwangerschaftsabbruch* »Trauer erlaubt« ist und aus unserer Sicht sogar sehr empfehlenswert für die weitere Verarbeitung. Dies trifft vor allem dann zu, wenn eine schwere Erkrankung oder Fehlbildung des Kindes Ursache für den Schwangerschaftsabbruch war und er vielleicht sogar recht spät in der Schwangerschaft erfolgt ist.

Trauer bei Schwangerschaft und Geburt nach vorausgegangenem Verlust eines Kindes

Schwangerschaften nach vorausgegangenem Verlust eines Kindes sind für die betroffenen Eltern, vor allem aber die werdende Mutter eine besondere Herausforderung. Durch den Lauf der Schwangerschaft kommen Erfahrungen und Ereignisse wieder »nach oben«, die man schon verschwunden geglaubt hat. Besonders wenn der Tag des Verlustes naht, steigen die Ängste, vor allem wenn der Verlust kurz vor der Geburt stattfand. Frauen können es dann oftmals kaum noch aushalten, die Schwangerschaft ihren Lauf nehmen zu lassen.

Große Unsicherheit kann daraus entstehen, wenn sich die Trauergefühle um das in der vorigen Schwangerschaft verlorene Kind in den Vordergrund drängen und die Freude über die erneute Schwangerschaft beiseiteschieben. Und rasch taucht die Frage auf, ob es überhaupt »erlaubt« ist, Freude über das entstehende Baby zu empfinden und ob es nicht ein Verrat am verstorbenen Kind ist.

Ja, Freude und Trauer können nebeneinander bestehen; beide haben ihre Berechtigung. Wichtig ist nur, dass Sie die Trauer nicht die Oberhand gewinnen lassen. Trauer als Gefühl schadet übrigens dem ungeborenen Kind nicht; das ist erst der Fall, wenn man daraus eine depressive Reaktion werden lässt.

Trauer beim Verlust von Angehörigen zeitnah zur Geburt des Kindes

Ähnlich ist es, wenn gegen Ende der Schwangerschaft oder kurz nach der Geburt des Kindes ein geliebter Mensch stirbt – vor allem, wenn es diesem nicht mehr vergönnt war, das Neugeborene zu sehen. Auch da dürfen Freude und Trauer nebeneinander bestehen.

Entwicklung von Trauer allgemein

Im Moment der stärksten Trauer erleben die Betroffenen diese wie einen intensiven Trennungsschmerz, mit starker Traurigkeit und Sehnsucht nach der verstorbenen Person. Handelt es sich um den Verlust eines ungeborenen oder gerade geborenen Kindes, dann geht es mehr um die Fantasien, die man mit diesem Kind bereits verbunden hatte, um Bilder, die man im Kopf hatte, wie das Leben zusammen aussehen würde, um die Vorstellungen von der Zukunft, die sich nun nicht mehr verwirklichen lassen.

Manche Menschen brauchen in dieser Zeit der Trauer den engen Kontakt zu anderen, können nicht alleine sein; andere wiederum ziehen sich aus allen sozialen Kontakten zurück.

Typisch für Trauer ist, dass sie sich im Verlauf der Zeit verändert. Eine *allmähliche Anpassung an die veränderte Situation* findet statt, und langsam können auch wieder zukunftsgerichtete Gedanken zugelassen werden. Neue Aufgaben und Ziele können in den Blick genommen werden, gewohnte Aktivitäten werden wieder aufgenommen, und auch neue Beziehungen sind wieder möglich.

Aus Trauerreaktionen können sich auch Symptome einer Depression, einer Angststörung oder einer posttraumatischen Belastungsstörung entwickeln. Zudem ist die Suchtgefahr nach einschneidenden Lebensereignissen erhöht, vor allem dann, wenn Alkohol, Schmerz- oder Schlafmittel zur »Selbstmedikation« genommen werden, statt ärztliche oder psychotherapeutische Hilfe in Anspruch zu nehmen.

Merke

Sollten Sie Zweifel haben, ob Ihre Trauerreaktion »normal« ist, oder bemerken Sie an sich länger anhaltende andere Symptome, dann suchen Sie bitte ärztliche Hilfe oder nehmen Kontakt mit einer Psychotherapeutin auf. Die fachliche Einschätzung der Problematik macht die gezielte Inanspruchnahme von Hilfe möglich.

Selbsthilfestrategien bei Trauer

Je nachdem, in welcher Situation ein Verlust auftritt, kann der Wunsch entstehen, die Trauer »nicht so stark« oder »nicht so lange« empfinden zu wollen. Vor allem in der Schwangerschaft oder nach einer Entbindung möchte man sich nicht mit negativen bzw. traurigen Gedanken belasten. Nur leider kann man diesen Prozess nicht abkürzen oder beschleunigen. Es ist davon auszugehen, dass nicht gelebte, also verdrängte bzw. bewusst unterdrückte Trauergefühle mehr psychischen Stress verursachen, als wenn man Gefühle zulässt, die angemessen und nachvollziehbar sind.

Ein weiterer Einflussfaktor auf die Trauer ist die eigene psychische Stabilität. Diese setzt sich wiederum komplex zusammen. Gibt es eine eigene oder auch familiäre Vorgeschichte psychischer Erkrankungen? Welche Krisen wurden im Leben bereits bewältigt? Wie sehen die *eigenen Ressourcen* aus, beispielsweise die Fähigkeiten und Fertigkeiten, den Widrigkeiten des Lebens etwas entgegenzusetzen, Ausgleich zu schaffen – auch durch positive Erlebnisse und Aktivitäten? Anders als in einer Depression sind Trauernde selbst mit starker Trauer nämlich durchaus in der Lage, Freude zuzulassen und sich somit zeitweise von negativen Gefühlen und Gedanken abzulenken.

Den persönlichen Umgang mit der Trauer finden

Was hilft ganz konkret? Was können Sie den Trauergefühlen entgegensetzen? In der folgenden Übersicht finden Sie vielleicht einige Strategien wieder, die Sie bereits einsetzen.

Alle Menschen sind verschieden und machen eigene Erfahrungen, was ihnen ganz persönlich in so einer Situation hilft. Wichtig ist allerdings, dass Ihre persönlichen Strategien tatsächlich helfen und nicht in den sozialen Rückzug führen. So gehört beispielsweise die Zuhilfenahme von Schlaf- und Beruhigungsmitteln oder Alkohol zu den Maßnahmen, die man vermeiden sollte (in der Psychologie auch als »*negative Bewältigungsstrategien*« bezeichnet).

- *Reden* Sie mit Ihrem Partner, Ihren Familienangehörigen und Freunden offen über Ihre Trauer. Das Durchsprechen, das immer neue Finden von Worten für das Erlebte und Geschehene hilft dabei, dass unser Kopf bzw. unser Verstand es immer besser verarbeitet und versteht. Gerade Frauen profitieren von vielen Gesprächen, während Männer sich eher zurückziehen und Gefühle mit sich selbst ausmachen.
- Wenn der *Partner anders trauert* (z. B. um das gemeinsam verlorene Kind), kann das schnell zu Missverständnissen führen. Männer stürzen sich vielleicht eher wieder in die Arbeit als Frauen, zumal sie sich nicht an die körperlichen und hormonellen Veränderungen nach der Fehlgeburt bzw. nach der Entbindung anpassen müssen. Auch die Bindung zum Ungeborenen ist in der Schwangerschaft bei Frauen meist stärker. Respektieren Sie den anderen Umgang des Partners mit der Trauer und versuchen Sie, ihn zu verstehen.
- Manche Paare verbinden sich stark in der Trauer, andere haben Verständigungsschwierigkeiten. Wenn *jeder eigene Ansprechpartner findet* und eventuell das eine oder andere gemeinsame Gespräch in einer Beratungsstelle oder mit einer Psychotherapeutin geführt wird, kann auch unterschiedliches Trauern miteinander gelingen.
- Wenn Sie den Eindruck haben, dass es den anderen »zu viel« wird, empfiehlt sich das Gespräch mit einer *professionellen Beraterin* (z. B. einer Schwangerenberatungsstelle oder einer Familienberatungsstelle), einem *Psychotherapeuten* oder anderen Betroffenen. Nur weil andere Menschen Ihre Trauer nicht gut aushalten, heißt das übrigens nicht, dass Sie persönlich schon »weiter« sein müssten.
- Der *Kontakt mit ebenfalls Betroffenen* ist für viele in einer Trauersituation enorm hilfreich. Man fühlt sich manchmal von den Menschen, die nicht trauern, sehr weit entfernt. Es entsteht vielleicht der Eindruck, dass

niemand den eigenen Zustand nachvollziehen kann. *Trauergruppen* bilden dann eine Art Schicksalsgemeinschaft, in der nicht nur getrauert wird. Und wenn gelacht wird, wissen alle, dass dabei der Verlust nicht geleugnet wird, was stark verbindet und entlastet. Es hilft sehr, wenn die Trauergruppe zu einem bestimmten Thema angeboten wird, denn es kann ein großer Unterschied sein, ob man gerade eine Totgeburt hatte oder einen fast erwachsenen Sohn durch einen Unfall verloren hat. Insbesondere für den Verlust eines ungeborenen oder gerade geborenen Kindes gibt es eine Reihe von Selbsthilfeorganisationen (▶ Kap. 10).

- Sammeln Sie *Erinnerungsstücke* und entscheiden Sie, ob Sie sie an einen Ort packen, von dem Sie diese bisweilen hervorholen, um Trauermomente intensiv zu erleben, oder ob Sie diese sichtbar haben möchten, um die »Anwesenheit« zu spüren. Bei Schwangerschaftsverlusten können dies Ultraschallbilder sein, nach späten Fehlgeburten oder Totgeburten auch Fußabdrücke und Fotos des Kindes.
- Nehmen Sie sich gezielte Trauerzeiten (*»gelenkte Trauer«*), z. B. anfangs täglich, später ein- bis zweimal in der Woche. Das verhindert, dass die Trauer Sie in ungewünschten Situationen »überfällt«, weil Sie sie eigentlich nie zulassen.
- Nehmen Sie sich genauso gezielt *Auszeiten von der Trauer*, in denen Sie wieder ein Stück weit in die »Normalität« eintauchen, sei es durch einen Einkauf, Erledigungen, mit dem Partner essen gehen, Treffen mit Freundinnen o. ä.
- Falls sich neben der Trauer weitere *Symptome* entwickeln, dann lassen Sie diese *abklären und behandeln.*
- *Alkohol, Beruhigungsmittel* und selbst verordnete Medikamente haben noch nie dauerhaft Probleme lösen können.

Merke

Trauer ist etwas sehr Individuelles, und es gibt kein richtig und kein falsch. Haben Sie den Mut, Ihren eigenen Weg des Abschieds und der Trauer zu finden! Damit machen Sie bereits den ersten wichtigen Schritt hin zu einer »guten« Bewältigung Ihres Verlustes.

Leitsymptom irreale Befürchtungen und Überzeugungen

Irreale bzw. bizarre Gedanken und Ideen können Ausdruck von Wahnsymptomen sein. Davon spricht man, wenn jemand von dem *unrealistischen Inhalt* seiner Gedanken *absolut* und *unkorrigierbar* überzeugt ist. Dabei kann es sich beispielsweise um Größenideen bzw. Größenwahn handeln, das heißt um die Überzeugung, besondere Fähigkeiten zu haben, eine besondere Person zu sein; oder aber um den Gedanken, verfolgt zu werden, beeinflusst zu werden. Bei schweren Depressionen kann es beispielsweise zu der wahnhaften Überzeugung kommen, die Familie sei völlig verarmt, man habe eine große Schuld auf sich geladen oder leide an einer schweren unheilbaren Erkrankung.

Solche irrealen Gedanken sind in der Regel Teil einer *Psychose* (▶ Kap. 2, ▶ Kap. 8). Dabei kann es sich entweder um eine psychotische Depression oder um eine schwere Manie handeln, aber auch um eine schizoaffektive oder schizophrene Psychose. In allen diesen Fällen ist *dringend ärztliche Hilfe* erforderlich, meist auch eine stationäre Behandlung. Je nachdem, welche Begleitsymptomatik vorhanden ist, muss die Unterbringung auf einer geschützten psychiatrischen Station erwogen werden, um eine Gefährdung von Mutter und Kind zu verhindern.

Irreale Befürchtungen können auch Inhalt von Zwangsgedanken sein, so etwa die Befürchtung, dem eigenen Kind etwas anzutun. Wenn es sich tatsächlich um Zwangsgedanken handelt, sind diese zwar quälend, aber harmlos (▶ Kap. 2). Allerdings kann die Differenzierung manchmal schwierig sein; dann hilft ein Psychiater.

Merke

Erkennen Sie sich selbst nicht wieder bzw. finden Sie als Angehörige die Schwangere oder Mutter skurril in ihren Ansichten und Aussagen, empfehlen wir immer das Aufsuchen eines Psychiaters, evtl. auch in der Notfallambulanz einer psychiatrischen Klinik. Dort kann eine Einord-

nung der Symptome erfolgen.
Bei irrealen Befürchtungen: Bitte keine Selbsthilfe!

Leitsymptom Lebensmüde Gedanken, Suizidalität

Im Rahmen peripartaler psychischer Störungen, insbesondere Depressionen und Psychosen, kann von lebensmüden Gedanken bis hin zum vollendeten Suizid alles vorkommen. Auch wenn es schwierig ist, in Studien die Zahl von Suiziden in der Schwangerschaft und nach der Geburt eines Kindes verlässlich zu erfassen, zeigen sie eines ganz klar: Suizide sind kein zu vernachlässigendes Problem. Jeder zehnte, in manchen Untersuchungen bis zu jeder fünfte mütterliche Todesfall nach einer Entbindung ist darauf zurückzuführen.

Die Unterscheidung der verschiedenen Stadien der Suizidalität ist für Nicht-Fachleute nicht möglich und auch für Psychiater im Einzelfall schwierig. Um das Risiko eines drohenden Suizidversuches oder vielleicht sogar eines erweiterten Suizides (= Selbsttötung mit vorheriger Tötung des Kindes, meist i. R. einer Depression ▶ Kap. 2) einzuschätzen, benötigt man eine fundierte psychiatrische Ausbildung. Diese Einschätzung sollte deshalb immer fachpsychiatrisch erfolgen, z. B. in der Notfallambulanz einer psychiatrischen Klinik.

Allerspätestens wenn jemand anfängt, über die Methode der Selbsttötung nachzudenken, muss dringend eingegriffen werden. Fast immer ist in solchen Fällen eine stationäre Behandlung unumgänglich. Wenn eine depressive Mutter nach der Geburt Suizidgedanken äußert, gleichzeitig aber eine psychiatrische Behandlung ablehnt, ist eine Entscheidung darüber zu treffen, ob sie eventuell gegen ihren Willen auf die geschützte Station einer psychiatrischen Klinik eingewiesen werden muss. Dafür gibt es gesetzliche Grundlagen, die psychiatrisch überprüft werden müssen. Unter keinen

Umständen ist die Familie alleine in der Lage, eine suizidale Mutter wirklich zu schützen, wie tragische Einzelfälle immer wieder zeigen (▶ Kap. 7, Fallbeispiel »Wenn zusammenreißen nicht mehr hilft...«).

Merke

In der Regel suchen Betroffene mit Suizidgedanken Hilfe. Wenn solche Gedanken geäußert werden, kann man gemeinsam eine Ärztin aufsuchen oder sich in die Notaufnahme einer psychiatrischen Klinik begeben und weitere Absprachen treffen. Aber die Betroffene darf nicht mehr, auch nicht kurzzeitig, alleine gelassen werden.
Bei Äußerung von Suizidgedanken: Bis zur psychiatrischen Abklärung bitte die betroffene Frau keinesfalls alleine lassen!

Leitsymptom Schläfrigkeit, Bewusstseinsstörung

Eine ausgeprägte Schläfrigkeit, die mit einer verminderten Erweckbarkeit und Ansprechbarkeit einhergeht, auch als Bewusstseinstrübung bezeichnet, ist ein ganz wichtiges Warnsignal. Am ehesten ist an eine körperliche Störung zu denken, z. B. an eine Vergiftung mit Medikamenten (= Intoxikation) oder eine schwere Infektion. Wird eine Mutter, bei der es vorher keine Zeichen einer körperlichen Erkrankung gab, in einem solchen Zustand angetroffen, muss immer an die Möglichkeit eines Suizidversuchs gedacht werden.

Merke

Notärztliche Hilfe ist bei unklaren Bewusstseinsstörungen sofort erforderlich!

Leitsymptom Halluzinationen, z. B. Stimmenhören

Stimmenhören ist die typischste Ausprägung von *akustischen* Halluzinationen, wie sie am ehesten bei schizophrenen oder schizoaffektiven Psychosen vorkommen. Besonders wenn *optische* Halluzinationen auftreten, wenn also Dinge gesehen werden, die andere Menschen nicht sehen, ist an eine organische Psychose (= durch eine körperliche Erkrankung verursacht) zu denken. Wie bei allen psychotischen Symptomen erfordern Halluzinationen eine *sofortige psychiatrische* Untersuchung. Wenn nicht direkt ein Termin in einer psychiatrischen Praxis erhältlich ist, muss eine Vorstellung der betroffenen Mutter in einer Klinikambulanz erfolgen – eventuell auch nachts oder am Wochenende. Der Hausarzt hilft hier im Zweifelsfall mit entsprechenden Informationen weiter, ggf. muss der ärztliche Notdienst verständigt werden.

Merke

Bei Hinweisen auf Halluzinationen muss mit der Entwicklung weiterer psychotischer Symptome und einer Gefährdung von Mutter und Kind durch unberechenbare Handlungen gerechnet werden.
Bei Verdacht auf eine Psychose: Unbedingt sofortige ärztliche Abklärung organisieren!

Leitsymptom Ungeordnetes Denken

Wenn das Denken »völlig durcheinanderläuft«, vielleicht die Sätze, die gesprochen werden, in ihrem Sinn überhaupt nicht mehr zu verstehen sind, dann besteht wahrscheinlich eine Psychose.

Wenn die Gedanken »rasen«, kann es sich z. B. um »Ideenflucht« handeln, wie sie im Rahmen einer Manie auftritt.
Ist das Denken gehemmt und langsam und besteht zusätzlich zwanghaftes Grübeln, handelt es sich am ehesten um eine Depression. Wenn dieses zwanghafte Grübeln mit Hoffnungslosigkeit, Zukunftsängsten und ausgeprägter depressiver Verstimmung zusammen auftritt, handelt es sich um eine auf jeden Fall *behandlungsbedürftige* Depression.

Merke

Ungeordnetes Denken erfordert ärztliche Abklärung!
In allen Fällen muss psychiatrische Hilfe zur weiteren Differenzierung und Therapieempfehlung in Anspruch genommen werden, ggf. durch Vermittlung des Hausarztes, des ärztlichen Notdienstes oder in einer psychiatrischen Klinikambulanz.

Leitsymptom Verhaltensauffälligkeiten

Veränderungen im Verhalten sind üblicherweise Begleiterscheinungen von psychischen Erkrankungen. Bei Depressionen sind es eher Zurückgezogenheit und Apathie, bei einer Manie Überaktivität und sprunghaftes Handeln. Besonders im Zusammenhang mit psychotischen Symptomen, die Angst auslösen (wie etwa ein Verfolgungswahn oder Stimmenhören), hat die betroffene Frau manchmal sogar Angst vor den nächsten Angehörigen. Es kann durchaus zu Attacken kommen, weil die betroffene Mutter versucht, »sich gegen die Verfolger zu verteidigen«.

Merke

Verhaltensauffälligkeiten: ärztlich abklären lassen!

4 Was ist zu tun? – Hilfe und Selbsthilfe beim Leitsymptom ...

Wann immer deutliche Veränderungen im Verhalten auftreten, die nicht mehr ohne Mühe aus der Veränderung der Situation durch die Geburt des Kindes ableitbar sind, sollte nach weiteren Anzeichen für eine beginnende psychische Erkrankung Ausschau gehalten werden. Wenn dafür Anhaltspunkte bestehen oder wenn die betroffene Mutter selbst »merkwürdige Erklärungen« für ihr Verhalten gibt, muss immer eine ärztliche Untersuchung erfolgen, am besten in der Ambulanz einer psychiatrischen Klinik.

5 Therapie – Wirkung und Nebenwirkungen

In diesem Kapitel sollen einige Grundprinzipien der Psychopharmakotherapie und der Psychotherapie erläutert werden, um Ihnen die eine oder andere ärztliche Verordnung besser verständlich zu machen. Auf ergänzende Therapieverfahren wird ebenfalls kurz eingegangen. Die Ausführungen erheben keinen Anspruch auf Vollständigkeit und ersetzen vor allen Dingen nicht das ärztliche Gespräch.

Die Auswahl der Behandlung

Zur Therapie psychischer Störungen steht eine Vielzahl verschiedener Behandlungsmöglichkeiten zur Verfügung, die nicht selten auch miteinander kombiniert werden. Die wichtigsten sind bestimmte psychotherapeutische Verfahren inkl. Entspannungsverfahren und Psychopharmaka (= Medikamente, die auf psychische Symptome wirken).

Bei der Auswahl der Therapiemethode sind außer der bestehenden Symptomatik mögliche Nebenwirkungen und Kontraindikationen (= Gegenanzeigen) zu beachten.

Die Gabe von Medikamenten sollte im Allgemeinen durch einen Psychiater oder eine auf diesem Gebiet erfahrene Hausärztin erfolgen, die psychotherapeutische Behandlung bei einer ärztlichen oder psychologischen Psychotherapeutin.

5 Therapie – Wirkung und Nebenwirkungen

Bei Auswahl der Behandlungsmethode sind verschiedene Aspekte zu berücksichtigen, wie etwa:

- Welche Symptome sind in welcher Ausprägung vorhanden?
- Zu welchem Krankheitsbild gehören die Symptome, wie lautet die Diagnose?
- Handelt es sich um die erste psychische Störung oder gibt es Vorerkrankungen; wenn ja, welche Erfahrungen liegen aus früheren Behandlungen vor?
- Sind körperliche Erkrankungen als Ursache ausgeschlossen?
- Gibt es körperliche Erkrankungen, die die Auswahl der Medikamente einschränken?
- Besteht eine Schwangerschaft oder ist sie in absehbarer Zeit geplant?
- Soll in der Stillzeit behandelt werden?

Schon alleine die Aufzählung dieser wichtigsten Aspekte – wie gesagt nur die wichtigsten – zeigt, warum es manchmal für Betroffene oder Angehörige schwierig sein kann, eine konkrete ärztliche Behandlungsempfehlung nachzuvollziehen. Eine entsprechende Nachfrage lohnt sich immer.

Psychotherapie

In der folgenden Darstellung der wichtigsten heute üblichen Psychotherapieverfahren heben wir die heraus, die sich wissenschaftlich als besonders effektiv in der Behandlung psychischer Störungen rund um die Geburt erwiesen haben. Weitere ergänzende psychotherapeutische Verfahren stellen wir in einem Überblick zusammen.

Aktuell gibt es vier Psychotherapieverfahren, die in Deutschland von den gesetzlichen und privaten Krankenkassen anerkannt sind und bezahlt werden: die Verhaltenstherapie bzw. kognitive Verhaltenstherapie, die analytische Psychotherapie (= Psychoanalyse), die tiefenpsychologisch fundierte Psychotherapie und seit 2020 auch die Systemische Therapie.

Mittlerweile lockert sich die vormals strenge Trennung zwischen den Verfahren bereits in der Ausbildung der Psychotherapeuten. In der Praxis werden oft Behandlungselemente aus verschiedenen Therapieformen nebeneinander eingesetzt, vor allem von erfahrenen Psychotherapeutinnen. Manche arbeiten »eklektisch«, d. h., dass sie sich aus den verfügbaren Psychotherapieformen jeweils die Behandlungselemente herausgreifen, die in der Situation für die Patientin am hilfreichsten sind. Im Übrigen gibt es eine Vielzahl von zusätzlichen Ausbildungen in weiteren Therapierichtungen (wie etwa Hypnotherapie, Traumatherapie, Körpertherapie), die die Grundtherapieformen sinnvoll ergänzen und manchmal im Vordergrund einer Behandlung stehen.

Merke

Sofern man nicht vom Psychiater, von der Frauenärztin oder vom Hausarzt an eine Psychotherapeutin vermittelt wird, kann man bei der Krankenkasse nach Adressen fragen.
Im Internet gibt es entsprechende Seiten, z. B. www.psychotherapie suche.de, sowie Verzeichnisse der Landesärztekammern und der Landespsychotherapeutenkammern.
Detaillierte Informationen zur Psychotherapie allgemein, zu den Psychotherapieverfahren sowie zur Kostenübernahme finden sich auf der Homepage der Bundespsychotherapeutenkammer (www.bptk.de). Dort gibt es auch Hinweise auf verschiedene Suchseiten der Bundesländer.
Terminservicestellen der Kassenärztlichen Vereinigung vermitteln zeitnahe Sprechstunden, die aber noch keinen Therapieplatz garantieren.

Supportive Psychotherapie

Auch die Gespräche, die Ihr Psychiater mit Ihnen begleitend zur medikamentösen Behandlung führt, sind psychotherapeutische Gespräche. Sie können als »supportive Therapie« bezeichnet werden, sie bilden also unterstützende Maßnahmen. Aktuelle Aspekte der Krankheit und der Behandlung, des Umgangs mit Symptomen, der Bewältigung des Alltags etc. sind Inhalt solcher supportiven Gespräche.

Weil seit Anfang der 1990er-Jahre ein großer Abschnitt Psychotherapie zur Ausbildung zum »Facharzt für Psychiatrie und Psychotherapie« gehört, ist die manchmal vorgenommene Unterscheidung zwischen Psychiatern und »richtigen« Psychotherapeuten nicht angemessen. Jüngere Psychiaterinnen und Psychiater haben meist eine lange psychotherapeutische Ausbildung durchlaufen und sind in mindestens einem psychotherapeutischen Verfahren qualifiziert, auch wenn sie schwerpunktmäßig eine psychiatrische Praxis betreiben. Manche spezialisieren sich ganz auf die Psychotherapie, d. h., sie führen keine »normale« Arztpraxis mehr, sondern arbeiten nur auf Vorbestellung mit wenigen Patienten, genauso wie psychologische oder andere ärztliche Psychotherapeutinnen. Diese unterschiedlichen Arbeitsweisen haben hauptsächlich mit Besonderheiten unseres Gesundheitssystems zu tun.

Verhaltenstherapie und Kognitive Verhaltenstherapie

In vielen wissenschaftlichen Therapiestudien zu postpartalen Depressionen hat sich die Verhaltenstherapie (VT) und vor allem deren Unterform, die kognitive Verhaltenstherapie (KVT), als besonders effektiv gezeigt.

Basis der Verhaltenstherapie ist die Annahme, dass Menschen aufgrund einer Kombination aus lebensgeschichtlicher Prägung, genetischer Veranlagung und körperlichen Faktoren unterschiedlich anfällig für psychische Störungen sind und dass deshalb belastende Erfahrungen oder Stress bei manchen Menschen eine psychische Störung auslösen können.

In der Verhaltenstherapie werden zunächst *die aktuellen Probleme* (z. B. Ängste in bestimmten Lebenssituationen) sehr konkret herausgearbeitet. Dann wird gezielt an Lösungen bzw. Verhaltensänderungen im Hier und Jetzt gearbeitet, um in der akuten Problemlage Entlastung zu schaffen. Erst auf dieser Grundlage werden – falls nötig – grundlegendere Probleme aus der Vergangenheit bearbeitet. Dabei verhält sich die Verhaltenstherapeutin gegenüber der Patientin strukturierend und konkretisierend. Das bedeutet, dass Möglichkeiten der Verhaltensänderung herausgearbeitet werden und dass zum Erlernen dieser alternativen Verhaltensweisen ganz konkrete Übungen besprochen und vorbereitet werden, sodass die Patientin diese bis zur nächsten Therapiestunde »üben« kann.

In der *kognitiven Verhaltenstherapie* (KVT) wird vor allem der Zusammenhang zwischen Gedanken (= Kognitionen), den daraus resultierenden Gefühlen und den wiederum daraus entstehenden Verhaltensweisen analysiert. Falsche Grundannahmen (d. h. Überzeugungen, die nicht begründet sind), ungünstige Schlussfolgerungen aus Erfahrungen oder Wahrnehmungen und negative Selbstinstruktionen (= innere Dialoge), die sich über längere Zeit verfestigt haben, sollen aufgelöst werden. Auch das Einüben neuer Problemlösestrategien wird gefördert. Dieses Verfahren gilt als besonders effektiv bei depressiver Symptomatik, auch bei postpartalen Depressionen.

Bei Phobien, Panikstörungen und Zwangsstörungen, die ja ebenfalls rund um die Geburt auftreten können, werden ergänzend weitere verhaltenstherapeutische Methoden eingesetzt. Die *Konfrontationstherapie* basiert auf dem Modell der klassischen Konditionierung (nach dem Prinzip »wenn etwas angewöhnt werden kann, kann es auch wieder abgewöhnt werden«). Die Übungen können abgestuft stattfinden (= Stufenweise Desensibilisierung), also zur immer stärkeren Konfrontation mit dem angstauslösenden Moment führen, oder von Beginn an maximal eingesetzt werden (mit der stärksten Angst beginnend). Die Konfrontation kann zunächst in der Vorstellung (»in sensu«) oder direkt in der realen Situation (»in vivo«) erfolgen. Die Konfrontationstherapie ist vor allem bei Ängsten sehr erfolgreich.

Am Beispiel der Höhenangst lässt sich das gut erklären: Bei der Konfrontationsbehandlung wird die Patientin nach entsprechender gedanklicher Vorbereitung in Begleitung der Psychotherapeutin z. B. einen Kirchturm besteigen. Bei der stufenweisen Desensibilisierung wird das Besteigen zunächst in der Vorstellung geübt, dann wird es zunächst der Balkon im ersten Stock sein, dann der im fünften und irgendwann der Kirchturm. Dabei bestimmt die Patientin selbst, in welchem Tempo die einzelnen Schritte vollzogen werden. Ziel ist dabei immer, dass durch das Verbleiben in der angstauslösenden Situation die Erfahrung gemacht wird, dass die Angst »irgendwann verschwindet«.

Die Verhaltenstherapeutin unterstützt das Erlernen dieser wissenschaftlich fundierten Techniken zur Symptombewältigung und gibt somit langfristig Hilfe zur Selbsthilfe. Verhaltenstherapeutische Sitzungen finden in der Regel wöchentlich statt.

> **Unsere Meinung**
>
> Mit der Verhaltenstherapie (VT) und vor allem der Kognitiven Verhaltenstherapie (KVT) lassen sich sehr schnell positive Effekte erzielen, die wir uns für Frauen rund um die Geburt eines Kindes wünschen, auch im Sinne der Entwicklung einer guten Mutter-Kind-Bindung. Zudem haben sich diese Verfahren in vielen wissenschaftlichen Studien als besonders effektiv erwiesen.

Analytische Psychotherapie (= Psychoanalyse)

Die analytische Psychotherapie steht in der Tradition der klassischen Psychoanalyse, der ältesten Form der Psychotherapie, die fast immer mit Namen wie Sigmund Freud oder C.G. Jung in Verbindung gebracht wird. Und fast automatisch taucht beim Gespräch über die Psychoanalyse »die Couch« vor Augen auf. Allerdings ist es heute durchaus auch der bequeme Sessel. Zentral ist die Zurückhaltung der Psychoanalytikerin mit eigenen Aussagen; vielmehr arbeitet sie daran, dass die Patientin durch ihre Fragen Zusammenhänge und Lösungsansätze selbst erkennt.

Die Psychoanalyse geht von der Grundannahme aus, dass psychische Krankheiten aufgrund ungelöster frühkindlicher Konflikte entstehen, die verinnerlicht und ins Unbewusste verschoben worden sind und somit unserer bewussten Reflexion, also unserem Nachdenken darüber, nicht mehr zugänglich sind. Die psychoanalytische Behandlung zielt auf die Bewusstmachung dieser ungelösten Konflikte ab.

Eine Psychoanalyse ist in der Regel sehr *langfristig* angelegt, z.T. über Jahre, und findet in der Regel drei- bis viermal wöchentlich statt.

> **Unsere Meinung**
>
> Die psychoanalytischen Stunden sind in ihrer Häufigkeit für Mütter kurz nach der Entbindung kaum zu bewerkstelligen. Am ehesten bietet sich bei einer bereits früher begonnenen analytischen Therapie deren Fortsetzung auch nach der Geburt an.

Tiefenpsychologisch fundierte Psychotherapie

Die tiefenpsychologisch fundierte Psychotherapie ist aus der analytischen Psychotherapie entstanden und hat dasselbe Verursachungsmodell als Grundlage. Im Gegensatz zur analytischen Therapie sitzen sich hier aber Patientin und Psychotherapeutin bei den meist einmal wöchentlich stattfindenden Gesprächen gegenüber. Zusätzlich zum Ziel des Erlebbar-Machens unbewusster Konflikte unterstützt die Psychotherapeutin die Patientin bei der Suche nach besseren Konfliktlösungen. Wie bei der Psychoanalyse liegt der Schwerpunkt der Behandlung in der Vergangenheit, und zwar mit der Frage, was frühere Erfahrungen bei der Entstehung aktueller Probleme für eine Rolle spielen.

Die Rolle der Psychotherapeutin ist eher zurückhaltend und wenig »direktiv«, wie das genannt wird (also z. B. ohne die konkreten »Handlungsanweisungen« an die Patientin wie bei der Verhaltenstherapie).

> **Unsere Meinung**
>
> Die tiefenpsychologisch fundierte Psychotherapie ist rund um die Geburt vor allem für Frauen geeignet, deren eigene Familiengeschichte stark in die Gegenwart hineinwirkt, bei denen alte Konflikte noch nicht aufgelöst sind und bei denen der Übergang in die eigene Mutterrolle frühere Kränkungen, Vernachlässigungen etc. hochbringt.

Systemische Therapie

Die Einbeziehung der Familie in die Therapie der eigentlichen Patientin ist die Grundlage der Systemischen Therapie. Die Familie wird als ein System angesehen, in dem sich die einzelnen Mitglieder durch dessen Regeln, Normen, Verhaltensweisen und Kommunikationsformen gegenseitig beeinflussen. Psychische Störungen werden vor allem auf die Interaktionen zwischen den Familienmitgliedern und deren sozialer Umwelt zurückgeführt.

Entstanden ist diese Therapieform, die auch als »systemische Familientherapie« bezeichnet wird, in der Behandlung von Kindern in den 1950er-Jahren, als erstmals Eltern und Geschwister in die Therapie einbezogen wurden.

Diese systemischen Aspekte werden heute auch in anderen Therapieformen berücksichtigt, z. B. in der Verhaltenstherapie. Zudem haben sich verschiedene Richtungen in der Systemischen Therapie etabliert, die etwas unterschiedliche Schwerpunkte im Vorgehen setzen. So gehören auch Systemaufstellungen bzw. Familienaufstellungen im weiteren Sinne in die Systemische Therapie.

Unsere Meinung

Gerade im Übergang zur Elternschaft fließen viele systemische Aspekte mit in andere Psychotherapieformen ein. Für den Einsatz der systemischen Therapie speziell bei der postpartalen Depression gibt es bisher zu wenige wissenschaftliche Studien zur Wirksamkeit, so dass wir sie noch nicht gezielt empfehlen können.

Weitere psychotherapeutische Verfahren im Überblick

Im Folgenden stellen wir ohne Anspruch auf Vollständigkeit weitere psychotherapeutische Verfahren tabellarisch dar, die jeweils ihre eigenen Einsatzgebiete auch rund um die Geburt eines Kindes haben, die aber nicht zu den üblichen Kassenleistungen gehören. Ob im Einzelfall eine Krankenversicherung die Kosten übernimmt, muss direkt mit dieser abgeklärt werden.

Digitale Gesundheitsanwendungen (DiGA)

Es gibt eine Reihe von wissenschaftlich gut erprobten virtuellen Therapieprogrammen gegen Depressionen und Ängste, darunter versteht man beispielsweise Online-Programme oder APP-Anwendungen für das Smartphone ohne direkten Kontakt zur Psychotherapeutin. Auch gezielte Raucherentwöhnungsprogramme oder Programme zur Stressreduktion werden online angeboten. Meist nutzen diese Programme verhaltenstherapeutische Elemente, wie die Vermittlung von Wissen rund um das Störungsbild, kleine Schreibaufgaben, Denkanregungen oder Übungen für den Alltag, ergänzt durch Entspannungsübungen und Chat-Gespräche mit speziell geschulten psychologischen und ärztlichen Psychotherapeutinnen.

Mittlerweile bieten manche Krankenkassen ihren Versicherten ausgewählte Programme auf Rezept kostenfrei an. Diese sollen das persönliche psychotherapeutische Gespräch nicht ersetzen, können aber Wartezeiten auf einen Therapieplatz überbrücken, die laufende Psychotherapie unterstützen und die Erfolge stabilisieren. Eine Liste der zertifizierten Programme mit Informationen findet sich auf der Website des Bundesinstituts für Arzneimittel und Medizinprodukte (https://diga.bfarm.de/de).

Der Vorteil dieser Programme ist, dass sie ortsungebunden und zeitlich flexibel eingesetzt werden können. Es erfordert aber viel Eigenmotivation, die Angebote dann auch regelmäßig zu nutzen.

Digitale Gesundheitsanwendungen eignen sich vor allem bei leichteren psychischen Symptomen und auch zur Überbrückung, bis ein Therapieplatz gefunden ist. Zu dieser Empfehlung kam auch eine Forschergruppe aus Berlin, die 2019 eine systematische Recherche zu diesem Thema durchgeführt hat.

Im deutschsprachigen Raum sind uns keine Online-Programme bekannt, die speziell auf postpartale Depressionen zugeschnitten sind. Da sich aber die psychotherapeutische Behandlung von depressiven Symptomen unabhängig von der Ursache oder Auslösern in etwa gleicht, können durchaus Programme für Depressionen allgemein genutzt werden.

Tab. 5.1: Weitere Psychotherapieformen im Überblick

Therapieverfahren	Wer wird wie lange behandelt?	Inhalte der speziellen Therapieform	Besonderheiten rund um die Geburt
Traumatherapie	Individuell; v.a. zu Beginn sehr engmaschig, evtl. sogar stationär, teilstationär oder mit mehreren Sitzungen pro Woche, später längere Abstände.	Verschiedene Verfahren je nach psychotherapeutischer Schule. Annahme, dass traumatische Erfahrungen Veränderungen im Zentralnervensystem bewirken, auf die Einfluss genommen werden kann. So gibt es Therapien, die die Aktivität zwischen den beiden Gehirnhälften anregen bzw. ansprechen (z. B. durch schnelle Augenbewegungen oder wechselseitiges Antippen der Beine). Durch diese auch als EMDR (»**E**ye **M**ovement **D**esensitization and **R**eprocessing«, was auf Deutsch Desensibilisierung und Verarbeitung durch Augenbewegung bedeutet) bezeichnete Therapieform kann der Prozess der Informationsverarbeitung der traumatischen Bilder und Inhalte besser voranschreiten.	Geburtstraumata können gezielt bearbeitet werden, aber auch frühere traumatische Erfahrungen, die durch Schwangerschaft und Geburt eventuell reaktualisiert wurden. Bei Traumatisierung ausschließlich durch die Geburt ist eine eher kürzere Behandlungszeit erforderlich im Vergleich zu langjährigen traumatischen Erfahrungen in der Vorgeschichte.
Hypnotherapie	Individuell; auch innerhalb der genehmigten Psychotherapie, z. B. VT, möglich.	Methode, um in einen sehr tiefen Entspannungszustand zu gelangen, der auch Trance genannt wird. Das bildhafte, kreative Denken wird dabei gefördert, was zu besserer Problemlösung führen kann. Tiefere Bewusstseinsebenen können angesprochen werden.	Die Hypnotherapie wird auch als Selbsthypnosetraining gelehrt und kann sowohl zur Geburtsvorbereitung eingesetzt (»Hypnobirthing«) als auch nach der Entbindung als vertieftes Entspannungsverfahren genutzt werden.

Tab. 5.1: Weitere Psychotherapieformen im Überblick – Fortsetzung

Therapieverfahren	Wer wird wie lange behandelt?	Inhalte der speziellen Therapieform	Besonderheiten rund um die Geburt
Körperorientierte Psychotherapie	Individuell oder in der Gruppe, wöchentlich bis monatlich	Sehr viele unterschiedliche Verfahren. Körperliches wie psychisches Empfinden gelten als Einheit und werden gleichwertig behandelt und therapiert. Die intensive Wahrnehmung des Körpers dient vor allem in den tiefenpsychologisch orientierten Verfahren dazu, unbewusste psychische Prozesse spürbar zu machen und damit auf eine bewusste Ebene zu bringen. Körpertherapeuten gehen davon aus, dass frühe Erfahrungen auf einer körperlichen Dimension gespeichert sind, die durch das erneute Spüren aufgedeckt und durch eine neue körperliche Erfahrung psychisch bearbeitet werden können. Elemente der Körpertherapie können auch in andere Verfahren einbezogen werden.	Durch Schwangerschaft und Geburt verändert sich der weibliche Körper enorm, was von den Frauen unterschiedlich gut psychisch verarbeitet wird. Einen Fokus auf das Körpererleben auch in der Psychotherapie zu legen, kann daher sehr sinnvoll sein. Vor allem Frauen, denen es schwerfällt, über sich und ihre Gefühle zu sprechen, profitieren von dieser Herangehensweise.
Entspannungsverfahren	Individuell, häufiger in der Gruppe; je nach Kurskonzept täglich bis wöchentlich.	Oftmals als ergänzende Maßnahme zur medikamentösen und insbesondere psychotherapeutischen Behandlung eingesetzt. Bekannteste Verfahren sind die Progressive Muskelrelaxation nach Jacobson (PME) und das Autogene Training (AT). Aber auch Yoga und Achtsamkeitstrainings gehören in diese Kategorie.	Das Anspannungsniveau in Schwangerschaft, unter der Geburt und postpartal ist häufig hoch. Für sich persönlich das passende Entspannungsverfahren zu finden, kann in dieser Zeit enorm hilfreich sein.

Tab. 5.1: Weitere Psychotherapieformen im Überblick – Fortsetzung

Therapieverfahren	Wer wird wie lange behandelt?	Inhalte der speziellen Therapieform	Besonderheiten rund um die Geburt
Paartherapie	Das Paar; Termine meist in 2–4-wöchigen Abständen, 10–15 Stunden, individuell anpassbar.	Die Beziehungsdynamik und Paarkommunikation stehen im Mittelpunkt. Einsatz am ehesten, wenn sich auch einige Monate nach der Entbindung die Paarbeziehung nicht an die neue Situation angepasst hat oder bereits längerfristig Paarprobleme bestanden haben.	Beide Vorgeschichten inkl. der Familiengeschichten werden mit ihrem Einfluss auf die eigenen neuen Rollenmodelle betrachtet.
Sexualtherapie	Individuell oder als Paar; individuelle Terminanpassung	Meist basierend auf VT-Verfahren, d.h., Problemanalyse und Einüben von anderen Verhaltensweisen – hier im sexuellen Bereich – sind die zentralen Elemente der Therapie. Optimalerweise erfolgt die Sexualtherapie mit beiden Partnern gemeinsam. In der Regel erst mit größerem Abstand zur Entbindung sinnvoll.	Fokus auf Veränderungen durch Schwangerschaft und Geburt. Berücksichtigung von Geburtsverletzungen und Veränderungen des Körperbildes.

> **Unsere Meinung**
>
> Online-Therapien können gerade rund um Schwangerschaft und Entbindung eine Hilfe sein, v. a., wenn Frauen in der Schwangerschaft sich sehr schonen oder sogar liegen sollen, und auch postpartal, wenn Psychotherapietermine und Babybetreuung gar nicht so leicht zu organisieren sind. Psychoedukation (= Information zu den Störungsbildern und Behandlungsmöglichkeiten) sowie Achtsamkeits- und Entspannungsübungen werden bereitgestellt und erste therapeutische Techniken angewandt.
> Der Effekt der Arbeit in einer therapeutischen Beziehung kann online allerdings nicht erreicht werden. Bei schwerer Symptomatik ist ein direkter Kontakt zum Psychiater und/oder zur Psychotherapeutin nicht zu ersetzen.

Beratungsstellen

Nicht immer ist sicher, dass eine Frau mit psychischen Problemen rund um die Geburt eine längerfristige Psychotherapie benötigt. Schwangerenberatungsstellen, Frauenberatungsstellen, aber auch Familienplanungszentren und Familienberatungsstellen können oftmals zeitnah ein paar klärende, unterstützende und entlastende Gespräche anbieten. Vielleicht reichen diese schon aus. Zumindest können die meist sehr gut und oft auch psychotherapeutisch ausgebildeten psychosozialen Beraterinnen einschätzen, ob eine längerfristige Psychotherapie oder die Vorstellung bei einem Psychiater sinnvoll wäre.

Die Beratungsstellen haben häufig ein *Netzwerk*, in das sie Patientinnen weiterempfehlen können. Themen wie Schwangerschaftsverluste, finanzielle Unterstützung nach der Entbindung (Elterngeld, Unterstützung für Alleinerziehende, Unterstützung bei kranken oder behinderten Kindern), ungewollte Schwangerschaften, Partnerschaftsprobleme und Sexualität können in Beratungsstellen ebenfalls gut besprochen werden.

Zudem gibt es noch spezialisierte Beratungsstellen, die zu verschiedenen Themen Hilfe bereitstellen und die auch rund um die Geburt und postpartal Hilfestellung bieten. Zu nennen sind hier beispielsweise die Schrei-Baby-Ambulanzen, Beratungsstellen für Mehrlingseltern oder Essstörungen und Suchtberatungsstellen.

Viele dieser Beratungen sind kostenfrei, weil sie öffentlich, von kirchlichen Einrichtungen oder auch durch Spenden finanziert werden. Bei längerfristigen Beratungen wird meist ein kleiner Beitrag erhoben, der sich nach dem Einkommen der Hilfesuchenden richtet.

Nicht jede Psychotherapie ist für jeden geeignet

Ähnlich wie bei den Medikamenten ist nicht jedes Psychotherapieverfahren für jede Erkrankung oder für jede Patientin geeignet. Wird eine ungeeignete Therapieform eingesetzt, kann es zur psychischen Destabilisierung kommen. Die psychische Verfassung verschlechtert sich, oder Erlebtes wird in einer Weise wieder aktuell, dass die Betroffene damit trotz professioneller Hilfe nicht mehr zurechtkommt.

Besonders *psychotische Erkrankungen* dürfen nicht in jeder Weise psychotherapiert werden, da sonst möglicherweise ein Rückfall ausgelöst wird. Deshalb ist es immer wichtig, vorher mit der Psychotherapeutin zu besprechen, ob das jeweilige Verfahren geeignet ist. Auch allgemeine Informationsdienste, die Psychotherapeuten mit bestimmten Qualifikationen nennen können, geben Antwort auf diese Fragen.

Andererseits bedeutet aber eine *Veränderung* im Erleben oder Verhalten der Person, die die Psychotherapie in Anspruch nimmt, nicht immer eine unerwünschte Wirkung. Emotionale Aufgewühltheit, Weinen unter dem Eindruck einer gerade abgelaufenen Therapiestunde, Veränderungen im zwischenmenschlichen Verhalten etc. können durchaus die erforderlichen Schritte auf dem Weg zum gewünschten Therapieerfolg sein – auch wenn das beispielsweise in der Paarbeziehung Veränderungen nach sich zieht, die der Partner nicht immer nur begrüßt.

Um unerwünschte Nebenwirkungen zu vermeiden, ist es von besonderer Wichtigkeit, das richtige Therapieverfahren und vor allem eine qualifizierte Psychotherapeutin zu wählen. Wenn Sie sich in der Wahl der Psychotherapie nicht sicher sind, gilt dasselbe wie immer in solchen Fällen von Unsicherheit bezüglich einer Behandlung: *Holen Sie eine zweite Mei-*

nung ein. Und nutzen Sie auf jeden Fall die verfügbaren *Probestunden*, die am Beginn einer Psychotherapie stehen, um genau das herauszufinden: Ist die Art der Psychotherapie und die behandelnde Person für mich die richtige?

Eine glücklicherweise extrem seltene, aber doch erwähnenswerte Auswirkung einer Psychotherapie, die eigentlich nicht mehr zu den Nebenwirkungen, auf jeden Fall aber zu den unerwünschten Ereignissen gehört, sind *Grenzüberschreitungen* von Seiten der Psychotherapeutin bzw. des Psychotherapeuten. Solche Grenzüberschreitungen können sowohl körperlich als auch psychisch stattfinden, beispielsweise in Form unerlaubter körperlicher Kontaktaufnahme, aber auch in Form von Manipulation, Herabsetzung, Kränkung oder privaten Kontakten. Wenn Sie selbst in der Psychotherapie (oder bei anderen Behandlern bzw. Ärzten) solche Erfahrungen machen oder bereits gemacht haben, bei denen Sie sich nicht sicher sind, ob das alles so in Ordnung ist, können Sie sich bei der zuständigen Landesärztekammer bzw. Landespsychotherapeutenkammer beraten lassen, auch ohne zunächst Namen zu nennen.

Tipps zur Suche eines Psychotherapieplatzes

Von der Vielfältigkeit der psychotherapeutischen Verfahren und von der Notwendigkeit, bei der Suche nach einem Therapieplatz selbst aktiv zu werden, sollte man sich nicht abschrecken lassen. Hier noch einmal einige Tipps, wie es funktionieren könnte:

- Wenn man eine erste Probesitzung absolviert hat, kann man schon ganz gut einschätzen, ob »die Chemie« mit der Psychotherapeutin stimmt.
- Es spricht nichts dagegen, eine oder mehrere weitere Probesitzungen, auch bei einer anderen Psychotherapeutin, in Anspruch zu nehmen.
- Ein einfacher Weg führt über die Terminservicestelle der Kassenärztlichen Vereinigung, die einen ersten Termin vermittelt.
- Auch online kann man Therapieplätze suchen, z. B. unter www.psychotherapiesuche.de oder über die Landes- oder Bundespsychotherapeutenkammern.

- Beratungsstellen jeder Art sind zunächst einmal eine unkomplizierte Anlaufstelle und helfen weiter.

Psychopharmaka

Als Psychopharmaka werden alle Medikamente (= Pharmaka) bezeichnet, die eine Wirkung auf psychische Symptome haben. Dazu gehören Mittel gegen Depressionen (= Antidepressiva), gegen Psychosen (= Antipsychotika, früher auch als Neuroleptika bezeichnet), Beruhigungsmittel (= Sedativa oder Tranquilizer), Schlafmittel (= Hypnotika) und schließlich Medikamente, die zur Stimmungsstabilisierung bei länger andauernden Erkrankungen eingesetzt werden (= Stimmungsstabilisatoren bzw. Affektstabilisatoren).

In jeder der genannten Gruppen gibt es eine Vielzahl von Mitteln. Wenn neue Präparate hinzukommen, versprechen sie eine bessere Wirkung und/oder weniger Nebenwirkungen als vorhandene. Manchmal werden diese Erwartungen erfüllt, manchmal auch nicht. Welches der vielen zur Verfügung stehenden Medikamente Ihnen Ihr Arzt verordnet, hat auch mit den Erfahrungen aus seiner langjährigen Ausbildung und praktischen Anwendungserfahrungen zu tun. Deshalb reicht es nicht, den Beipackzettel oder Informationen im Internet zu lesen, um zu wissen, was im speziellen Fall gut und richtig ist. Und es ist nicht klug, das verordnete Medikament ohne Rücksprache abzusetzen oder gar nicht mit der Einnahme zu beginnen.

Ein Medikament einer Gruppe muss nicht unbedingt besser sein als ein anderes. Wichtig ist, dass es für die vorhandene Symptomatik – man spricht auch von Zielsymptomatik – geeignet ist und dass die Verträglichkeit gut ist. Beides wird der Arzt in regelmäßigen Abständen im Gespräch mit Ihnen überprüfen und dann eventuell Veränderungen vornehmen. Manche Patienten glauben, sie seien »Versuchskaninchen«, wenn solche Veränderungen erforderlich sind. Aber der Grund für solche Wechsel liegt in der Regel darin, dass Menschen sehr unterschiedlich auf einzelne Medikamente reagieren – sowohl die Wirkung als auch die Nebenwirkungen können sehr verschieden sein. Deshalb wird in der Forschung daran gearbeitet, in Zukunft vor der Therapieplanung bestimmte Tests zu machen, um herauszufinden, was die passende Therapie für den Einzelnen sein könnte. Allerdings ist das noch Zukunftsmusik.

Übrigens kann es zu *Beginn* einer medikamentösen Behandlung durchaus sogar einmal für kurze Zeit zur Verschlechterung kommen: Weil das Antidepressivum schlafanstoßend wirkt, ist man zusätzlich müde, während die depressive Stimmung sich noch nicht gebessert hat. Oder es tritt Unruhe auf, weil das Medikament eher den Antrieb steigert, während die depressiven Gedanken weiterhin da sind. Da hilft nur ein wenig Geduld, denn nicht alle Symptome einer psychischen Erkrankung reagieren zur gleichen Zeit auf die Behandlung. Wenn Sie unsicher sind, sprechen Sie es bei Ihrem Arzt an.

Merke

Unterschiedliche Menschen reagieren auf das gleiche Medikament sehr verschieden. Wenn das verordnete Präparate nicht ausreichend wirkt oder Nebenwirkungen verursacht: Bitte nicht einfach die Therapie abbrechen und die nächste Arztpraxis aufsuchen. Bitte sprechen Sie mit dem Arzt, der Ihnen das Rezept ausgestellt hat, und geben ihm eine Rückmeldung. Er wird eine andere Lösung finden.

Antidepressiva

Mittel gegen Depressionen werden als Antidepressiva bezeichnet, auch wenn sie nicht nur gegen Depressionen helfen, sondern beispielsweise bei Angststörungen, Zwangsstörungen oder bei einer PTBS zum Einsatz kommen. Depressionen sind jedoch das Haupteinsatzgebiet.

Die Wirkweise von Antidepressiva kann sehr unterschiedlich sein: Es gibt angstlösende und beruhigende Antidepressiva, antriebssteigernde und aktivierende Medikamente und auch Mittel, die zusätzlich zur Wirkung gegen Depressionen besonders gut bei Schlafstörungen, gegen Panikattacken oder gegen Zwangssymptome helfen.

Merke

Antidepressiva machen nicht abhängig!

Auch bei längerer Einnahme besteht die Gefahr der Abhängigkeit bei Antidepressiva nicht. Von *Abhängigkeit* spricht man, wenn die Einnahme einer Substanz in immer höheren Dosen erfolgen muss, um eine gleiche Wirkung zu erzielen (wie beispielsweise bei bestimmten Beruhigungsmitteln) oder wenn die Substanz benutzt wird, um eine bestimmte Wirkung zu erzielen (wie etwa eine euphorische Stimmung bei bestimmten Drogen). Antidepressiva arbeiten ebenso wie andere Psychopharmaka gegen die Ursachen einer psychischen Problematik, indem sie die biochemischen Prozesse im Gehirn beeinflussen und langfristig stabilisieren, also das *normale Gleichgewicht wieder herstellen.*

Manchmal machen Absetzeffekte Sorgen, doch die haben nichts mit Abhängigkeit zu tun. *Absetzeffekte* gibt es bei manchen Antidepressiva, die zwar insgesamt sehr gut verträglich sind, aber zu Beginn ausgeprägte Nebenwirkungen haben können und ebenso beim Absetzen vergleichbare Nebenerscheinungen auslösen (wie etwa Unruhe, Kopfschmerzen, Schwindel, Übelkeit). Ein wenig Geduld hilft sowie ein sehr langsames, stufenweises Eindosieren und Absetzen des Medikamentes.

Kommt es *nach* dem schrittweisen Absetzen eines Antidepressivums *erneut zu Symptomen*, die nicht nach wenigen Tagen verschwunden sind, dann ist das am ehesten ein Zeichen dafür, dass zu früh reduziert wurde und die Erkrankung noch aktiv ist. Dann sollte die Dosis wieder erhöht und das Absetzen auf einen späteren Zeitpunkt verschoben werden. Vermeiden kann man solche Effekte meist, wenn man die Regel beachtet, dass mindestens sechs Monate Symptomfreiheit bestehen sollte, bevor ein wirksames Medikament langsam ausgeschlichen wird.

Trizyklika, Tetrazyklika

Diese beiden Bezeichnungen beziehen sich auf die *chemische Struktur* bestimmter Antidepressiva, während bei neueren Substanzen das angesprochene *Rezeptorprofil* im Gruppennamen auftaucht (wie etwa bei ▶ SSRI im nächsten Abschnitt).

Die Gruppe der »Trizyklischen Antidepressiva« (= Trizyklika) ist eine Gruppe älterer, aber sehr wirksamer Antidepressiva, von denen es sowohl schlafanstoßende, beruhigende und angstlösende als auch antriebssteigernde Präparate gibt. Der bekannteste Vertreter dieser Gruppe ist das Amitriptylin, das auch ein wichtiger Baustein der Schmerztherapie ist.

Trizyklika können Nebenwirkungen wie Mundtrockenheit, Schwitzen, Kreislaufprobleme, Verstopfung etc. verursachen. In niedrigen Dosierungen werden diese Medikamente manchmal auch speziell gegen Schlafstörungen eingesetzt.

SSRI und andere neuere Antidepressiva

Bei der Entwicklung von Antidepressiva wird versucht, immer spezieller (= selektiver) auf die Botenstoffe im Gehirn (= Neurotransmitter bzw. Nervenüberträgerstoffe) zu wirken, die an bestimmten Störungen maßgeblich beteiligt sind. Zu nennen sind da beispielsweise das Serotonin- und das Noradrenalin-System bei Depressionen und Angststörungen oder der Dopamin-Stoffwechsel bei Psychosen. Das Ziel ist die Möglichkeit des gezielten Einsatzes auf bestimmte Symptome und die bessere Verträglichkeit.

Von den selektiv wirkenden Antidepressiva stellen die SSRI die größte Gruppe dar. SSRI ist die Abkürzung für »**S**elective **S**erotonin **R**euptake **I**nhibitor« (= Selektive Serotonin-Wiederaufnahmehemmer). Das sind Medikamente, die speziell das Angebot des Neurotransmitters Serotonin im Gehirn erhöhen.

Typische anfängliche *Nebenwirkungen* der SSRI sind Übelkeit, Erbrechen oder Durchfall, aber auch Kopfschmerzen und Unruhe. Gerade diese anfänglichen Symptome führen bei ängstlichen Menschen zu der Sorge, dass sich alles verschlechtert – denn die Wirkung ist noch nicht eingetreten.

Rechnen Sie bitte mit so etwas und fragen Sie bei Zweifeln den verordnenden Arzt.

In der Regel gehen Nebenwirkungen nach einigen Tagen der Einnahme vorbei und zwingen nicht zum Absetzen. Medikamente aus der Gruppe der SSRI sind insgesamt *gut verträglich* und werden häufig eingesetzt, auch bei peripartalen psychischen Störungen. Einige der Substanzen gehören in der Schwangerschaft und Stillzeit zu den Mitteln der Wahl (näheres dazu finden Sie unter www.embryotox.de).

Aber auch weitere neuere Antidepressiva mit etwas anderem Rezeptorprofil als die der SSRI-Gruppe, also einem etwas anderen Wirkschwerpunkt, zeigen eine gute Wirksamkeit und Verträglichkeit. Von Bedeutung ist, welches Medikament Ihr Arzt Ihnen für Ihre spezielle Problematik empfiehlt. Er wird Ihnen die Wirkweise des empfohlenen Medikamentes näher erläutern können und auch, warum er *dieses* Medikament für sinnvoll hält. Und wie gesagt: Nicht nur die Theorie ist bei dieser Auswahl von Bedeutung, sondern auch die praktische ärztliche Erfahrung und die Einschätzung Ihrer speziellen Situation – das alles kann nicht ersetzt werden durch eine Recherche in den Medien.

Johanniskraut als pflanzliches Antidepressivum

Besonders bei leichten Depressionen zeigen Johanniskraut-Präparate eine gute Wirkung (nach dem botanischen Namen der Johanniskraut-Pflanze auch als Hypericum bezeichnet). Dazu reichen allerdings die frei verkäuflichen Dragees nicht aus; bei der Behandlung mit Johanniskraut muss eine hohe Dosierung erreicht werden. Das ist auf jeden Fall so bei den Präparaten, die auf ärztliche Verordnung in der Apotheke zu erhalten sind und bei denen entsprechende Wirksamkeitsuntersuchungen durchgeführt wurden.

Pflanzliche Antidepressiva wirken ebenso wie synthetisch hergestellte Medikamente auf die Stoffwechselvorgänge im Gehirn, haben allerdings dabei eine schwächere Wirksamkeit. Deshalb sind meist hohe Dosierungen und eine längere Einnahmedauer bis zur Wirkung erforderlich. Es ist wichtig zu wissen, dass auch Johanniskraut *nicht nebenwirkungsfrei* ist; so kann es beispielsweise zu einer erhöhten *Lichtempfindlichkeit* oder zu *Zyklusstörungen* und einem Wirkverlust der Pille kommen.

> **Unsere Meinung**
>
> Für Schwangerschaft und Stillzeit liegen zu wenige Informationen vor, als dass man Johanniskraut-Präparate ohne weiteres als Alternative, vor allem nicht als *bessere* Alternative, zu anderen Antidepressiva empfehlen könnte.
> Dies gilt in gleichem Maße für weitere pflanzliche Mittel, die auf Lavendel, Baldrian, Hopfen o. ä. basieren. Nur weil die Präparate pflanzlich hergestellt werden, können sie trotzdem Auswirkungen auf das ungeborene bzw. gestillte Kind haben, über die bisher nicht ausreichend viel bekannt ist.
> Abgesehen davon können wir nur noch einmal unseren Appell wiederholen: Bitte nehmen Sie möglichst schnell nach Beginn der Symptome eine bewährte und ausreichend gut untersuchte medikamentöse und/oder psychotherapeutische Behandlungsmöglichkeit in Anspruch!

Cannabis-Produkte?

Die Anwendung von Cannabis-Produkten wird aktuell für eine Vielzahl von Beschwerden beworben, u. a. sollen sie auch gegen postpartale Depressionen helfen. Bei dem hauptsächlich eingesetzten Cannabidiol (= CBD, z. B. als CBD-Öl, Kapseln oder Spray) handelt es sich um einen Extrakt aus der Hanf-Pflanze, der anders als das im »Joint« enthaltene THC (= Tetrahydrocannabinol) keine berauschende Wirkung haben soll. Auch von Studien, die die Wirksamkeit von CBD bei postpartalen Depressionen belegen sollen, ist immer wieder die Rede. Deshalb wollen wir hier kurz Stellung dazu nehmen.
Da Cannabis-Extrakte allgemein eine angstlösende, beruhigende und schlaffördernde Wirkung haben sollen, ist es gut vorstellbar, dass sie auf depressive Symptome eine positive Wirkung haben, so wie manche ande-

ren pflanzlichen Substanzen auch. Allerdings gibt es bisher nur vorläufige Studien, die hoffen lassen, dass möglicherweise in Zukunft daraus eine Behandlungsalternative werden könnte. Bisher sind uns keine wissenschaftlichen Untersuchungen bekannt, die bestimmte Qualitätsstandards einhalten und eine antidepressive Wirksamkeit von Cannabis belegen.

Unsere Meinung

In der Schwangerschaft oder in der Stillzeit kann man eine unerforschte Substanz wie Cannabisöl keinesfalls empfehlen. Nach dem Abstillen ist ein Behandlungsversuch möglich. Wir sind allerdings der Meinung, dass bei ernsthaften Problemen eine seriöse ärztliche bzw. psychotherapeutische Behandlung klar den Vorrang haben sollte, deren Wirksamkeit belegt ist – auch um die Symptomatik möglichst bald zu beseitigen.

Den Cannabis-Konsum als »Joint« können wir auch außerhalb der Stillzeit keinesfalls empfehlen, Cannabis hat bei dieser Konsumart ein psychisches Abhängigkeitspotenzial und kann im Einzelfall in die Psychose oder Depression führen.

Antipsychotika

Mittel gegen jede Art von psychotischen Symptomen werden heute überwiegend als Antipsychotika bezeichnet. Diese Bezeichnung hat den früher gebräuchlichen Begriff »Neuroleptika« weitgehend abgelöst. Antipsychotika sind besonders gegen Wahn und Halluzinationen (= Sinnestäuschungen) sehr wirksam, aber auch gegen eine Vielzahl anderer psychischer Symptome. Manchmal werden Antipsychotika auch mit Antidepressiva kombiniert.

Antipsychotika machen nicht abhängig!

Die verschiedenen Antipsychotika haben sehr unterschiedliche Wirkungen; sie werden gezielt gegen bestimmte Symptome eingesetzt. So gibt es beispielsweise Medikamente, die ausgezeichnet gegen psychotische Symptome wie Wahn oder Halluzinationen wirken, aber kaum eine beruhigende Wirkung haben. Andere dagegen werden überwiegend zur Angstlösung und Beruhigung eingesetzt, haben aber kaum Auswirkungen auf die eigentlichen Psychose-Symptome. Wegen der unterschiedlichen Wirksamkeit werden manchmal auch verschiedene Präparate kombiniert.

Das fehlende Abhängigkeitspotential und die beruhigende und schlafanstoßende Wirkung machen den Einsatz bestimmter Antipsychotika übrigens auch als Ersatz für Beruhigungs- und Schlafmittel möglich, so etwa bei Depressionen und Angststörungen.

Typische und atypische Antipsychotika
Möglicherweise begegnet Ihnen die Bezeichnung »Atypika« oder »atypisches Antipsychotikum«. Darin enthalten ist die Abgrenzung gegen die »typischen« Antipsychotika (= Neuroleptika), die die erste Generation der Antipsychotika prägten. Einige Vertreter dieser typischen Antipsychotika haben heute immer noch ihren Stellenwert in der psychiatrischen Behandlung, vor allem in Notfallsituationen.

Ein großer Nachteil, den die klassischen (= typischen) Antipsychotika haben, sind die teils ausgeprägten Nebenwirkungen. Besonders die sogenannten extrapyramidalen Symptome (= EPMS) bei den typischen Antipsychotika beeinträchtigen Patienten oft sehr: Das an eine Parkinson-Erkrankung erinnernde »Parkinsonoid« mit Kleinschrittigkeit, Zittern und Steifigkeit in der Muskulatur ist für Betroffene sehr unangenehm. Ebenso wie die Bewegungsunruhe (= Akathisie), vor allem in den Beinen, sowie die unwillkürlichen Bewegungen im Zungen-Schlund-Bereich oder in Armen und Beinen zu Beginn (= Frühdyskinesien). Auch wenn diese Nebenwirkungen durch ein Gegenmittel gut zu vermindern sind, führen sie nicht selten dazu, dass Patienten diese Medikamente nicht einnehmen wollen. Das ist nachvollziehbar, zumal solche unwillkürlichen Bewegungen, die im Laufe der Behandlung auftreten können (= Spätdyskinesien), möglicherweise dauerhaft bleiben und fast immer alternative Medikamente verfügbar sind.

> **Unsere Meinung**
>
> Gerade die EPMS treten bei den neueren atypischen Präparaten gar nicht oder in sehr viel geringerem Maße auf, weshalb diese für Betroffene sehr viel angenehmer sind. Deshalb sind wir sehr skeptisch, wenn bei psychischen Störungen in der Schwangerschaft wegen der vermeintlich geringeren Gefahr für das Ungeborene eine gut wirksame Medikation mit einem neueren atypischen Präparat umgestellt wird auf eines der alten Medikamente aus der Gruppe der typischen Neuroleptika (wie etwa Haloperidol oder Benperidol). Und das obwohl mittlerweile vielfältige Erkenntnisse vorliegen, die den Einsatz von atypischen Antipsychotika auch in der Schwangerschaft und Stillzeit vertretbar machen! Bevor eine solche Umstellung erfolgt, die im Übrigen immer die Gefahr der Destabilisierung mit sich bringt, sollte man sich seriös informieren (s. www.embryotox.de).

Zu den Atypika gehören u.a. Medikamente wie Amisulprid, Aripiprazol, Quetiapin, Olanzapin, Risperidon und Ziprasidon. Zu deren Einsatzmöglichkeiten in der Schwangerschaft und Stillzeit finden sich ausführliche Informationen unter www.embryotox.de.

Beruhigungsmittel, Schlafmittel

Beruhigungsmittel (= Sedativa oder Tranquilizer) und Schlafmittel (= Hypnotika) werden sehr häufig eingesetzt, und zwar insbesondere zur Beruhigung und zur Verbesserung des Schlafes, aber auch zur Angstlösung. Dabei wirken sie zwar oft gut auf die Symptome, anders als die Antidepressiva und Antipsychotika beseitigen sie aber nicht die Ursache der Symptome (wie etwa ein Stoffwechselungleichgewicht im Gehirn oder psychologische Faktoren, bei denen Psychotherapie am ehesten hilft). Die größte Gruppe sind die Benzodiazepine, dazu gehören beispielsweise Diazepam, Alprazolam und Lorazepam.

Merke

Im Gegensatz zu Antidepressiva und Antipsychotika können Beruhigungsmittel und Schlafmittel *zur Abhängigkeit führen* – je besser die direkte Wirkung, umso höher die Gefahr der Abhängigkeit.

Wegen dieser Abhängigkeitsgefahr sollten Beruhigungsmittel und Schlafmittel immer nur nach ärztlicher Verordnung und nur für eine bestimmte Zeit eingenommen werden. Nach längerer Einnahme muss das Absetzen schrittweise erfolgen, um keine Entzugssymptome zu verursachen, wie etwa Unruhe, Zittern, Schlafstörungen etc.

Ebenfalls ist der Einsatz von Schlafmitteln aus der sogenannten Z-Gruppe (z. B. Zolpidem oder Zopiclon) nur begrenzt zu empfehlen, da sich auch dabei Gewöhnungseffekte einstellen können.

Eine gute Alternative zu Beruhigungs- und Schlafmitteln aus der Gruppe der Benzodiazepine sind bestimmte Antidepressiva und Antipsychotika, die in niedriger Dosierung eine gute beruhigende, angstlösende und schlafanstoßende Wirkung haben.

Stimmungsstabilisatoren

Als Stimmungsstabilisatoren (= Affektstabilisatoren oder Phasenprophylaktika) werden verschiedene Substanzen bezeichnet, die bei mehrfachem Auftreten von depressiven oder manischen Krankheitsepisoden zur Vorbeugung neuer Krankheitsphasen (= Prophylaxe) eingesetzt werden.

Lithium

Das älteste und wahrscheinlich bekannteste ist das Lithium, ein Spurenelement, das in ganz geringen Mengen auch natürlich im Körper vorkommt. Zur Vorbeugung affektiver oder schizoaffektiver Erkrankungen (die ja mit wiederholten Krankheitsphasen einhergehen können), muss es regelmäßig eingenommen werden und im Blut einen bestimmten Wert erreichen. Bei der Einnahme von Lithium in der Schwangerschaft gibt es ein *erhöhtes Risiko von Fehlbildungen*, besonders des Herzens. Trotzdem ist bei sorgfältiger Nutzen-Risiko-Abwägung (▶ Kap. 3 und www.embryo tox.de). die Fortführung der Behandlung in der Schwangerschaft möglich.

Antiepileptika

In den letzten Jahrzehnten wurde festgestellt, dass verschiedene Medikamente, die überwiegend bei der Epilepsie eingesetzt werden (auch als Antiepileptika oder Antikonvulsiva bezeichnet), ebenfalls eine vorbeugende Wirkung auf Phasen von Depression oder Manie haben. Das sind in erster Linie die Stoffe *Carbamazepin* bzw. *Oxcarbazepin* und *Valproinsäure* (= Valproat), aber auch über *Lamotrigin* liegen entsprechende Erfahrungen vor. Wundern Sie sich also nicht, wenn Ihnen ein »Mittel gegen Epilepsie« verschrieben wird. Auch diese Medikamente müssen übrigens im Blut einen bestimmten Wert erreichen, um vorbeugend zu wirken.

Allerdings gibt es ein Problem: einige dieser Antiepileptika führen zu einem *deutlich erhöhten Risiko für Fehlbildungen* beim Kind, vor allem wenn das Medikament in der Frühschwangerschaft eingenommen wird (genaue Informationen zu den einzelnen Substanzen s. www.embryotox.de).

Deshalb gilt allgemein: Carbamazepin und vor allem Valproat dürfen bei psychisch erkrankten Frauen im gebärfähigen Alter nur verordnet werden, wenn gleichzeitig eine *sehr sichere Verhütungsmethode* angewendet wird (z. B. eine Spirale).

Merke

Wegen des hohen Fehlbildungsrisikos beim Kind soll Valproat bei psychischen Erkrankungen vermieden werden bzw. darf nur bei sicherer Verhütung eingesetzt werden. Ist darunter eine Schwangerschaft entstanden, sind hochqualifizierte Ultraschalluntersuchungen des Herzens und des Zentralnervensystems beim Ungeborenen Teil der pränataldiagnostischen Maßnahmen.

Die Nebenwirkungen der verschiedenen stimmungsstabilisierenden Medikamente können sehr unterschiedlich sein, ebenso wie die Kontraindikationen (= Gegenanzeigen). Da hier nicht im Einzelnen darauf eingegangen werden kann, muss auf den Beipackzettel, auf Informationsbroschüren und das Gespräch mit Ihrem Arzt verwiesen werden.

Kontraindikationen

Als Kontraindikationen bzw. Gegenanzeigen werden Gründe bezeichnet, die *dagegensprechen*, ein bestimmtes Medikament oder eine ganze Gruppe von Präparaten einzunehmen. Diese Kontraindikationen sind von Medikament zu Medikament sehr unterschiedlich. Viele körperliche Erkrankungen gehören dazu, wie etwa Herzerkrankungen oder bestimmte Stoffwechselerkrankungen. Da die Medikamente entweder über die Nieren ausgeschieden oder über die Leber abgebaut werden, zählen Einschränkungen der Nierenfunktion oder Erkrankungen der Leber meist dazu.

Informationen über Kontraindikationen sind immer dem Beipackzettel der Medikamente zu entnehmen. Bei Unsicherheit sollten Sie noch einmal beim Arzt nachfragen, aber nicht einfach auf die Einnahme des Medikamentes verzichten.

Relative oder absolute Kontraindikation

Unterschieden wird zwischen einer »relativen« und einer »absoluten« Kontraindikation. Dabei bedeutet »absolute Kontraindikation«, dass dieses Medikament beim Vorliegen einer bestimmten Störung *überhaupt nicht* und unter keinen Umständen gegeben werden darf – z. B., weil sich sonst die gesundheitliche Situation noch verschlechtern könnte. »Relative Kontraindikation« dagegen bedeutet, dass eine *sorgfältige Nutzen-Risiko-Abwägung* erfolgen muss, ob der Nutzen des Medikamentes ein eventuelles Risiko überwiegt. Das bedeutet also, dass man nach sorgfältiger Prüfung und wenn kein anderes gleichwertiges Medikament als weniger gefährlich einzuschätzen ist, ein solches Präparat geben kann.

Auch die Gabe in der Schwangerschaft und Stillzeit gehört zu den relativen Kontraindikationen.

(Relative) Kontraindikation Schwangerschaft

Aus den Medien ist mittlerweile geläufig, dass neue Medikamente erst nach einer Reihe von Prüfungen zugelassen werden. Dazu gehören unter anderem die sogenannten klinischen Prüfungen, bei denen zunächst freiwillige gesunde Probanden und später dann Patienten mit der Erkrankung, für die das Medikament entwickelt wurde, nach vorheriger Aufklärung dieses Medikament einnehmen und Wirkung sowie Nebenwirkungen genau registriert werden.

Da Medikamente in entsprechenden Prüfungen prinzipiell nicht bei schwangeren Frauen eingesetzt werden dürfen, gilt für fast alle Medikamente: Es gibt keine Studien, die ihre Ungefährlichkeit belegen, und deshalb werden sie oft als »in der Schwangerschaft kontraindiziert« bezeichnet. Nur selten ist das aber eine »absolute« Kontraindikation; meist ist es eine »relative Kontraindikation«, d. h., *nach sorgfältiger Nutzen-Risiko-Abwägung* kann das Medikament doch gegeben werden (▶ Kap. 3).

Für eine Reihe von Medikamenten gibt es eine größere Zahl sorgfältig gesammelter Fallbeobachtungen von Frauen, die unbeabsichtigt unter einem Medikament schwanger geworden sind oder die es bewusst nach sorgfältiger Nutzen-Risiko-Abwägung in der Schwangerschaft eingenommen haben. Die Kinder werden untersucht, Informationen in nationalen und internationalen Registern gespeichert und zusammengeführt. Und insgesamt kann man sagen: Für kein Medikament, das typischerweise bei psychischen Erkrankungen eingesetzt wird, also für kein Psychopharmakon, gibt es Erfahrungen, die zu einer absoluten Kontraindikation in der Schwangerschaft führen.

Merke

In Deutschland werden bei »Embryotox« alle diese Informationen zusammengetragen und die verfügbaren Studien bewertet. Auf dieser Basis werden dort Beratungen zur Behandlung in der Schwangerschaft

vorgenommen. Hinter Embryotox versteckt sich das »Institut für Pharmakovigilanz- und Beratungszentrum für Embryonaltoxikologie der Charité-Universitätsmedizin Berlin«.
Weitere Informationen (auch zu Beratungsmöglichkeiten): www.embryotox.de

Medikamenteneinnahme als Grund für einen Schwangerschaftsabbruch?

Selbst wenn ein Medikament eingenommen wurde, das prinzipiell Fehlbildungen verursachen kann oder über das man kaum etwas weiß, ist das kein Grund für ein *sofortiges Absetzen der Medikamente* oder für einen *Schwangerschaftsabbruch*. Mit den heute möglichen Ultraschalluntersuchungen kann man Fehlbildungen des Gehirns oder anderer Organe meist schon früh in der Schwangerschaft nachweisen; genauso kann man damit zeigen, dass sich offenbar alles normal entwickelt und dass kein Grund zur Sorge besteht. Es bleibt natürlich ein Restrisiko, dass »nicht sichtbare« Schäden bestehen – aber ein solches Risiko besteht letzten Endes auch bei Schwangerschaften ohne Medikamenteneinnahme.

Ein Schwangerschaftsabbruch in einer solchen Situation folgt den üblichen gesetzlichen Regeln.

(Relative) Kontraindikation Stillen

Wenn die Mutter stillt, gehört das bei den meisten Medikamenten zu den relativen Kontraindikationen, weil Medikamente i.d.R. in die Muttermilch und damit zum Kind übergehen, wenn auch meist nur in geringem Maße. Es gilt im Wesentlichen dasselbe Prinzip der Nutzen-Risiko-Abwägung wie in der Schwangerschaft. Dabei müssen mögliche Auswirkungen des Medikamentes auf das Kind gegen die positiven Auswirkungen des Stillens auf die gesundheitliche Entwicklung des Kindes (wie etwa bessere Immunabwehr, Verhinderung von Allergien etc.) als auch für die Entwicklung der Mutter-Kind-Bindung gegeneinander abgewogen werden.

Ebenso wenig wie für die Schwangerschaft gibt es für die Stillzeit Studien zu den möglichen Auswirkungen, weshalb kein Medikament eine Zulassung für die Stillzeit hat. Die entsprechenden Informationen auf dem Beipackzettel sind also unter dieser Voraussetzung zu lesen. Für sich alleine genommen stellen Beipackzettel keine verlässliche Grundlage für eine Entscheidung über das Stillen dar. Jeweils aktuell sind jedoch die Informationen zu den Einzelsubstanzen, die sich unter www.embryotox.de finden.

Wenn eine Mutter schon vor oder während der Schwangerschaft behandelt wurde, sollte im Rahmen der Geburtsplanung bereits vor der Entbindung überlegt werden, wie nach der Entbindung mit dem Thema »Stillen und Medikamente« umgegangen werden soll. Möglicherweise bietet sich eine rechtzeitige Umstellung des Präparates an. Auch andere Strategien, wie etwa ein teilweises Zufüttern zum Stillen, können bereits vorher überlegt werden. Dieses teilweise Stillen bringt dem Kind immer noch die positiven Effekte, wie etwa die Verbesserung der Immunabwehr.

Wenn erst nach der Entbindung mit der Behandlung begonnen wird, kann von Anfang an das Medikament gewählt werden, bei dem die meisten Erfahrungen während der Stillzeit vorliegen und bei dem keine besonderen Risiken bekannt sind (Infos zu den einzelnen Substanzen s. www.embryotox.de).

Auf jeden Fall sollte immer der behandelnde Kinderarzt gefragt werden, ob von Seiten des Kindes etwas gegen das Stillen unter Medikamenten spricht; das könnten beispielsweise gesundheitliche Probleme beim Kind sein. Außerdem muss auf Nebenwirkungen beim Kind geachtet werden.

Es gibt allerdings Krankheitszustände, die so ausgeprägt sind, dass schon alleine deshalb das *Abstillen* sinnvoll ist; das sind am ehesten Psychosen bzw. manische Episoden. Auch wenn die Mutter durch monatelanges Stillen körperlich sehr angegriffen ist oder wenn das Stillen »nur noch Stress« ist, sollte nicht lange mit dem Abstillen gezögert werden. Das sollte dann aber möglichst »natürlich« erfolgen, da Medikamente, die die Beendigung der Milchproduktion beschleunigen, die psychische Situation verschlechtern können (zu nennen ist hier vor allem *Bromocriptin*). Bei der nichtmedikamentösen Unterstützung des Abstillens kann die Hebamme beratend tätig werden.

Nebenwirkungen von Psychopharmaka

Da Medikamente heute vor ihrer Zulassung sehr sorgfältig auf ihre Nebenwirkungen geprüft werden, ist die Liste der möglichen unerwünschten Wirkungen auf dem Beipackzettel meist sehr lang und auch etwas einschüchternd – selbst für Ärzte und Apothekerinnen. Bei genauerer Betrachtung liegt die Wahrscheinlichkeit solcher Nebenwirkungen meist unter 10% und oft sogar unter 1%. Außerdem sind viele der möglichen Begleiteffekte eher harmloser Natur.

Im Zweifelsfall gilt bei Unsicherheiten: »Fragen Sie Ihren Arzt oder Apotheker«. Es ist nicht sinnvoll, einfach ein Medikament nicht einzunehmen, weil der Beipackzettel Angst auslöst, und vielleicht sogar die ärztliche Behandlung abzubrechen. Der verschreibende Arzt kennt diese Nebenwirkungen und wird sich bei der Verordnung etwas gedacht haben. Also: Fragen Sie ihn, und sprechen ihn auch an, wenn Sie nach der Beratung in der Apotheke oder Äußerungen von anderen Ärzten bzw. Ihrer Psychotherapeutin verunsichert sind.

Untersuchungen vor und während der Medikamenteneinnahme

Auch bei psychischen Erkrankungen ist vor Beginn einer Behandlung mit Medikamenten eine sorgfältige Erhebung der körperlichen Befunde und bestimmter Laborwerte erforderlich. Dies ist schon deshalb von Bedeutung, weil auch körperliche Erkrankungen die Symptome einer Depression imitieren können (so etwa eine Schilddrüsenunterfunktion, Blutarmut oder ähnliches). Auch im Verlauf der Therapie können regelmäßige Kontrolluntersuchungen erforderlich sein, wie etwa Überprüfung der Leber- und Nierenwerte, des Blutbildes und des Blutzuckers sowie EKG-Kontrollen. Die Häufigkeit und Art dieser Untersuchungen kann bei verschiedenen Erkrankungen und Medikamenten sehr unterschiedlich sein und wird ärztlich festgelegt.

Hormone

Gerade im Zusammenhang mit postpartalen psychischen Störungen stellt sich die Frage, ob Hormone eine Rolle bei der Verursachung spielen und ob man durch die Gabe von Hormonen solche Störungen beseitigen kann. Auch als Vorbeugung gegen das Wiederauftreten einer Störung bei der nächsten Entbindung sind Hormone immer wieder im Gespräch. Die wichtigsten Hormone, die im Zusammenhang mit postpartalen psychischen Störungen diskutiert werden, sind Progesteron und Östrogen.

Progesteron

Bereits in den 1960er-Jahren wurden mit der Gabe von Progesteron als Zäpfchen bei postpartalen Depressionen erste Studien durchgeführt; über gute Therapieerfolge und einen vorbeugenden Effekt wurde berichtet. Allerdings konnten später durchgeführte Therapiestudien diese Effekte nicht belegen, so dass sich diese Behandlung nicht durchgesetzt hat. Auch die Verschlechterung einer postpartalen Depression ist nicht auszuschließen.

Dennoch gibt es immer wieder Frauen, die Progesteron eingenommen haben, nachdem sie bereits eine postpartale Depression bei einer früheren Entbindung erlitten haben, und die damit positive Erfahrungen gemacht haben. Im Einzelfall spricht deshalb nichts dagegen, wenn ein solcher Versuch unternommen wird. Ansprechpartnerin dafür ist die Gynäkologin.

Brexanolon

Ein Stoffwechselprodukt von Progesteron ist Allopregnanolon, ein ebenfalls auf den Hirnstoffwechsel wirksames Hormon, dem bei der Entstehung von postpartalen Depressionen Bedeutung beigemessen wird. Unter dem Substanznamen Brexanolon wurde 2020 in den USA ein Medikament zur Behandlung von Depressionen zugelassen, das dem Hormon Allopregnanolon entspricht; ob und wann das in Deutschland bzw. Europa der

Fall sein wird, ist nicht abzusehen. Der Vorteil ist die rasche Wirksamkeit, wenn über zweieinhalb Tage eine Infusion mit der Substanz gegeben wurde. Nachteile sind die dafür notwendige stationäre Aufnahme in einer Klinik und die fehlende Möglichkeit der Weiterbehandlung, um einen Rückfall zu vermeiden.

Östrogen

Die Gabe von Östrogenen bei postpartalen psychischen Störungen ist eher neueren Datums, und zwar nachdem sich in anderen Zusammenhängen die stimmungsstabilisierende und antidepressive Wirkung von Östrogenen gezeigt hat (wie etwa in den Wechseljahren). Erste Studien bei postpartalen Depressionen und auch Psychosen klingen vielversprechend. Allerdings sind diese Therapiestrategien noch nicht so weit untersucht, dass von einer allgemeinen Wirksamkeit ausgegangen werden kann.

Aber auch hier gilt: Gibt es im Einzelfall Hinweise auf einen besonders ausgeprägten Östrogenmangel in der Zeit nach der Entbindung (was am besten die Frauenärztin beurteilen kann), dann ist auch der Versuch einer Östrogen-Behandlung sinnvoll (beispielsweise als Creme, die über die Haut aufgenommen wird, oder in Form eines Östrogen-Pflasters).

Schilddrüsenhormone

Schilddrüsenfunktionsstörungen sind im Zusammenhang mit Schwangerschaft und Entbindung recht häufig. Da Unterfunktionen auch zu Depressionen führen können, gehört die Kontrolle der Schilddrüsenfunktion und ggf. die Verordnung eines Schilddrüsenhormons vor die Verordnung eines Antidepressivums.

In der Psychiatrie gehört die Kontrolle der Schilddrüsenhormone zur Routine, da eine Unterfunktion zu einer Vielzahl von Symptomen führen kann, wie sie bei psychischen Störungen vorkommen. Im Übrigen gibt es da auch den Einsatz von Schilddrüsenhormonen bei ansonsten therapieresistenten Depressionen (die also auf Antidepressiva nicht ausreichend ansprechen).

Andere Therapieformen

In den folgenden Abschnitten sollen noch einige wenige andere Therapieformen vorgestellt werden, die man alle zu den »biologischen« Methoden rechnen kann und die wissenschaftlich untersucht sind. »Alternative« Behandlungsformen, wie etwa Akupunktur, Homöopathie etc. sind hier nicht Thema.

Lichttherapie

Zur genaueren Erforschung der Lichttherapie (= Phototherapie) führte in den 1980er-Jahren die Feststellung, dass in nördlichen Ländern in den lichtarmen Monaten bestimmte Formen von Depressionen häufiger sind: Es wurde der Begriff »saisonal-abhängige affektive Störung« geprägt, umgangssprachlich auch als »Winterdepression« bezeichnet. Die Folge war der Versuch, das natürliche Licht durch besondere Lichtlampen zu ersetzen, was bei bestimmten Depressionsformen tatsächlich zum Therapieerfolg führte.

Zwischenzeitlich sind entsprechende Tageslichtlampen für den täglichen Einsatz zuhause im Handel verfügbar. Ob sich die Krankenversicherung an den Kosten beteiligt, muss jeweils abgeklärt werden, allerdings sind diese Lampen heute durchaus erschwinglich.

Um antidepressive Medikamente bei schwangeren oder stillenden Frauen einzusparen, gibt es Versuche mit Lichttherapie bei Depressionen nach der Entbindung. Einige kleinere Studien zeigten gute Ergebnisse. Im Einzelfall könnte es sinnvoll sein, eine solche Lichttherapie durchzuführen. Wenn Sie das Gefühl haben, dass Sie besonders in der dunklen Jahreszeit für depressive Verstimmungen empfänglich sind, sollten Sie die Frage bei Ihrem Psychiater ansprechen.

Transkranielle Magnetstimulation

Bei der Methode der **T**ranskraniellen **M**agnet**s**timulation (TMS) handelt es sich um ein Verfahren, das seit Anfang der 1990er-Jahre bei depressiven

Störungen systematisch erforscht wird. Bei der rTMS werden wiederholt bestimmte Teile des Großhirns von außen über die Schädeldecke durch ein Magnetfeld stimuliert, was völlig schmerzfrei ist. Das r bei rTMS steht dabei für repetitiv (= wiederholt).
Mittlerweile gibt es gute Belege für die Wirksamkeit der rTMS bei bestimmten Depressionen. Vor allem kommt es bei sogenannten therapieresistenten Depressionen im stationären Rahmen zum Einsatz, d. h. bei Depressionen, die auf andere therapeutische Verfahren nicht ausreichend ansprechen. Da dies in der Regel bei peripartalen Depressionen nicht der Fall ist und das Verfahren nicht zu den Regelleistungen der gesetzlichen Krankenversicherungen gehört, spielt es bei der Behandlung von Depressionen in der Schwangerschaft und nach der Entbindung bisher keine wesentliche Rolle. Allerdings scheinen erste Studien vielversprechend.

Eine neue, verwandte Entwicklung, die möglicherweise eine nichtmedikamentöse Behandlungsmöglichkeit auch für peripartale Depressionen mit sich bringen wird, ist die Transkranielle Gleichstromstimulation (**tDCS** für »**t**ranscanial **d**irect **c**urrent **s**timulation«). Diese Methode hätte auch den Vorteil, dass sie nach entsprechender Anleitung im häuslichen Umfeld erfolgen kann.

Elektrokrampftherapie

Die **E**lektro**k**rampf**t**herapie (EKT) wird in Deutschland als Reserveverfahren eingesetzt, wenn Antidepressiva oder Antipsychotika nicht ausreichend wirken. Man spricht dann auch von »therapieresistenten« Depressionen oder Psychosen. Bei bestimmten schweren Formen von Psychosen nach der Entbindung kann der Einsatz der Elektrokrampftherapie sinnvoll sein.

Bei der EKT wird unter einer kurzen Vollnarkose durch vorübergehende elektrische Stimulation im Bereich des äußeren Schädels etwas ähnliches wie ein epileptischer Anfall ausgelöst, der allerdings wegen der medikamentös herbeigeführten Muskelentspannung keine äußeren Auswirkungen hat und nur in der Ableitung der Hirnströme sichtbar wird. Es wird davon ausgegangen, dass die erforderliche kurze Narkose und die Gabe eines muskelentspannenden Medikamentes dem Kind nicht schaden.

Nach der Behandlung zeigt sich in der Regel eine Besserung der depressiven Stimmung bzw. ein Rückgang der bestehenden psychotischen Symptomatik. Ein entscheidender Nachteil der EKT ist, dass ihre Wirkung meist nicht anhält, so dass nicht selten eine Serie von Behandlungen erfolgen muss oder zusätzlich eine medikamentöse Therapie erforderlich ist.

Unsere Meinung

Wir hoffen, mit diesem umfangreichen Kapitel zu den Behandlungsmöglichkeiten allen Betroffenen und Angehörigen Mut machen zu können. Unterstützung, Hilfe und effektive Maßnahmen sind verfügbar. Je früher sie eingesetzt werden, umso schneller klingen die Symptome ab und umso weniger Einfluss haben sie auf alle Beteiligten.

Wir erleben im Übrigen immer wieder, dass Frauen, Paare und Familien aus einer solchen Krise gestärkt hervorgehen.

6 Häufig gestellte Fragen

… rund um die Erkrankungen

Die meisten Problembereiche, die hier im Zusammenhang mit häufig gestellten Fragen angesprochen werden, waren bereits Thema in einem früheren Kapitel dieses Buches. Darauf möchten wir verweisen, wenn Sie sich noch näher informieren wollen.

Warum ist über peripartale psychische Probleme so wenig bekannt?

Eigentlich wissen wir sehr viel über die psychischen Probleme, die peripartal, also rund um Schwangerschaft und Entbindung, auftreten können. »Wir« bedeutet in diesem Fall aber die Expertinnen und weniger die Betroffenen und ihre Angehörigen. Vor allem Depressionen sind zwar zunehmend häufiger Thema in den Medien, dennoch gilt allgemein das Bild des leistungsfähigen, lebensfrohen und effektiven Menschen als Ideal in unserer leistungsorientierten Gesellschaft. Ähnlich ist es im Zusammenhang mit Schwangerschaft und Entbindung, wobei die »glücklichen« Schwangeren und Mütter im Vordergrund stehen, so etwa in der Werbung.

Auch von Frauenärztinnen und Hebammen, in Geburtsvorbereitungskursen sowie in Büchern und Medien zum Thema wird nach wie vor zurückhaltend auf mögliche ernsthafte psychische Probleme nach der Entbindung hingewiesen – vielleicht, weil man die Frauen nicht verunsichern möchte. Dabei zeigt die Erfahrung, dass etwas viel weniger Angst macht, wenn man darauf vorbereitet ist; wenn man weiß, dass es »ganz normal« sein kann und dass viele andere Menschen auch damit kämpfen.

Sind psychische Probleme nach einer Entbindung heute häufiger als früher?

Nein, zumindest der Babyblues, die Psychosen und auch sehr schwere Formen von Depressionen haben sich in ihrer Häufigkeit nicht verändert. Bei den leichteren Depressionsformen wird allerdings ein Einfluss der modernen Industriegesellschaft diskutiert, in der Frauen oftmals einer besonderen Belastung durch gleichzeitige Berufstätigkeit und Mutterschaft ausgesetzt sind. Auch das Fehlen von Unterstützung durch Eltern oder sonstige Angehörige in der engen Umgebung trägt wohl dazu bei. Früher fanden Frauen in der Großfamilie Unterstützung; wenn eine Mutter nach der Entbindung krank wurde oder überfordert war, konnte ihre Versorgung und die Pflege des Neugeborenen von der Großmutter oder anderen weiblichen Angehörigen übernommen werden. Heute führt der Ausfall der Familienmutter oft zu großen organisatorischen Schwierigkeiten, da nur noch selten mehrere Generationen zusammenleben und der Partner meist seinen Beruf nicht so ohne Weiteres zurückstellen kann.

Woran erkenne ich, dass bei mir eine Depression oder Psychose beginnt?

Zu Beginn einer *Psychose* treten meist Symptome auf, die auch die betroffene Mutter selbst als »nicht normal« einordnen kann, wie etwa ausgeprägte Schlafstörungen, Unruhe, eine unbestimmte Angst, Wahrnehmungsveränderungen, Geräuschempfindlichkeit, ein Gefühl der Unwirklichkeit oder ähnliches. Wenn solche Symptome vorhanden sind, sollte man sich auf jeden Fall zur Untersuchung bei einem Psychiater vorstellen. Hat die Psychose erst einmal ihr volles Ausmaß erreicht, erkennen Betroffene das Krankhafte meist nicht mehr, weil eine veränderte Realitätswahrnehmung besteht. Spätestens dann ist eine betroffene Mutter auf die Wahrnehmung von Angehörigen angewiesen, die auch die Behandlung organisieren müssen – in der Regel in einer psychiatrischen Klinik.

Die Abgrenzung *depressiver Symptome* von normalen Erschöpfungserscheinungen macht in anderer Weise Schwierigkeiten: Man kann zwar selbst sehr gut diese Symptome wahrnehmen, daran ändert sich auch nichts, wenn die Depression schlimmer wird. Das Hauptproblem ist aber die Abgrenzung von »normalen« Veränderungen nach der Entbindung. Wann handelt es sich noch um Auswirkungen der neuen Lebenssituation, um Zeichen der körperlichen Belastung durch Schwangerschaft und Geburt oder um Folgen des veränderten Lebensrhythmus mit häufiger Schlafunterbrechung und Schlafmangel? Auch diesbezüglich kann letzten Endes nur die Betrachtung der Gesamtsituation Aufschluss geben, am besten erfolgt diese im Rahmen einer psychiatrischen Untersuchung.

Ist der Einsatz der EPDS als Fragebogen zur Selbstbeurteilung sinnvoll?

Ja, denn die EPDS gibt die Möglichkeit einer ersten Selbstbeurteilung. Und man bekommt einen Hinweis darauf, wie ausgeprägt eine depressive Verstimmung ist und ob weitere Maßnahmen angezeigt sind. Dabei handelt es sich um die EPDS, die bei www.schatten-und-licht.de heruntergeladen werden kann.

EPDS steht für **E**dinburgh **P**ostnatal **D**epression **S**cale. Es ist ein Selbstbeurteilungsfragebogen, mit dem durch die Beantwortung von 10 Fragen die stimmungsmäßige Befindlichkeit nach der Entbindung eingeschätzt und in einen Zahlenwert »übersetzt« werden kann.

Studien haben gezeigt, dass etwa jede zweite Frau, die in der EPDS einen Wert von 10 bis 12 überschreitet, tatsächlich eine behandlungsbedürftige Symptomatik hat. Je höher der Wert, umso höher diese Wahrscheinlichkeit. Nach unserer Erfahrung weisen Werte ab 18 oder 19 schon recht klar auf eine krankheitswertige Symptomatik hin, bei der auf jeden Fall Hilfe in Anspruch genommen werden sollte.

Die EPDS wurde ursprünglich für den Einsatz nach der Entbindung entwickelt (deshalb auch das Wort postnatal im Namen), aber auch in der Schwangerschaft ist der Einsatz jederzeit möglich. In den meisten Studien zum Thema peripartale Depressionen kommt die EPDS zum Einsatz, auch wenn es um Depressionen bei Vätern geht. Für Verlaufsmessungen ist sie ebenfalls geeignet, beispielsweise um den Einfluss einer Behandlung zu erfassen. Es wird zunehmend versucht, die EPDS als sogenanntes Screening-Instrument breit einzusetzen, um möglichst frühzeitig Frauen zu erfassen, die postpartale psychische Probleme haben. Möglicherweise wird Ihnen deshalb dieser Fragebogen auch von Ihrer Hebamme, Ihrer Frauenärztin oder Ihrem Kinderarzt vorgelegt.

Wichtig: Mit der EPDS werden depressive und damit verwandte Symptome erfasst, es wird jedoch *keine* Diagnose gestellt. Ganz korrekt kann man damit also *keine* postpartale Depression, sondern nur eine postpartale depressive Symptomatik feststellen. Gleiches gilt für den Einsatz in der Schwangerschaft.

... zum »eigenen Anteil« an den Problemen

Warum ich?

Genauso wie bei anderen Erkrankungen fragt man sich das natürlich, wenn man betroffen ist. Es gibt letzten Endes keine befriedigende Antwort auf diese Frage. Man kann allenfalls darauf hinweisen, dass es eine Gruppe von Menschen gibt, die »von Natur aus« oder aufgrund ihrer Lebensgeschichte eine gewisse Empfindlichkeit bzw. Empfänglichkeit für Depressionen haben. In der Fachsprache wird das »Vulnerabilität« genannt; das bedeutet aber nur eine etwas höhere Bereitschaft als bei anderen Menschen, mit depressiven oder anderen psychischen Symptomen zu reagieren, vor allem in Zeiten besonderer Belastungen.

Meist macht es wenig Sinn, über die Frage »Warum ich?« nachzudenken, weil man darauf kaum eine erschöpfende Antwort finden wird. Auch die psychiatrische Wissenschaft, die nach Vorhersagemerkmalen für psychische Störungen sucht, kann lediglich für große Gruppen Betroffener bestimmte Merkmale herausarbeiten, die darin überzufällig häufig auftreten (wie etwa belastende Lebenssituationen und traumatische Vorerfahrungen, psychische Erkrankungen in der engeren Familie, bestimmte Persönlichkeitsmerkmale etc.). Welche Faktoren bzw. welche Kombination von Faktoren im Einzelfall den Ausschlag gegeben haben, lässt sich dagegen in der Regel nicht belegen.

Viel hilfreicher ist es, die eigenen Kräfte darauf zu richten, die Depression bzw. die psychische Problematik möglichst bald zu bewältigen und vielleicht für die Zukunft gewisse »Vorsichtsmaßnahmen« zu entwickeln. Dazu kann beispielsweise gehören zu erkennen, welche Belastungen man sich zutrauen kann, wie man Überforderung verhindert, wie man sich Unterstützung holen kann und welche Behandlungsmöglichkeiten helfen können.

Was habe ich falsch gemacht?

Diese Frage stellen sich alle depressiven Menschen. Es gehört zur Depression, dass man zunächst die Schuld bei sich sucht und sich selbst für unfähig und schlecht hält. Wenn Menschen aus der Umgebung auf positive Eigenschaften und Erfolge hinweisen, denken manche Depressive sogar, sie würden überschätzt oder sie könnten ihre schlechten Eigenschaften eben gut verbergen. Bis dahin erlebte Erfolge werden als Zufall abgetan oder kleingeredet. Depressive Menschen meinen auch nicht selten, das eigene Versagen sei bisher einfach nicht entdeckt worden.

So ist es nur natürlich, dass auch Mütter mit einer Depression nach der Entbindung denken, sie hätten etwas falsch gemacht oder sogar, dass sie »alles« falsch machen würden und als Folge jetzt depressiv seien. Es ist aber nicht persönliches Versagen oder die Folge eines persönlichen Fehlers, wenn man depressiv wird. Betroffene gehören leider zu der Gruppe von Menschen, die eine erhöhte Empfindlichkeit für Depressionen haben, und an dieser Vulnerabilität tragen sie ebenfalls selbst keine Schuld.

War es ein Fehler, ein Kind zu bekommen?

Auch wenn Frauen vor der Geburt bzw. vor der Schwangerschaft ganz sicher waren, dass sie gerne ein Kind wollen und dass sie das gut überlegt haben, treten im Rahmen einer Depression nach der Entbindung nicht selten solche Gedanken auf. Frauen zweifeln an sich, trauen sich plötzlich nicht mehr zu, eine gute Mutter zu sein. Manchmal führen sie auch ihren schlechten Zustand darauf zurück, dass ihnen die Arbeit fehlt, und denken darüber nach, dass es besser gewesen wäre, im Beruf zu bleiben und kein Kind zu bekommen. Es handelt sich um Zweifel, die aus der Depression entstehen, weil man naturgemäß nach Ursachen und Erklärungen für den eigenen schlechten Zustand sucht, und zwar vor allem bei sich selbst.

Im Extremfall können Gedanken auftreten wie »Wie wäre es, wenn mein Kind eine andere Mutter hätte; wäre es vielleicht besser, wenn ich selbst nicht mehr lebe? Dann könnte mein Mann eine neue Partnerin finden, und das Kind bekäme endlich eine richtige Mutter«. Diese Gedanken sind natürlich geprägt von einer irrealen depressiven Wahrnehmung, von der Beurteilung der Situation durch die »dunkle Brille« der Depression, die alles trübe und hoffnungslos erscheinen lässt. Spätestens wenn solche Gedanken auftreten, ist es wirklich Zeit, psychiatrische Hilfe zu suchen. Denn dann ist die Depression schon so weit fortgeschritten, dass professionelle Hilfe erforderlich ist, damit nicht weitere Komplikationen auftreten.

Die gute Nachricht: Diese Zweifel sind bald wieder verschwunden, wenn die Depression abgeklungen und das alte Lebensgefühl wieder da ist. In dem Zusammenhang noch einmal der Hinweis: Je früher die Behandlung beginnt, umso schneller ist das »alte Ich« wieder da.

Warum sieht bei anderen Müttern immer alles so einfach aus?

Es ist eine typische menschliche Eigenschaft, dass man denkt, andere Menschen hätten viel weniger Probleme als man selbst. Besonders ausgeprägt ist das bei Müttern, die wenige Wochen oder Monate vorher ihr erstes Kind geboren haben. Immer noch gibt es Unsicherheiten und Zweifel, ob sie alles richtig machen, welchen Ratschlägen sie folgen sollen. Wenn dann noch Depressionen oder andere psychische Probleme hinzukommen, ist die Schlussfolgerung fast zwangsläufig: »Alle anderen Mütter kriegen das besser hin als ich, bei denen sieht immer alles ganz einfach aus«.

Allerdings ist eine weitere menschliche Eigenschaft, dass man Probleme gerne versteckt, nicht möchte, dass andere davon erfahren. Und deshalb werden Sie sehr überrascht sein, wenn Sie irgendwann Ihre Ängste überwinden und mit anderen Frauen darüber sprechen, wie es Ihnen geht. Dann stellen sie vielleicht plötzlich fest, dass diese teils sehr ähnliche Probleme haben. Gelingt der Austausch mit anderen, dann ist es nicht mehr erforderlich, die »Fassade aufrecht zu erhalten« und nur Positives zu berichten.

Ein erster Schritt ist das offene Gespräch mit Müttern im Freundes- und Bekanntenkreis – sowohl mit Frauen in der gleichen Situation, z. B. Mütter im Rückbildungskurs, aber auch Frauen, die schon etwas mehr Erfahrung als Mutter haben. Eine gute Anlaufadresse für den Austausch mit anderen Betroffenen bezüglich Depressionen und anderer psychischer Probleme ist die Selbsthilfeorganisation »Schatten & Licht e. V.« (▶ Kap. 10).

Warum kann ich im Beruf mit Kindern viel besser umgehen als mit meinem eigenen Baby?

Gerade Frauen, die beruflich mit Kindern zu tun haben, wie etwa Erzieherinnen oder Kinderkrankenschwestern, tun sich schwer damit, wenn nach der Geburt nicht alles so perfekt klappt, wie sie es sich vorgestellt hatten. Frauen aus diesen Berufsgruppen haben oft besonders hohe Ansprüche an ihr Muttersein. Sie wissen ja ganz genau, wie alles sein sollte, und wollen von Anfang an alles richtig machen. Wenn es dann nicht funktioniert, ist die Enttäuschung groß, Versagensgefühle stellen sich ein, und irgendwann dreht sich die depressive Spirale nach unten.

Vorbeugen kann man am besten dadurch, dass man sich klar macht, dass der berufsmäßige Umgang mit Kindern etwas anderes ist als die Betreuung des eigenen Kindes und dass dabei ganz andere Gefühle mitspielen. Vor allem die Erwartungen an die emotionale Bindung zum Kind sind beim eigenen ganz andere.

Wie schaffe ich es, eine gute Mutter zu sein?

Der amerikanische Kinderarzt und Psychoanalytiker Donald Winnicott hat in den 1950er-Jahren den Begriff »good enough mother«, also der »ausreichend guten Mutter« geprägt, um von dem Bild der idealisierten Mutter wegzuführen. In die ganz eigene Mutterrolle darf man hineinwachsen, und das Ziel ist auch nicht, eine »Supermutter« zu werden.

Nicht nur, um eine »ausreichend gute Mutter« zu werden, sondern auch um eine gute Mutter-Kind-Bindung aufzubauen, braucht man Zeit, und Rückschläge gehören dazu. Man muss seine eigenen Erfahrungen machen, aus den guten Ratschlägen anderer das herausfiltern, was für einen selbst und das eigene Kind richtig ist, und seinen eigenen Rhythmus finden. Vor allem sollte man davon ausgehen, dass nicht von Anfang an alles perfekt sein kann und auch nicht sein muss – und wahrscheinlich nie perfekt werden wird. Schon deshalb, weil sich die gesellschaftlichen Ansprüche an Mütter bzw. Eltern ständig wandeln, kulturell beeinflusst sind und dem jeweiligen Zeitgeist unterliegen.

Eine gute Mutter wird die Frau, der es gelingt, die Bedürfnisse des Kindes zu erfüllen, die aber darüber ihre eigenen Bedürfnisse nicht vergisst. Und auch der Vater des Kindes braucht seinen Platz in der Dreier-Beziehung. Eine gute Mutter zeichnet sich <u>nicht</u> dadurch aus, dass sie 24 Stunden am Tag, also rund um die Uhr und jederzeit, für ihr Kind da ist und »sofort springt«. Sie braucht auch kein schlechtes Gewissen zu haben, wenn nicht immer alles funktioniert. *Mutter zu sein, ist ein Lernprozess*. Um dem gewachsen zu sein, braucht man eigene Reserven, und die müssen aufgefüllt werden. Auch wenn es gerade depressiven Müttern oftmals schwerfällt, das Neugeborene von einer anderen Person betreuen zu lassen – selbst der Kindesvater hat es da manchmal schwer – ist das genau das Richtige. Endlich einmal richtig zu schlafen oder auch etwas Zeit für sich zu haben, kann sehr zur Entspannung beitragen. Und auch für die Entwicklung einer guten Mutter-Kind-Bindung sind solche kurzen »Trennungsphasen« wichtig.

… zum Umgang mit peripartalen Problemen

Sollte ich meine psychischen Probleme verschweigen?

Nein, lautet die eindeutige Antwort! Es ist zwar nach wie vor ein Problem in unserer Gesellschaft, dass psychische Erkrankungen zur Ausgrenzung der Betroffenen (= Stigmatisierung) führen können. Daran werden wir aber nur etwas ändern, wenn wir alle bereit sind, auch zu unseren psychischen Problemen zu stehen.

Die Zahlen für die einzelnen Erkrankungsgruppen zeigen, dass viele Menschen von psychischen Störungen betroffen sind. Immerhin erkranken mindestens 10 % aller Menschen in ihrem Leben mindestens einmal an einer Depression, etwa genauso viele an Angsterkrankungen. Frauen sind sowohl von Depressionen als auch Angststörungen doppelt so häufig betroffen wie Männer.

Viele Menschen sind also Leidensgenossen. Das erfahren Frauen am ehesten, wenn sie sich mit ihrer Depression, ihrer Angststörung oder ihrer Psychose nach der Entbindung »outen«: Plötzlich lernen sie andere betroffene Mütter kennen oder hören zumindest, dass es auch bei anderen Frauen nicht so einfach gewesen ist.

Psychische Probleme zu haben, bedeutet nicht, dass man »geisteskrank«, »irre« oder »verrückt« ist. Leider denken noch viele Menschen, dass sie von ihren Mitmenschen nicht mehr akzeptiert werden, wenn bekannt wird, dass sie Probleme haben. Darin zeigen sich die noch immer bestehenden Vorurteile – unser aller Vorurteile, also auch Ihre eigenen! Daran können wir nur etwas ändern, wenn wir mit psychischen Störungen genauso offen umgehen wie mit körperlichen Erkrankungen.

Zusammenreißen oder Hilfe akzeptieren?

»Zusammenreißen« ist eine typische Verhaltensweise, die depressive Menschen zeigen. Da sie die Schuld für ihr vermeintliches Versagen in erster Linie bei sich selbst suchen, glauben sie auch, dass nur sie selbst etwas tun können, damit die Probleme vorbeigehen. Zur eigenen Problematik bzw. Erkrankung zu stehen ist aber der beste Weg, um sich helfen lassen zu können, Behandlung und Unterstützung anzunehmen und schließlich die Erkrankung zu besiegen. Dabei ist es überhaupt nicht hilfreich, wenn Angehörige geradezu dazu auffordern, alles nicht so schwer zu nehmen und sich zusammenzureißen (»Du musst nur wollen ... «). Das verstärkt die Schuld- und Versagensgefühle, erschwert das Gesundwerden und sollte der Vergangenheit angehören.

... rund um die Therapie

Was tue ich, wenn ich keinen raschen Termin in einer psychiatrischen Praxis bekomme?

Auf jeden Fall ist neben der Frauenärztin die hausärztliche Praxis eine gute Anlaufstelle. Dort kann die Schwere der Problematik erkannt und ggf. schon eine medikamentöse Behandlung eingeleitet werden.

Treten ernsthafte Probleme nachts oder am Wochenende auf, kann dies auch ein Fall für den ärztlichen Notdienst sein. Oder Sie stellen sich direkt in der nächsten psychiatrischen Klinik im dortigen Notdienst vor, wo eine psychiatrische Untersuchung mit einer Einschätzung der weiter erforderlichen Maßnahmen erfolgen kann.

Bei sehr leichter Symptomatik oder wenn Unsicherheiten bestehen, ob es sich überhaupt um Symptome handelt oder um normale Veränderungen nach einer Entbindung, kann die erste Ansprechperson die nachsorgende *Hebamme* sein. Ebenfalls bieten die Beraterinnen in den *Schwangerenberatungsstellen* Gespräche rund um die Geburt an, also auch nach der Entbindung.

Wann ist eine psychotherapeutische Behandlung sinnvoll?

Psychotherapeutische Gespräche gehören immer zur Therapie einer peripartalen psychischen Störung, allerdings können diese vom Ausmaß und von der Dauer her unterschiedlich sein. Es kann dabei ebenso um Unterstützung im Alltag gehen wie auch um die Lösung tieferliegender Familienkonflikte.

Bei *leichten Formen* von Depressionen sowie bei Angst- und Zwangsstörungen kann eine psychotherapeutische Hilfe von Beginn an ausreichen, ohne dass Medikamente erforderlich sind. Dafür ist ein möglichst frühzeitiger Therapiebeginn hilfreich.

In der akuten Situation *einer schweren Depression* oder *Psychose* oder auch bei ausgeprägten Angst- und Zwangsstörungen ist die Gabe eines Medikamentes in der Regel unerlässlich. Der unterstützenden Psychotherapie (= supportive Gespräche) durch den Psychiater kommt dabei eine wichtige Rolle zu. Es wird dabei um Alltagsthemen gehen und um die Bewältigung der ganz alltäglichen Situationen zu Hause.

Nach Abklingen der akuten Symptomatik stellt sich manchmal heraus, dass bei der Frau und auch in der Partnerschaft Probleme bestehen, die tiefergehend und länger andauernd sind oder vielleicht wieder neu aufgebrochen sind, so dass eine Psychotherapie empfehlenswert ist. So kann beispielsweise nach der Geburt des Kindes die problematische Beziehung zur eigenen Mutter deutlich werden und in den Vordergrund rücken. Oder es wird klar, dass die betroffene Mutter auch außerhalb der postpartalen Depression mit bestimmten Problemen nicht zurechtkommt, dass sie vielleicht überängstlich ist, sich zu sehr unter Leistungsdruck setzt oder ein zu geringes Selbstbewusstsein hat. Um sich für weitere Lebensphasen und Lebensereignisse zu stärken und nicht zuletzt, um vielleicht auch weiteren Krankheitsphasen vorzubeugen, kann dann die psychische Erkrankung nach der Entbindung den Anstoß für die weitere Bearbeitung solcher Probleme geben.

Psychotherapie erfordert jedoch eine gewisse psychische Kraft und Stabilität, so dass sie bei schweren Störungen tatsächlich erst an zweiter Stelle steht.

Gehören Medikamente immer zur Behandlung peripartaler psychischer Probleme?

Ein Babyblues muss nicht medikamentös behandelt werden, eine Psychose dagegen praktisch immer. Bei einer Depression geben die vorhandenen Symptome und der Schweregrad den Ausschlag, ob und ggf. welche medikamentöse Behandlung erforderlich ist. Das gleiche gilt für Angst- und Zwangsstörungen. Sind in der Schwangerschaft oder während der Stillzeit ausgeprägte psychische Probleme vorhanden, muss bezüglich des Einsatzes von Medikamenten eine sorgfältige Nutzen-Risiko-Abwägung erfolgen.

Machen Medikamente nicht abhängig?

Das kann man nicht generell sagen. Aber eines ist sicher: Antidepressiva und Antipsychotika machen nicht abhängig! Sie müssen zwar regelmäßig eingenommen werden und können auch nicht von einem Tag auf den anderen weggelassen werden, weil sonst möglicherweise Absetzerscheinungen auftreten. Eine Abhängigkeit, wie man sie von Nikotin, Alkohol oder Drogen kennt, tritt dabei aber nicht ein. Allerdings haben bestimmte Beruhigungs- und Schlafmittel ein gewisses Abhängigkeitspotential.

Bedeutet es Schwäche, wenn man Medikamente einnimmt?

Das ist eine Frage, die sich viele Menschen mit psychischen Störungen stellen und die sie offenbar mit ja beantworten – sonst ist es nicht zu verstehen, dass so viele Betroffene auf eine schnell wirksame Behandlungsmethode verzichten. Naturgemäß gibt es Unterschiede hinsichtlich der Einstellung zu Medikamenten. Manche Menschen nehmen erst bei ganz starken, unerträglichen Kopfschmerzen mit schlechtem Gewissen eine Schmerztablette, andere wollen sich nicht so quälen oder haben die Befürchtung, dass die Beschwerden noch zunehmen, und greifen früher dazu. Doch diese Unterschiede, die sehr von individuellen Einstellungen und Erfahrungen geprägt sind, erklären nicht, warum sich gerade im Bereich psychischer Störungen so hartnäckig die Überzeugung hält, dass man eigentlich ohne Medikamente auskommen müsste. Warum ist es so einfach zu akzeptieren, dass man bei einer Infektion ein Antibiotikum braucht, bei einer Zuckerkrankheit Insulin oder bei Herzrhythmusstörungen ein Medikament, das den Herzschlag reguliert? Warum hat ein Rheumatiker keine Schwierigkeiten, seinen Angehörigen und Freunden zu erklären, warum er ein entzündungshemmendes Medikament einnehmen muss? Und warum ist es auf der anderen Seite manchmal so schwer, Menschen mit psychischen Erkrankungen davon zu überzeugen, dass sie eine medikamentöse Behandlung brauchen? Vielleicht deshalb, weil psychische Störungen immer noch als persönliche Schwäche betrachtet werden und nicht als Krankheit? Weil gerade Nichtbetroffene denken, man müsse sich nur richtig zusammenreißen, sich ablenken oder Stress reduzieren, damit es besser geht?

Ja, leider gibt es immer noch diese riesige Wand von Vorurteilen über psychische Störungen. »Jeder ist doch mal depressiv, das kenne ich auch« ist so ein Satz, den Betroffene hören. »Warum muss man sich da gleich mit Medikamenten vollstopfen?« Und dann folgt meist der Hinweis auf eine andere Behandlungsmöglichkeit – wie etwa Homöopathie, Yoga, Reiki, Bachblüten-Behandlung und eine Vielzahl anderer nicht ausreichend oder gar nicht wirksamer Methoden. Leider gehen auch die Informationen in den sozialen Medien bzw. im Internet nicht selten in diese Richtung.

Unsere Meinung

Bei einer psychischen Störung ein Medikament einzunehmen, bedeutet nicht Schwäche, sondern die Stärke und den Mut, dazu zu stehen und sich gegen eigene Vorbehalte und die der Angehörigen und Freunde durchzusetzen.

Genau wie bei vielen anderen Gesundheitsproblemen ist auch bei psychischen Störungen eine frühzeitige Diagnosestellung und Behandlung enorm wichtig, um die Verschleppung von Symptomen und die Chronifizierung zu vermeiden. Bei Zahnschmerzen oder einer verschleppten Bronchitis muss im Wesentlichen der Betroffene alleine leiden – im Fall einer unbehandelten Depression, Angststörung oder Psychose dagegen eine ganze Familie – besonders das schwächste Glied in der Kette, das Kind. Darüber müssen sich alle Angehörigen und Freunde im Klaren sein, die eine betroffene Frau bei der Einnahme verordneter Medikamente nicht unterstützen oder ihr sogar durch entsprechende Bemerkungen und Vorwürfe Schuldgefühle machen.

Wie lange dauert es, bis die Medikamente wirken?

Das kann sehr unterschiedlich sein. Erfreulicherweise ist es aber nach unserer praktischen Erfahrung bei peripartalen Depressionen oder anderen Störungen häufig so, dass sich bereits in den ersten Tagen der Einnahme eine beginnende Besserung zeigt. So kann es beispielsweise sein, dass sich schon mit Beginn der Einnahme eines Antidepressivums die schlafanstoßende und angstlösende Wirkung bemerkbar macht, auch wenn die antidepressive Wirkung erst mit einiger Verzögerung eintritt. Auch Antipsychotika sind in der Regel rasch wirksame Medikamente.

Vor allem muss man darauf hinweisen, dass die Medikamente umso besser wirken, je früher sie nach Beginn der Probleme eingenommen werden. Ist es erst einmal zur Chronifizierung gekommen, kann das erheblich länger dauern. Eines von vielen Argumenten für eine möglichst frühzeitige Behandlung!

Wie lange müssen die Medikamente eingenommen werden?

Dafür gibt es in der Psychiatrie eine einfache Regel: Noch *sechs Monate* nach dem vollständigen Abklingen aller Symptome, um einen Rückfall zu vermeiden.

Viele Untersuchungen haben gezeigt, dass ein früheres Absetzen von Antidepressiva oder Antipsychotika eine hohe Rückfallgefahr in sich birgt. Sollte es nach einigen Wochen oder Monaten zu Nebenwirkungen kommen, wie etwa stärkerer Müdigkeit, kann die Dosis reduziert werden. Auch nach dem halben Jahr sollte das Medikament nicht von heute auf morgen abgesetzt werden, sondern nach ärztlicher Verordnung in einem Stufenplan. Prinzipiell ist es denkbar, dass mit dem Absetzen des Medikamentes zunächst noch einmal Veränderungen auftreten und dass es zu kurzfristigen Schwankungen im Befinden kommt. Stabilisieren sich diese nicht rasch wieder, könnte das ein Hinweis darauf sein, dass auch über das halbe Jahr hinaus eine Behandlung sinnvoll ist.

Sind Medikamente mit dem Stillen vereinbar?

Nach sorgfältiger Nutzen-Risiko-Abwägung: In der Regel – ja!

Insgesamt gilt natürlich, dass eine stillende Mutter möglichst wenig Medikamente einnehmen sollte, weil die meisten in die Muttermilch übergehen. Damit gelangen sie dann auch in geringerem Maße in den Körper des Kindes. Wieviel das ist, unterscheidet sich von Medikament zu Medikament, aber auch von Frau zu Frau und Kind zu Kind.

Ähnlich wie für die Schwangerschaft gibt es für die Stillzeit keine kontrollierten Untersuchungen über die Auswirkungen von Medikamenten, weil sich das aus ethischen Überlegungen verbietet – ohne Grund können Säuglinge einer solchen Testung im Rahmen einer Studie nicht unterzogen werden. Deshalb muss immer im Einzelfall auf der Basis vorhandener Fallsammlungen und praktischer Erfahrungen eine sorgfältige Abwägung von Für und Wider erfolgen.

Neben den positiven Wirkungen des Stillens insgesamt für ein Neugeborenes sind die Wünsche der stillenden Mutter von Wichtigkeit, weil es sich meist negativ auswirkt, wenn eine depressive Mutter genötigt wird abzustillen, um eine medikamentöse Behandlung zu beginnen. Damit beginnt nämlich unter Umständen eine Verstärkung der depressiven Spirale: Weil die meisten depressiven Mütter nach der Entbindung sowieso das Gefühl haben, dass sie schlechte Mütter sind und dass sie ihr Kind nicht gut versorgen, wird sich dieses Gefühl noch verstärken, wenn sie ihr Kind nicht mehr stillen und ihm damit die positiven Auswirkungen des Stillens »vorenthalten«. Gerade aus diesem Grunde kommt es vor, dass eine Mutter sagt: »Das ist das einzig Gute, was ich für mein Kind noch tun kann, deshalb möchte ich weiter stillen und verzichte auf die Medikamente«.

Und sie bleibt weiter depressiv, weil sie vor die Alternative Stillen *oder* Medikamente gestellt wurde und sich für das Stillen entschieden hat.

Solche Entscheidungen erfordern also eine sorgfältige Nutzen-Risiko-Abwägung. Eines aber kann an dieser Stelle gesagt werden: Es gibt kaum ein in der Psychiatrie verwendetes Medikament, mit dem Stillen *in keinem Fall* möglich ist. Die vorhandenen Erkenntnisse sind von Medikament zu Medikament unterschiedlich (s. auch www.embryotox.de); aber für alle Erkrankungen finden sich *Präparate, die mit dem Stillen vereinbar* sind.

Auch eine Kompromisslösung kann helfen, bei der das Kind nicht vollständig, sondern teilweise gestillt wird und teilweise Zusatznahrung bekommt. Das kann sogar die Belastung der Mutter vermindern, wenn sie zeitweise die Betreuung des Babys abgibt und nachts einmal ruhig durchschlafen kann.

Und was berücksichtigt man bei der Nutzen-Risiko-Abwägung?

Nutzen-Risiko-Abwägung bedeutet, dass die Vorteile der Medikamentengabe gegen die Nachteile abgewogen werden. Mögliche Nachteile sind die Auswirkungen auf das ungeborene oder neugeborene Kind, wie etwa mögliche Wachstumsverzögerungen oder langfristige Auswirkungen, die vielleicht noch nicht bekannt sind. Dem müssen die Risiken einer unbehandelten Erkrankung gegenübergestellt werden. Eine depressive, nervöse, unruhige Mutter, die nicht mehr schlafen kann, unter Angstattacken oder sonstigen Symptomen leidet, kann ihrem Kind nicht die Geborgenheit und Fürsorge wie in gesunden Zeiten geben; meist klappt in solchen Fällen das Stillen sowieso nicht gut. Wenn dann übrigens mit der Gabe eines Antidepressivums beide, Mutter und Kind, ruhiger werden, dann bedeutet das nicht, dass die Medikamente auch direkt auf das Kind einwirken, sondern dann ist es erfahrungsgemäß die positive Auswirkung der ruhigeren Ausstrahlung der Mutter. Darüber hinaus ist eine länger bestehende Depression oder sonstige psychische Problematik ungünstig für die Entwicklung einer Mutter-Kind-Bindung und damit für die weitere Entwicklung des Kindes.

Helfen alternative Heilmethoden?

Diese Frage kann nicht generell beantwortet werden. Insgesamt ist nichts gegen alternative Behandlungsformen wie etwa Akupunktur, Homöopathie oder ähnliches einzuwenden. Allerdings sind solche Methoden nur bei leichten Formen von Depressionen oder Angststörungen eine Alternative zur fachpsychiatrischen bzw. psychotherapeutischen Behandlung. Am ehesten noch bei Problemen, die aus besonderen Umständen abzuleiten sind, wie etwa Folgen von Stress und besonderen Belastungen.

Aufmerksam sollte man immer werden, wenn eine Behandlung nicht zu den Regelleistungen der gesetzlichen Krankenversicherung gehört. Ein Anspruch auf Kostenerstattung besteht dann, wenn in speziellen Untersuchungen die Wirksamkeit nachgewiesen wurde und das Therapieverfahren von den entsprechenden Gremien zugelassen wird. Das trifft beispielsweise für die meisten verschreibungspflichtigen Psychopharmaka zu und für bestimmte Psychotherapieverfahren. Aber auch, wenn die Krankenkasse aus Kulanz die Kosten für eine alternative Behandlung übernimmt (wie etwa für Homöopathie), dann bedeutet das nicht, dass es einen Wirksamkeitsnachweis für größere Gruppen von Patienten gibt.

Größte Zurückhaltung sollte man walten lassen bei Methoden, die auch im weiteren Sinne nicht mehr im medizinischen oder psychotherapeutischen Bereich angesiedelt sind. Man könnte es auch anders formulieren: Lieber das Geld für einen Babysitter oder eine Haushaltshilfe ausgeben, um sich selbst ein wenig mehr Freiraum zu schaffen.

Kann ich eine Mutter-Kind-Kur beantragen?

Insgesamt kann eine Mutter-Kind-Kur sehr hilfreich sein bei Überlastung, Erschöpfung und ausgeprägten psychosomatischen Beschwerden. Aber der Name sagt schon, dass es sich um eine Kur handelt und nicht um eine Behandlung im engeren Sinne, wie man sie beispielsweise bei einer Depression oder Angststörung benötigt – auch wenn in der Kureinrichtung begleitende psychosomatische Gespräche angeboten werden. Es ist viel sinnvoller, zunächst die Behandlung der akuten Störung zuhause durchzuführen und dann zur »Anschlussbehandlung« bzw. zum Auskurieren der letzten Krankheitsfolgen eine Kur gemeinsam mit dem Kind oder den Kindern zu beantragen. Denn auch eine Mutter-Kind-Kur erfordert von der Mutter gewisse Kräfte, da sie sich in der Kurklinik in der Regel außerhalb der Therapien mit um die Versorgung ihres Kindes bzw. ihrer Kinder kümmern muss.

... zum Verlauf der Erkrankung

Werde ich wieder so wie früher?

Depressionen und Psychosen rund um die Entbindung sind grundsätzlich gutartige Erkrankungen, d. h., dass es in den meisten Fällen zu einer vollständigen Rückbildung aller Symptome kommt. Vorher sollte auch die Behandlung nicht beendet werden. Man muss allerdings erwähnen, dass das Erlebnis des Krankwerdens, die Erfahrung der Depression, der Angststörung oder besonders der psychotischen Symptome für betroffene Frauen eine besonders belastende Erfahrung darstellt, die nicht ohne weiteres wieder vergessen wird. Die Erfahrung, dass man so verletzlich ist, dass man sich so plötzlich völlig verändern kann, dass man Dinge nicht mehr bewältigen kann, die früher einfach waren, wirft Betroffene zunächst einmal aus der Bahn – unabhängig davon, ob noch Krankheitssymptome da sind oder nicht. Nicht selten bleiben Verunsicherung und die Befürchtung zurück, dass so etwas wiederkommen könnte. Auch die Frage, was man selbst dazu beigetragen hat, wird vielleicht immer und immer wieder gewälzt.

Diese Folgen der Erkrankung, die man auch als »sekundäre Krankheitsfolgen« bezeichnet, bestehen häufig viel länger als die eigentlichen (= primären) Krankheitssymptome. An diesem Punkt ist dann unter Umständen eine psychotherapeutische Mitbetreuung sinnvoll, z. B., um das alte Selbstvertrauen wieder zu finden.

Was bei manchen Betroffenen dauerhaft bleibt, ist ein verändertes, manchmal ernsteres Lebensgefühl, die frühere Unbeschwertheit ist verloren. Das kann aber durchaus die Chance einer Persönlichkeitsreifung mit sich bringen und muss nicht unbedingt etwas Negatives sein. Gerade wenn eine peripartale psychische Störung im Weiteren dazu führt, dass tieferliegende Probleme im Rahmen einer Psychotherapie aufgearbeitet werden, empfinden Frauen dies hinterher meist als Fortschritt in ihrer persönlichen Entwicklung.

Wann weiß ich, dass ich wieder vollständig gesund bin?

Manchmal ist diese Frage schwer zu beantworten, weil nicht nur die depressiven oder sonstigen Symptome beeinträchtigen können, sondern auch die im vorigen Abschnitt beschriebene Verunsicherung durch die Erkrankung (= sekundäre Verunsicherung). Um sich richtig gesund zu fühlen, sollte das frühere Lebensgefühl wieder da sein, insbesondere die Fähigkeit, Freude zu empfinden, aktiv zu sein, Pläne zu machen und zu verwirklichen. Auch die Rückkehr der Fähigkeit, Dinge zu genießen, z. B. die Umgebung, gutes Essen, die Beschäftigung mit dem Kind etc., gehört zur Gesundung.

Betont werden soll jedoch, dass unabhängig vom eigenen Gefühl, wieder gesund zu sein, eine Behandlung auf jeden Fall noch *ein halbes Jahr fortgeführt* werden sollte. Das ist deshalb wichtig, weil die Medikamente bzw. die psychotherapeutische Behandlung für die weitere Stabilisierung und zur Vermeidung eines Rückfalls von Bedeutung sind.

Einmal Depression, immer Depression?

Depressionen, auch peripartale Depressionen, verlaufen phasenhaft, d. h., eine Depression klingt irgendwann wieder ab – unbehandelt allerdings manchmal erst nach Monaten oder Jahren. Nach der depressiven Episode ist die betroffene Mutter wieder ganz gesund – abgesehen vielleicht von Folgeerscheinungen wie Verunsicherung oder Angst vor erneuter Erkrankung.

Im weiteren Leben können prinzipiell *weitere depressive Phasen* auftreten; genauso gut kann aber die peripartale Depression auch die einzige depressive Phase bleiben.

Das gleiche gilt übrigens auch für Psychosen. Es gibt viele Faktoren, die dazu beitragen, ob eine solche Störung wiederkommt oder nicht.

Wie hoch ist die Gefahr, dass ich wieder krank werde?

Auch wenn die Gefahr besteht, dass man wieder krank werden kann, sollte diese doch nicht überschätzt werden. Die Wahrscheinlichkeit, dass es nach einer weiteren Entbindung zum Rückfall kommt, hängt unter anderem von der Art der Erkrankung ab (höher beispielsweise bei bipolaren Störungen als bei Depressionen). Auf jeden Fall kann man sagen, dass die Erkrankungswahrscheinlichkeit bei der ersten Entbindung am höchsten ist und danach deutlich niedriger wird.

Die Gefahr einer neuerlichen Erkrankung besteht auch *unabhängig* von weiteren Schwangerschaften. Sie kann allerdings durch eine Reihe von Maßnahmen beeinflusst werden: Die konsequente Behandlung der ersten Erkrankung, das Erkennen von möglichen Einflussfaktoren, wie z. B. Stress und Belastungen, und ggf. die Bearbeitung bestehender Problembereiche in einer längerfristigen Psychotherapie reduzieren diese Gefahr.

Darf ich nach einer peripartalen psychischen Erkrankung noch einmal schwanger werden?

Warum nicht? Die prinzipielle Gefahr der Wiederholung einer Depression oder Psychose verhindert man nicht, wenn man auf ein weiteres Kind verzichtet. Und eine Angst- oder Zwangsstörung kann sich so oder so wieder verschlechtern. Andererseits kann sich ein unerfüllter Kinderwunsch für manche Frauen zu einem enormen Druck ausweiten, der dann möglicherweise sogar das Wiederauftreten einer Störung begünstigt.

Zudem ist das Risiko einer Erkrankung bei der zweiten und weiteren Schwangerschaft und Geburt geringer als bei der ersten. Und nach der Erfahrung mit der ersten Depression oder Psychose kann man Vorsorge treffen: Man kann versuchen, Einflussfaktoren zu erkennen, alle denkbaren Komplikationen mit dem behandelnden Arzt besprechen und einen »Notfallplan« entwickeln.

Wichtig ist, dass man diese Vorbereitung (z. B. im Rahmen der Geburtsplanung) sehr ernst nimmt. Besonders bei einer psychotischen oder bipolaren Störung gehört die Besprechung dazu, was im Fall einer erneuten Erkrankung passieren kann und wie man damit umgeht. Das schließt auch ein, dass sich die betroffene Mutter schon vorher damit auseinandersetzt, ob sie – falls erforderlich – zur Behandlung und im »schlimmsten« Fall zur stationären Behandlung in einer Klinik bereit ist.

Die Entscheidung über eine weitere Schwangerschaft sollten immer beide zukünftige Elternteile gemeinsam treffen. Schließlich muss der Partner das Risiko einer erneuten Erkrankung mittragen. Er sollte besonders in die Vorbereitungen einbezogen werden, denn einerseits hat er eine ganz andere, vielleicht umfassendere Erinnerung an das, was in der vorigen Krankheitsphase geschehen ist; und andererseits muss er bereit sein, einen größeren Beitrag bei der Versorgung des Kindes zu leisten, um der Mutter möglichst viel Ruhe und ungestörten Schlaf zu ermöglichen.

... zu Unterstützung und Hilfe

Kann die Hebamme helfen?

Hebammen sind in mehrfacher Hinsicht eine wichtige Unterstützung bei der Bewältigung psychischer Probleme in der Schwangerschaft und nach der Entbindung. Einmal können sie bei der Erkennung von Krankheitssymptomen behilflich sein, da sie durch die Betreuung in der Schwangerschaft und die Wochenpflege den engsten Kontakt zur Mutter haben, und zwar in der Zeit, wenn diese sich gerade auf viele neue Situationen und Herausforderungen einstellen muss. Hebammen haben darüber hinaus von allen Berufsgruppen, die mit Schwangeren bzw. Müttern kurz nach der Entbindung zu tun haben, die meiste Erfahrung darin, welche

Probleme auftauchen können, ob diese noch normal sind und wann Hilfe erforderlich ist. Zudem können sie Wege aufzeigen, wo man Hilfe bekommt; sie können Kontakte herstellen, Hilfe im Alltag organisieren und bei vielen anderen Dingen eine gute Unterstützung sein.

Sollten Sie allerdings Ihre Hebamme als unsicher oder unerfahren in dieser Hinsicht erleben, was selbstverständlich vorkommen kann, warten Sie bitte nicht zu lange mit dem Einholen weiterer Meinungen.

Soll man die Probleme mit der Frauenärztin, dem Hausarzt, der Kinderärztin besprechen?

Sie können mit jedem Arzt und jeder Ärztin über Ihre Probleme sprechen: Egal ob Frauenärztin, Hausarzt oder Kinderärztin; alle können Ihnen weiterhelfen. Wenn Sie Hemmungen haben, dafür einen Extratermin zu vereinbaren, bieten sich bei der Frauenärztin beispielsweise die Kontrolluntersuchungen in der Schwangerschaft und nach der Geburt an, beim Hausarzt die gerade bestehende Erkältung oder bei der Kinderärztin die fällige U-Untersuchung.

Auch wenn Sie vielleicht nicht immer ganz konkret nach Ihrem eigenen psychischen Befinden gefragt werden, sollten Sie Ihren Mut zusammennehmen und das Thema ansprechen. Dabei helfen Formulierungen wie »Meinem Kind geht es prima, aber mir selbst geht es überhaupt nicht gut. Ich weiß nicht, was mit mir los ist.« Die konkrete Frage nach Behandlungsmöglichkeiten kann jederzeit offen gestellt werden – natürlich auch von Angehörigen.

Was können die Angehörigen tun?

Angehörige sind in erster Linie *Mitbetroffene*, die der Situation oft hilflos gegenüberstehen. Sie erkennen, dass alles anders läuft, als man sich das vorgestellt hat. Sie bemühen sich um Unterstützung, wissen das Ganze aber nicht richtig einzuschätzen und sind manchmal einfach nur hilflos.

Der Partner, Eltern oder auch Freundinnen können den entscheidenden Anstoß dafür geben, dass professionelle Hilfe gesucht wird. Das bedeutet natürlich auch, dass man als Partner, als Mutter oder als Freundin den Mut haben muss anzusprechen, dass irgendetwas schiefläuft. Es ist wichtig, dass man als Außenstehender nicht den Kopf in den Sand steckt und vielleicht aus falscher Rücksichtnahme nichts sagt – weil man beispielsweise der betroffenen Frau »nicht zumuten möchte«, einen Psychiater oder eine Psychologin aufzusuchen.

Die praktische Erfahrung zeigt, dass Frauen mit psychischen Problemen nach der Entbindung gerade diese *Unterstützung* brauchen, denn sie selbst haben ja schon die größten Schwierigkeiten damit zu erkennen, was eigentlich ihr Problem ist. Betroffene Frauen denken in der Regel, es sei ihre eigene Schuld, sie selbst seien unfähig.

Besonders schwerer psychisch kranke Menschen können oftmals nicht mehr entscheiden, ob es richtig für sie ist, zum Arzt zu gehen, ob es richtig ist, Medikamente einzunehmen, ob es richtig ist, Hilfe in Anspruch zu nehmen. Bei einer solchen krankheitsbedingten Entscheidungsunfähigkeit oder auch fehlender Krankheitseinsicht kann die Unterstützung von Außenstehenden ausschlaggebend sein. In erster Linie sind es in solchen Fällen der Partner oder andere Angehörige, die dafür sorgen müssen, dass Hilfe in gesucht wird, dass Arzttermine eingehalten und Medikamente eingenommen werden.

Für Angehörige von depressiven Menschen ist es wichtig zu wissen, dass diese eine *Entlastung* benötigen. Zu Depressionen gehört es typischerweise, dass die Betroffenen sich selbst sehr unter Druck setzen, weil sie alles als eigenes Versagen erleben. Es ist also genau das Falsche, wenn Angehörige dann sagen »Jetzt reiß dich doch mal zusammen«. Im Gegenteil, sie müssen Druck wegnehmen und den Arzt dabei unterstützen, wenn dieser der Betroffenen »eine Krankenrolle zuweist«. Ganz ausdrücklich soll damit eine betroffene Mutter, die nach außen hin keine sichtbaren Verletzungen oder körperlichen Einschränkungen hat, darin unterstützt werden zu akzeptieren, dass sie krank ist und Hilfe benötigt; sie wird als Kranke behandelt und geschont.

Bei psychotischen Erkrankungen, wenn also die *Realitätswahrnehmung* der betroffenen Frau verändert ist, ist die aktive Unterstützung der Angehörigen von ganz besonderer Bedeutung: Sie müssen manchmal gegen den Willen der Mutter dafür sorgen, dass diese in ärztliche Behandlung kommt, dass sie vielleicht sogar stationär aufgenommen wird. Wenn das aus falscher Rücksichtnahme nicht geschieht, kann es schlimmstenfalls zur Umsetzung von Suizidgedanken oder zur Gefährdung des Kindes kommen.

Ein weiterer Punkt, an dem die Unterstützung der Angehörigen sehr wichtig und hilfreich ist, ist die *Einhaltung von Behandlungsempfehlungen*, z. B. bei der Einnahme von Medikamenten. Eigene Bedenken müssen hier manchmal zurückgestellt werden. Es hilft den betroffenen Frauen nicht, wenn die Einstellung vermittelt wird, »Medikamente sind etwas Schlechtes« oder »eine starke Persönlichkeit kommt auch ohne Medikamente aus und kann das alleine bewältigen.« Solche Gedanken hat sich die depressive Mutter oft genug schon selbst gemacht.

Erfahrungsgemäß ist es nach Abklingen der akuten Erkrankung so, dass anfangs gemachte Vorwürfe von der Patientin nicht aufrechterhalten werden und dass diese sogar dankbar dafür ist, dass ihr in der Krankheitssituation jemand die Entscheidung abgenommen und sie dabei unterstützt hat, Hilfe zu akzeptieren.

Wie komme ich in Kontakt mit anderen Betroffenen? – die Stellung der Selbsthilfegruppen

Der *Austausch* mit anderen betroffenen Frauen ist gerade für depressive Verstimmungen rund um die Entbindung sehr wichtig, um die eigenen Beschwerden und wahrgenommenen Schwierigkeiten richtig einzuordnen. Im Gespräch wird manchmal sehr schnell klar, dass auch andere Frauen nicht alles »mit links« bewältigen. Mütter, die selbst erkrankt waren und wieder gesund geworden sind, können Unterstützung bieten, über eigene Erfahrungen berichten und damit auch Ängste abbauen.

Kontakt zu anderen betroffenen Frauen findet man am besten über die bundesweite *Selbsthilfegruppe »Schatten & Licht e. V.«* (www.schatten-und-licht.de). Auch wenn nicht in allen Städten oder größeren Orten Selbsthilfegruppen existieren, kann man darüber in Kontakt mit anderen betroffenen Frauen kommen.

Die *eigene Bereitschaft*, nach Abklingen der Depression bei »Schatten & Licht« mitzuarbeiten und die gemachten Erfahrungen weiterzugeben, ist übrigens die beste Unterstützung, die man anderen Frauen geben kann.

Vielleicht wird es dann irgendwann so sein, dass wir in Deutschland in allen Regionen Ansprechpartnerinnen für psychische Probleme rund um Schwangerschaft und Entbindung haben.

... zu den Auswirkungen auf Familie und Partnerschaft

Wie bleiben wir als Eltern noch ein Paar?

Etwas, worauf die meisten Paare nicht vorbereitet sind, ist die enorme *Veränderung in der partnerschaftlichen Beziehung* durch die Geburt eines Kindes. Aus einer Zweierbeziehung (= Dyade) wird plötzlich eine Dreierbeziehung (= Triade). Gerade bei depressiven Müttern stellen wir in der Praxis immer wieder fest, dass sich alles nur noch auf das Kind konzentriert und dass sie sogar Schwierigkeiten haben, dem Vater seinen Teil an der Versorgung des Kindes zuzugestehen. Das ist meist daraus abzuleiten, dass die depressive Mutter unter enormen Schuldgefühlen leidet und versucht, ihre gesamte Kraft auf das Kind zu richten, damit es möglichst wenig entbehren muss. Dadurch fehlt ihr aber jede Möglichkeit, sich selbst zu erholen, irgendwo Kraft zu tanken und vor allen Dingen aus der bis dahin meist gut funktionierenden Partnerschaft neue Energien zu schöpfen. Ähnlich geht es dem *Vater des Kindes*. Der Partner ist durch die neue Situation ganz anders belastet als vorher, erkennt, dass es seiner Frau nicht gut geht, weiß aber nicht so recht, wie er mit der Situation umgehen soll, fühlt sich hilflos.

Unterstützung können dabei die *Familie* und der *Freundeskreis* bieten, so dass dem Paar etwas Zeit für sich bleibt. Bereits ein noch junger Säugling kann für einige Stunden von der Mutter, der Schwiegermutter, von einer Freundin oder einem erfahrenen Babysitter betreut werden. Und es sollte von Anfang an zum Ziel einer jungen Familie gehören, dass die Partnerschaft weiterhin wichtig ist und nicht völlig in den Hintergrund tritt. In der Praxis formulieren wir es manchmal so: »Sie müssen daran denken, dass Sie nicht nur noch 24 Stunden am Tag Eltern sind, sondern dass Ihre Partnerschaft weiter von Bedeutung ist und gepflegt werden muss«. Paare brauchen manchmal diese Ermutigung, damit sie sich »guten Gewissens« Zeit nehmen für Dinge, die sie ohne Kind nur miteinander machen. Das ist übrigens auch wichtig im Zusammenhang mit der *Sexualität*, die nach einer Entbindung nicht immer ohne weiteres wieder in Gang kommt.

Auf eine *Belastung der Partnerschaft* treffen wir nicht nur bei der ersten Entbindung. Immer wieder beobachten wir entsprechende Probleme auch beim zweiten, dritten oder vierten Kind. Das ist meist die Zeit, wenn die junge Familie gerade ein Haus gebaut hat, der Vater beruflich sehr engagiert ist, die Betreuung der Kinder sehr viel Zeit in Anspruch nimmt und wo es immer noch irgendetwas Wichtiges zu tun gibt. Und schließlich bleibt gar keine Zeit mehr für die Pflege der Partnerschaft und das Auftanken. Gerade solche Eltern müssen ganz aktiv ermutigt werden, etwas anderes zurückzustellen, um Zeit für sich selbst und für das Miteinander zu haben.

Wie geht man mit der veränderten Sexualität nach der Entbindung um?

Gerade mit der ersten Schwangerschaft und dem ersten Kind erlebt die sexuelle Beziehung bei den meisten Paaren zunächst einmal eine große Veränderung, was völlig normal und in Ordnung ist. Während der Schwangerschaft bestehen manchmal Befürchtungen, dass sexuelle Kontakte schaden könnten. Besonders bei Komplikationen, wie Blutungen, vorzeitigen Wehen, und bei körperlich schlechtem Befinden der Mutter kann die sexuelle Beziehung vorübergehend ganz einschlafen. Auch der werdende Vater ist manchmal der Grund dafür, da er seine eigenen Vorbehalte und Ängste hat. Dabei spricht in einer unkomplizierten Schwangerschaft überhaupt nichts gegen sexuelle Kontakte und Geschlechtsverkehr, auch nicht in der fortgeschrittenen Schwangerschaft. Bei Unsicherheiten kann dieses Thema jederzeit mit der betreuenden Gynäkologin besprochen werden.

In den ersten sechs bis acht Wochen nach der Entbindung gehört die sexuelle *Enthaltsamkeit* zu dem, was der Arzt verordnet, um die Infektionsgefahr zu verringern und dem Körper der Frau Zeit zur Erholung zu geben. In dieser Zeit müssen die körperlichen Folgen der Entbindung langsam verheilen, wie etwa Narben nach Dammschnitt bzw. Dammriss oder die Kaiserschnittnarbe. Aber auch nach dieser Zeit leiden viele Frauen noch unter Schmerzen und anderen Missempfindungen, und manchmal ist das Körpergefühl lange Zeit nicht wieder dasselbe wie vorher.

Wird das Kind *gestillt*, führt das wegen der damit verbundenen hormonellen Einflüsse zu einer Verminderung der Lust an Sexualität bei der Mutter. Zusätzlich wird durch den intensiven Körperkontakt mit dem Baby ihr Bedürfnis nach Zärtlichkeit zum Teil und manchmal auch ganz befriedigt, so dass sie keinen weiteren Körperkontakt möchte. Befragt man Frauen zur Sexualität nach der Entbindung, dann geben sie häufig an, dass ihnen Zärtlichkeit sehr viel wichtiger ist als Sexualverkehr – was ja bei vielen Frauen sowieso sehr viel ausgeprägter ist als bei Männern.

Der *Kindesvater* hat manchmal seine eigenen Probleme: Auch er muss sich an die neue Situation gewöhnen, den veränderten Körper seiner Frau neu kennen lernen. Aber viel wichtiger: Er muss seinen Platz mit dem Säugling teilen, was nicht selten zum Gefühl des Ausgeschlossenseins führt.

Und für beide Partner gemeinsam gilt: Die Zeit nach einer Entbindung ist eine *Zeit mit Stress, Schlafmangel und Erschöpfung*. Es wird schwierig, in die romantische Stimmung zu kommen, die vorher so einfach zu erzeugen war und die so unkompliziert zu Intimität und Sexualität geführt hat.

Die genannten Aspekte stellen nur einen Ausschnitt möglicher Einflussfaktoren auf das Sexualleben in der Schwangerschaft und nach einer Entbindung dar. Aber schon sie machen deutlich, dass es gar nicht so einfach ist – auch ohne Depression oder eine sonstige peripartale psychische Störung – das Sexualleben wieder aufleben zu lassen und genauso aktiv zu gestalten wie vorher. Deshalb ist es ganz besonders wichtig, diese Seite der Partnerschaft bald nach der Geburt wieder bewusst zu pflegen. Es hilft, von Anfang an im zärtlichen Körperkontakt zu bleiben, weil es dann besser gelingt, aus einer solchen Situation heraus irgendwann wieder miteinander zu schlafen. Wenn die Zeit nach der Entbindung körperliche Distanz im Allgemeinen bedeutet, wird die Barriere nach einigen Monaten sehr hoch. Jede Berührung wird möglicherweise als Aufforderung zum Sex gewertet und vermieden.

Wichtig ist das *offene Gespräch* über dieses Thema und das Vermeiden von Druck und Vorwürfen. Beide Partner sollten dabei erkennen können, was sich der jeweils andere wünscht und was er vermisst. Beide sollten sich bemühen, dem anderen zuzuhören; Vorwürfe und Gegenvorwürfe führen nicht weiter. Letzten Endes haben wahrscheinlich beide das gleiche Ziel: die gute vorherige Beziehung, die dazu geführt hat, dass nun das gemeinsame Kind existiert, wieder aufleben zu lassen. Gelingt das nicht, sollte man daran denken, gemeinsam zu einer Paarberatung zu gehen oder psychotherapeutische Hilfe in Anspruch zu nehmen.

... zur Depression bei Vätern und in sozialer Elternschaft

Können auch Väter nach der Geburt eines Kindes depressiv werden?

Die Studien, die es dazu gibt, untersuchen Väter mit denselben Untersuchungsverfahren wie Mütter (z. B. mittels EPDS). Dabei zeigt sich, dass depressive Symptome bei Vätern in den Wochen und Monaten nach der Geburt nicht selten sind. Etwa halb so viele Väter wie Mütter sind betroffen, wobei das Risiko für den Vater bei einer gleichzeitig bestehenden Depression der Mutter höher ist. Diese Befunde sind ein weiterer Beleg für die Annahme, dass die psychischen Belastungen bei den postpartalen Depressionen möglicherweise viel wichtiger sind als die hormonellen Umstellungen, die der Vater ja naturgemäß nicht erlebt.

Insbesondere wenn beide Elternteile von einer Depression betroffen sind, kann dies längerfristige Auswirkungen auf die Entwicklung des Kindes haben. Dieses Ergebnis verschiedener wissenschaftlicher Studien ist ein weiteres Argument für eine frühzeitige Behandlung.

Ein Risikofaktor beim Vater ist das vorherige Bestehen einer Depression, einer Angsterkrankung oder einer Psychose; dann stellt auch für ihn die Zeit nach der Geburt seines Kindes eine Zeit der besonderen Empfindlichkeit für eine erneute Erkrankung dar. Ebenso wie für die Mutter ist für den Vater die Geburt des Kindes ein wichtiges Lebensereignis (= Life event), wie es im Vorfeld von psychischen Erkrankungen, von Wiedererkrankungen oder auch Verschlechterungen einer bestehenden Störung von Bedeutung sein kann.

Wie geht es »sozialen« Elternteilen?

Auf die verschiedenen Herausforderungen, denen sich Väter nach der Geburt eines Kindes einstellen müssen (ebenfalls Veränderung des gesamten Lebensrhythmus, Änderung der Partnerbeziehung von der Zweier- zur Dreierbeziehung etc.), haben wir schon verschiedentlich hingewiesen. Und auch darauf, dass insbesondere zur Entstehung von Depressionen nach der Entbindung die praktischen und gefühlsmäßigen Herausforderungen sowie ein »zu wenig« an äußerer Unterstützung und Entlastung beitragen können. Insofern ist es nur folgerichtig, davon auszugehen, dass alle Menschen, die sich diesen Herausforderungen gegenübersehen und zusätzlich vielleicht eine individuelle Empfindlichkeit (= Vulnerabilität) für das Auftreten einer psychischen Problematik haben oder vorher bereits erkrankt waren, davon betroffen sein können.

Dies betrifft letzten Endes alle »*sozialen Elternteile*«, die sich heute in den verschiedensten Familienmustern an eine neue Rolle anpassen müssen. Das sind nicht nur Väter in festen Beziehungen, die aus irgendeinem Grund nicht die biologischen Väter ihres Kindes sind (z. B. nach Samenspende). Das sind ebenso Frauen in einer *gleichgeschlechtlichen Beziehung*, deren Frau mittels Samenspende ein Kind zur Welt gebracht hat, oder homosexuelle Väter, die ein Kind adoptiert haben. Letzten Endes trifft das auch auf Adoptions- und Pflegeeltern insgesamt zu. Schließlich sollen in diesem Zusammenhang auch Stiefmütter und -väter, sogenannte »*Bonus-Eltern*« erwähnt werden, die sich nicht nur auf eine neue Beziehung, sondern auch auf eine Beziehung mit einem Kind bzw. mit Kindern einlassen müssen.

Allen gemeinsam ist die Herausforderung, sich auf eine neue Lebenssituation und zusätzliche Belastungen einzustellen. Achtsamkeit für die eigenen Bedürfnisse, frühzeitiges Eingestehen von eigenen psychischen Problemen und die Bereitschaft, Hilfe anzunehmen, tragen zur erfolgreichen Bewältigung bei.

7 Fallbeispiele – die verschiedenen Gesichter peripartaler Probleme

Die im folgenden beschriebenen Fallbeispiele zeigen die verschiedenen Gesichter von psychischen Problemen rund um Schwangerschaft und Entbindung sowie ihre Auswirkungen. Es handelt sich um wahre Geschichten unserer Patientinnen, die jedoch so verändert sind, dass die Anonymität der Frauen gewahrt ist.

Achterbahn der Gefühle – Grund zur Sorge? Ein Fall von Babyblues

Anna J., 23 Jahre

Drei Tage nach der Geburt ihres ersten Wunschkindes wird Anna J. unruhig und ängstlich. Immer wieder bricht sie in Tränen aus, was sie sehr beunruhigt und ihr Schuldgefühle verursacht. Da in ihrer Familie Depressionen vorkommen, macht sie sich Sorgen, selbst zu erkranken. Rasche Stimmungswechsel zwischen Glücklichsein und Weinen einerseits und euphorischer Stimmung und Gereiztheit andererseits fallen in erster Linie dem Partner auf.

Vorsorglich lässt sich Frau J. bei uns beraten. Die genaue Schilderung der Beschwerden zeigt, dass aktuell außer der Symptomatik eines Babyblues keine Symptome bestehen und dass zunächst keine weiteren Maßnahmen erforderlich sind.

Dadurch ist Anna J. beruhigt und entlastet. Wie erwartet ist nach zwei Tagen die Stimmung wieder ausgeglichen, auch in den folgenden Wochen bleibt sie stabil. Frau J. hat keine Wochenbettdepression entwickelt, wie sie es anfänglich befürchtete. Das Kind und die kleine Familie wirken rundum zufrieden.

Ich wollte eine so gute Mutter sein – Depression nach der ersten Entbindung

Beate V., 33 Jahre

Beate V. und ihr Mann bekommen nach 5-jähriger glücklicher Ehe ihr Wunschkind. Frau V. hat sich gut auf die Entbindung vorbereitet, viele Bücher über Kindererziehung gelesen, und sie genießt die komplikationslose Schwangerschaft. Ein Wermutstropfen ist die Tatsache, dass sich das Kind nicht in die richtige Position dreht und deshalb ein Kaiserschnitt durchgeführt werden soll. Aber auch der läuft eigentlich gut; sie bekommt eine Spinalanästhesie (= Rückenmarksanästhesie), die es ihr ermöglicht, das Neugeborene sofort selbst in Empfang zu nehmen. Der Ehemann darf dabei sein, die Tochter ist gesund.

Direkt nach der Entbindung wird Frau V. unruhig, führt das aber darauf zurück, dass sie noch nie im Krankenhaus war. Doch auch nach der Entlassung geht es ihr nicht besser; im Gegenteil: Die Unruhe nimmt zuhause zu, sie weint viel, macht sich Sorgen um das Kind und um die Zukunft. Vor allen Dingen belastet sie, dass sie ihrem Kind gegenüber nicht die Muttergefühle empfindet, die sie erwartet hat. Später berichtet sie über diese Zeit, dass sie das Kind wie eine Puppe versorgt habe und die Freude von Mann und Familie über den Familienzuwachs gar nicht nachempfinden konnte. In ihr war es leer, sie fühlte sich traurig und immer verzweifelter.

Nachdem die Symptome einer Depression immer klarer hervortreten (wie etwa Schlafstörungen, Antriebslosigkeit, Grübeln, Entscheidungsschwierigkeiten, Hoffnungslosigkeit) und erste lebensmüde Gedanken auftreten, spricht Frau V. mit ihrer Hebamme darüber. Diese vermittelt sie an eine Spezialsprechstunde, wo sie mit einem Antidepressivum und begleitenden psychotherapeutischen Gesprächen behandelt wird. Auch der Ehemann und die Familie werden einbezogen. Sie können nach Aufklärung über das

Störungsbild einer postpartalen Depression sehr viel besser mit der Situation umgehen. Die depressive Symptomatik klingt sehr bald ab. Frau V. wird eine glückliche und aktive Mutter, und auch ihre Tochter entwickelt sich prächtig.

Fehlende Muttergefühle dem Neugeborenen gegenüber stürzen die Mütter meist in starke Schuld- und Versagensgefühle. Dazu muss man wissen, dass einerseits diese »Gefühllosigkeit« ein Symptom einer Depression sein kann, ebenso wie Schwierigkeiten, andere Gefühle zu empfinden, z. B. Lebensfreude. Allerdings ist es auch so, dass sich die Gefühle dem Neugeborenen gegenüber erst entwickeln müssen; das ist ein Prozess, der Wochen dauern kann. Es handelt sich um eine neue kleine Persönlichkeit, zu der man erst eine Beziehung aufbauen muss. Und schließlich ist das, was in den Medien gerne suggeriert wird, dass nämlich Mutterliebe vom ersten Augenblick an da ist, eher Wunschvorstellung als Realität.

Lange gequält und viel Zeit versäumt – Chronifizierte Depression nach der ersten Entbindung

Christine S., 38 Jahre

Christine S., Krankenschwester in der Elternzeit, stellt sich auf Veranlassung ihrer Verhaltenstherapeutin bei uns mit der Frage vor, ob eine zusätzliche antidepressive Medikation sinnvoll sei. Sie ist jetzt etwa ein halbes Jahr in Psychotherapie, ihre Tochter ist mittlerweile 18 Monate alt.

Frau S. berichtet, dass ihre Tochter ein absolutes Wunschkind gewesen sei. Zunächst sei es schwierig gewesen, schwanger zu werden, auch die Schwangerschaft sei von einigen Komplikationen begleitet gewesen. Nach der Entbindung sei dann alles ganz anders gewesen als sie es erwartet habe. Kurzfristig nach der Geburt habe sie ein richtiges Glücksgefühl erlebt, bald darauf aber habe sie Panik bekommen, ständig geweint. In den folgenden Wochen sei alles immer schlimmer geworden, bis sie sich ihrer Frauenärztin anvertraut habe. Diese habe ihr ein Medikament verschrieben, was auch sehr schnell geholfen habe. Als die Packung nach vier Wochen zu Ende war, habe sie sich kein neues

Rezept geholt – unter anderem deshalb, weil die Angehörigen ihr vorgehalten hätten, dass sie doch mit Medikamenten ihre Probleme nicht lösen könne. Danach sei es schrittweise wieder schlechter geworden. Schließlich habe sie dann vor einem halben Jahr die Psychotherapie begonnen; auch das habe nur vorübergehend etwas Besserung gebracht. Seit zwei Wochen gehe es ihr nun wieder ganz schlecht: Sie müsse den ganzen Tag weinen, habe keine Kraft, sei ziemlich nervös. Sie könne sich nicht konzentrieren, grübele ständig. Ihre Stimmung sei schlecht, zeitweise sei sie auch sehr gereizt. Sie habe Schuldgefühle ihrer Tochter gegenüber, weil sie keine gute Mutter sei. Sie fühle sich traurig, hoffnungslos, sie habe Angst, das alles nicht mehr zu schaffen. Morgens gehe es noch einigermaßen, nachmittags werde alles noch schlechter. Sie habe kaum Antrieb, alles koste viel Energie. Der Appetit sei in Ordnung, aber sie könne das Essen nicht so wie früher genießen. Sie könne schlecht einschlafen, wahrscheinlich weil sie so angespannt sei. Obwohl sie ein sehr inniges Verhältnis zu ihrem Mann habe und der sie auch sehr unterstütze, gebe es seit der Entbindung vor anderthalb Jahren keine sexuellen Kontakte, weil sie dazu überhaupt keine Lust habe. Ab und zu habe sie lebensmüde Gedanken, allerdings werde sie ihrer Tochter das nicht antun.

Ihre Persönlichkeit schildert Frau S. als ordentlich, zuverlässig, leistungsbereit, mit hohen Ansprüchen an sich selbst.

Bereits wenige Tage nach Beginn einer antidepressiven Medikation kommt es zu einer Verbesserung; alle Symptome klingen innerhalb weniger Wochen vollständig ab. Frau S. findet ihr früheres Lebensgefühl wieder, sie ist glücklich und zufrieden und kann die Zeit mit ihrer Tochter erstmals wirklich genießen. In einem abschließenden Gespräch äußert sie ihre Traurigkeit darüber, dass sie von der Depression um viele Monate des Glücks mit ihrer Tochter gebracht worden ist. Die damit verbundenen Schuldgefühle und die Erfahrung der schweren depressiven Erkrankung sind später Thema in der Psychotherapie, die Frau S. auf unsere Empfehlung fortführt.

Leider ist das eine Erfahrung, die viele Mütter machen, die depressiv werden: Da die Depression nach der Entbindung manchmal erst sehr spät als solche erkannt oder nicht ausreichend behandelt wird, haben die

Frauen nach erfolgreicher Behandlung das Gefühl, dass sie eine wichtige Zeit und viele schöne Erlebnisse mit ihrem Kind versäumt haben. In diesem Fall war es sogar so, dass eine informierte Frauenärztin erkannt hatte, dass Frau S. ein Antidepressivum benötigt, und ihr ein entsprechendes Medikament verschrieben. Möglicherweise hatte sie aber nicht dazu gesagt, dass bei Depressionen die Behandlung immer noch ein halbes Jahr fortgeführt werden muss, und zwar ab dem Zeitpunkt, zu dem man sich wieder völlig gesund fühlt. So ist es bei Frau S. zu einem Rückfall gekommen, der zunächst nicht zur erneuten antidepressiven Medikation geführt hat – nicht zuletzt wegen der Einwände der Angehörigen. Erst eine kluge Psychotherapeutin, die erkannte, dass sie mit ihren verhaltenstherapeutischen Mitteln alleine nicht weiterkommt, hat über ein Jahr später die rasch wirksame medikamentöse Behandlung in Gang gebracht.

Sieht so eine Mörderin aus? – Depression mit Zwangssymptomen

Diana H., 28 Jahre

Sieht so eine Mörderin aus? Diese Frage stellt sich die 28-jährige Studentin vor dem Spiegel immer wieder, weil sie fünf Wochen nach der Geburt ihres erwünschten zweiten Kindes zunehmend häufiger den Gedanken hat, ihrem Kind etwas anzutun. Eigentlich ging es ihr gut nach der Entbindung, bis sich diese schrecklichen Gedanken immer häufiger aufdrängten – aus allen möglichen Situationen heraus. Wenn sie ihren Sohn badet, sieht sie ihn plötzlich unter Wasser liegen; wenn sie am Fenster steht, stellt sie sich vor, wie er hinunterfällt. Diese und ähnliche Gedanken erschrecken sie so sehr, dass sie entsprechende Situationen zu vermeiden versucht: Sie versteckt die Messer, badet das Kind nicht mehr alleine, geht nicht mehr ans Fenster und bleibt am liebsten überhaupt nicht mehr alleine mit ihren Kindern. Nach der Geburt des ersten Sohnes gab es ebenfalls eine kurze Zeit mit solchen Gedanken, aber wesentlich schwächer und nur ganz kurz. Weil sie sich so schämt wegen dieser Gedanken, spricht sie mit niemandem darüber.

> Sie kann sich auch nicht vorstellen, dass es andere Mütter gibt, die solche schrecklichen Gedanken haben.

Erst als die Gedanken immer stärker werden und schließlich zu einer schweren Depression führen, kann Frau H. Hilfe annehmen. Bei der Erhebung der Informationen zur depressiven Symptomatik fragt die Psychiaterin auch ganz gezielt nach solchen Gedanken, woraufhin die junge Mutter das erste Mal überhaupt darüber sprechen kann.

Unter psychotherapeutischer Behandlung – vorübergehend unterstützt durch ein niedrig dosiertes Antidepressivum – geht die Depression rasch zurück. Auch die Zwangsgedanken (als solche bezeichnet man diese Gedanken) werden immer weniger und verursachen vor allen Dingen kaum noch Angst und Schuldgefühle bei der Patientin.

Gerade Zwangsgedanken führen bei betroffenen Müttern zu enormen Ängsten, dass sie diese auch umsetzen könnten. Betroffene Frauen leiden unter Schuldgefühlen, sie schämen sich, wissen aber in der Regel auch nicht, wo sie sich Hilfe holen können. Obwohl sie sicher sind, dass sie ihre Gedanken nicht in die Tat umsetzen wollen, haben sie doch Angst, die Kontrolle zu verlieren und ihr Baby zu verletzen.

Die gute Botschaft ist: Solche Zwangsgedanken werden nicht umgesetzt. Mütter, die ihre Kinder töten, leiden unter ganz anderen Problemen und tun dies dann z. B. unter dem Einfluss von befehlsgebenden Stimmen (= akustischen Halluzinationen). Deshalb ist es natürlich ganz wichtig, zwischen Zwangsgedanken und Stimmenhören zu unterscheiden. Diese Beurteilung sollte einem Psychiater überlassen werden, denn das ist nicht immer ganz einfach. Aber wenn Zwangsgedanken diagnostiziert werden, dann kann man beruhigt sein: Diese Gedanken sind sehr unangenehm, aber ungefährlich.

Kann man sich mit Behinderung anstecken? – Zwangssymptome in der Schwangerschaft

Elisabeth B., 31 Jahre

Die Angestellte Elisabeth B., die bereits einen 2 ½-jährigen Sohn hat, ist in der 19. Woche mit ihrem zweiten Wunschkind schwanger. Sie berichtet, dass sie seit Beginn der Schwangerschaft unter Ängsten vor Schmutz und Ansteckung mit Krankheiten und Behinderungen leidet. Sie fürchtet sich ganz besonders vor Berührung mit behinderten Menschen, wie etwa dem Kind mit Down-Syndrom in ihrem Bekanntenkreis. Sie fürchtet, dass dadurch vielleicht eine Ansteckung ihres ungeborenen Kindes zustande kommen könnte. Leichte Gedanken dieser Art habe sie auch in der ersten Schwangerschaft gehabt, dieses Mal seien die Befürchtungen aber wesentlich ausgeprägter. Obwohl durch die Pränataldiagnostik bereits bestätigt worden ist, dass ihr Kind gesund ist, und obwohl sie weiß, dass Behinderungen nicht durch Ansteckung übertragbar sind, kann sie sich gegen diese Vorstellungen nicht wehren.

Um tote Tiere, z. B. einen Vogel auf dem Weg, macht sie einen großen Bogen und desinfiziert später den ganzen Kinderwagen, um eventuelle Keime abzutöten; diese Handlungen führt sie auch aus, wenn sie nicht mit dem Kadaver in Berührung gekommen ist. Über solche Situationen und Vorkommnisse grübelt sie dann später noch sehr lange nach und macht sich viele Gedanken. Überhaupt grübelt sie viel darüber, ob sie alles richtig macht. Bei Berührung mit Schmutz oder vermeintlich verschmutzten Gegenständen muss sie sich bis zu fünfmal die Hände waschen, jedes Mal über mehrere Minuten. Eine Zeitlang hat sie auch verstärkt den Herd kontrolliert, dies ist aber in der letzten Zeit weniger geworden. Obwohl sie selbst wisse, dass ihr Verhalten merkwürdig sei (»Das ist doch nicht mehr normal«), habe eine entsprechende Bemerkung ihres Mannes sie sehr verletzt.

Als Frau B. im Rahmen der ersten Untersuchung hörte, dass es sich bei ihren Symptomen um Zwangsgedanken und Zwangshandlungen handelt, unter denen viele Menschen leiden, ist sie bereits deutlich entlastet. Sie kann sich nach Aufklärung über Art und Dynamik der Gedanken auf die entsprechenden Empfehlungen für Verhaltensänderungen einlassen. Zum Beispiel darauf, möglichst solche angstauslösenden Situationen nicht mehr zu vermeiden und auch die Gedanken laufen zu lassen, sie möglichst »gleichgültig« zu behandeln oder vollständig zu ignorieren. In der weiteren Schwangerschaft kommt sie mit den Gedanken, die nach wie vor vorhanden sind, gut zurecht, gerät vor allen Dingen nicht mehr so schnell in Panik.

Einige Wochen nach der unkomplizierten Geburt stellt sie sich noch einmal vor: Alle Gedanken und Ängste sind wie weggeblasen; es geht ihr wieder so gut wie früher.

Dieses Beispiel zeigt, wie irreale und übertriebene Befürchtungen das Leben von Menschen bestimmen können, selbst wenn die Menschen wissen, dass solche Gedanken unsinnig sind. Nicht selten kommt es in der Schwangerschaft zum Auftreten oder zur Verstärkung von Zwangsgedanken, vor allem bei Frauen, die bereits vorher eine Zwangserkrankung oder vielleicht auch nur eine Neigung zu solchen Zwangsgedanken hatten. Ein Zusammenhang mit hormonellen Einflüssen wird hier diskutiert, kann aber im Einzelnen wegen der Kompliziertheit solcher Untersuchungen nicht sicher belegt werden. Das Beispiel von Elisabeth B. zeigt auch, dass Techniken der Verhaltenstherapie gerade bei Ängsten und Zwangssymptomen ganz besonders wirksam sind.

Depressiv oder »ausgesaugt«? – Die Erschöpfung nach mehrmonatigem Stillen

Franziska F., 27 Jahre

Franziska F. stellte sich sechs Monate nach ihrer ersten Entbindung bei uns vor, weil sie vermutet, dass sie an einer Wochenbettdepression leidet. Seit der Entbindung gehe es ihr schleichend schlechter, aktuell seien Erschöpfung und Gereiztheit die vorherrschenden Symptome. Das kenne sie sonst von sich gar nicht. Sie leide zunehmend unter Schuldgefühlen und habe das Gefühl, den Ansprüchen der Familie nicht gerecht zu werden. Sie habe Angst zu versagen und leide unter Zukunftsängsten, wozu auch konkrete Sorgen (z. B. die drohende

Arbeitslosigkeit des Mannes) beitragen. Ihren Mann erlebt sie als verständnisvoll und fürsorglich, er unterstütze sie sehr gut.

Bei der weiteren Untersuchung zeigen sich einige Symptome, wie sie auch bei einer Depression vorkommen können: Erschöpfung, Kraftlosigkeit, verminderte Belastbarkeit. Wichtige Kernsymptome für eine Depression fehlen aber, wie etwa Freudlosigkeit, Antriebslosigkeit oder typische Schlafstörungen. Dagegen lässt sich herausarbeiten, dass Franziska F. sich durch das nunmehr sechsmonatige Stillen körperlich ausgelaugt und »ausgesaugt« fühlt. Sie hat schon längere Zeit darüber nachgedacht, ob sie abstillen sollte, konnte sich dazu aber nicht entscheiden, »weil es ja so gut klappt«. Durch die ständige Bindung an das Kind hat sie kaum Gelegenheit, etwas für sich selbst zu tun. Sie unternimmt kleinere Ausflüge wie Kinobesuche und ähnliches nur mit schlechtem Gewissen.

Nach der diagnostischen Abklärung konnte mit Frau F. besprochen werden, dass aus psychiatrischer Sicht keine Depression im engeren Sinne besteht, sondern dass es sich am ehesten um die Folge der körperlichen Erschöpfung aufgrund des mehrmonatigen Stillens handelt. Hinweise auf eine andere körperliche Ursache – wie etwa eine Schilddrüsenunterfunktion – fanden sich nicht. Eine spezielle antidepressive Behandlung war nicht erforderlich. Unsere Empfehlung, mit dem Abstillen zu beginnen, entsprach auch dem Bedürfnis von Frau F. Mutter und Kind hatten erwartungsgemäß zunächst Schwierigkeiten mit der Umstellung; nach gewissen Anpassungsproblemen funktionierte dann aber die Ernährung per Fläschchen sehr gut.

Frau F. fühlte sich in der Folgezeit zwar weiterhin noch müde und erschöpft, konnte aber ihre körperliche Leistungsfähigkeit bald wieder verbessern und vor allen Dingen mit Freude auch ihre eigenen Interessen wieder wahrnehmen.

Im Fall von Franziska F. war in den unterstützenden (= supportiven) psychotherapeutischen Gesprächen von besonderer Bedeutung, dass sie erkennen konnte, wie wichtig ihre eigenen Bedürfnisse sind und dass stillen um jeden Preis nicht die richtige Lösung ist.

Im Umgang mit Müttern machen wir immer wieder die Erfahrung, dass sich aus dem Stillen ein erheblicher Druck entwickeln kann, wie auch das nächste Beispiel zeigt. Wie sehr Frauen sich durch die öffentliche Meinung oder auch durch die Familie, Freunde, Hebammen und Ärzte unter Druck gesetzt fühlen, lange zu stillen, zeigt die Äußerung einer anderen Patientin in einer ähnlichen Situation: »In meinen Kreisen stillt man«. Für sie bedeutete das: es gibt keine Alternative. Doch, es gibt eine Alternative – das psychische Wohlbefinden von Mutter und Kind ist mindestens genauso wichtig wie der Schutz vor Infektionen oder die Vorbeugung von Neurodermitis. Im Übrigen kann auch eine Kompromisslösung den Übergang erleichtern: Indem nämlich immer weniger gestillt und immer mehr zugefüttert wird, so dass es schließlich nur noch das eine Mal am Morgen oder am Abend ist – was Mutter und Kind dann auch besonders genießen können.

Wenn Stillen zum Stress wird – Depression mit Panikattacken

Gudrun D., 34 Jahre

Die 34-jährige Gudrun D. stellte sich drei Monate nach der ersten Entbindung bei uns vor. Die Probleme nach der Entbindung hätten eigentlich mit Stillproblemen angefangen: sie habe viele Probleme gehabt mit der Brust, nicht genug Milch gehabt, habe zufüttern müssen. Sie sei sich dabei sehr schlecht vorgekommen, weil sie ja wisse, dass das Stillen wegen der Allergievorbeugung für das Kind wichtig sei. Sie habe sehr darum gekämpft, weiter zu stillen, trotz der Probleme und obwohl es sehr anstrengend gewesen sei. Sie habe nie gewusst, ob es reicht, ob das Kind satt wird. Nach acht Wochen habe sie dann auf Empfehlung des Arztes abgestillt. Nur kurze Zeit sei es ihr psychisch besser gegangen, danach sei es zu einer weiteren Verschlechterung des Befindens gekommen. Sie habe nicht mehr schlafen können, habe ein Kloßgefühl im Hals gehabt und immer wieder Angstattacken bekommen. In solchen Zuständen habe sie riesige Angst gehabt umzufallen, habe hyperventiliert (= sehr schnell und flach geatmet) und sei manchmal vor Angst fast ausgerastet. Ihr Mann sei damit ganz schlecht zurechtgekommen und habe nicht gewusst, was er machen sollte. Ihr Hausarzt habe sie zum

Psychotherapeuten geschickt, der habe Eheprobleme diagnostiziert und ihr eine Paartherapie empfohlen.

Nach der Vorstellung bei uns wurde eine Behandlung mit Antidepressiva begonnen, die bereits innerhalb weniger Tage zu einer Verbesserung der Panikattacken und der übrigen Symptome führte. Innerhalb von wenigen Wochen war die Patientin völlig symptomfrei. Durch die Aufklärung war es auch für den Ehemann leichter, mit den Problemen seiner Frau umzugehen. Eheprobleme, die einer Paartherapie bedurft hätten, fanden sich danach nicht mehr.

Drei Jahre später entschlossen sich die beiden trotz ihrer Ängste vor einer Wiederholung der Depression und der Angstattacken zu einem zweiten Kind. Die Schwangerschaft und die Zeit nach der Entbindung verliefen unkompliziert. Einige Zeit später konnte Frau D. wieder in ihren Beruf als Lehrerin zurückkehren.

An diesem Beispiel lassen sich zwei Dinge demonstrieren: zum einen, wie das Stillen zum Stress werden kann, wenn die Mutter sich zu sehr unter Druck setzt. Zum anderen – leider auch nicht selten – wie die Folgeerscheinungen der Depression bzw. der Angststörung (hier die Eheprobleme) als das vermeintliche Grundproblem wahrgenommen werden mit der Folge entsprechender Therapieempfehlungen. Das eigentliche Problem, nämlich die nach der Entbindung aufgetretene Depression oder die Angststörung, wird dagegen verkannt. Dies ist besonders tragisch, wenn wie in diesem Beispiel Antidepressiva sehr schnell wirken, die Behandlung aber vielleicht erst Monate nach Beginn der Depression bzw. der Angststörung oder manchmal auch noch später beginnt.

Ein Teufelskreis von Erwartungsdruck und Ängsten – Beziehungsprobleme nach der Geburt

Heike G., 34 Jahre

Frau G. kommt gemeinsam mit ihrem Mann und dem vier Monate alten ersten Kind. Bisher hat sie gestillt. Seit einigen Wochen leidet sie vermehrt unter »Heulerei«, Empfindsamkeit und Angstattacken. Sie kann schlecht alleine sein, fürchtet besonders den Nachtdienst des Mannes. Es macht ihr sehr zu schaffen, dass sie nicht weiß, ob sie eine gute Mutter ist, ob sie alles richtig macht. In ihrem Kopf hat sie ständig Katastrophenszenarien, so etwa wie es wäre, wenn das Kind nicht mehr aufhört zu schreien, wenn sie die Situation nicht bewältigt – dabei beschreibt sie ihr Kind als »sehr brav« und unkompliziert.

Sie selbst und ihr Mann beschreiben sie als immer schon etwas ängstlich, was aber jetzt nach der Entbindung eindeutig zugenommen hat. Herr G. kann formulieren, dass er sich aus der Beziehung zwischen Frau und Kind ausgeschlossen fühlt. Außerdem belastet das Thema »fehlende Sexualität« die Partnerschaft. Herr G. versucht, keinen Druck aufzubauen. Frau G. traut sich trotzdem nicht einmal mehr, Zärtlichkeiten auszutauschen, weil sie befürchtet, dass es sonst »weitergehen muss«.

Die weitere Untersuchung von Frau G. ergibt keine Hinweise auf das Vorliegen einer postpartalen Depression. Vielmehr besteht bei ihr eine ausgeprägte Ängstlichkeit, die aus ihrer ängstlichen Persönlichkeit abzuleiten ist, jedoch über das früher Bekannte hinausgeht. Frau G. stellt seit der Geburt alles in Frage, traut sich wenig zu.

Bei den folgenden psychotherapeutischen Gesprächen steht zum einen die Veränderung des Anspruches »ich muss perfekt sein« im Mittelpunkt. Außerdem geht es um die Partnerschaft und das Thema Sexualität; ein Teufelskreis von Erwartungshaltung, Druck und Zurückweisung wird offenbar. Das offene Gespräch über dieses Thema bringt bereits sehr viel Entlastung. Beide Partner können sich auf eine Veränderung ihres Verhaltens einlassen, zum Beispiel darauf, dass Zärtlichkeit zugelassen werden kann unter der Voraussetzung, dass das eben nicht automatisch zu mehr Intimität führt. Diese Absprache entlastet Frau G. sehr, und es gibt Herrn G. die Möglichkeit, wieder enger mit seiner Frau in Kontakt zu kommen, was schließlich in den folgenden Wochen unkompliziert zur körperlichen Annäherung führt. Aus einer Zweierbeziehung (= Dyade) wird schließlich eine Dreierbeziehung (= Triade); Herr G. fühlt sich nicht mehr ausgeschlossen. Heike G. ist durch die positiven Erfahrungen mit den wenigen psychotherapeutischen Gesprächen motiviert, eine längerfristige Psychotherapie zu beginnen, in der sie ihre hohen Selbstansprüche und ihre Ängstlichkeit weiter bearbeiten möchte.

Dieser Fall zeigt, wie schnell sich aus nichterfüllten eigenen Erwartungen und Erwartungen des Partners ein Teufelskreis von Druck und Frustration aufbauen kann. Wichtig ist, einen solchen Teufelskreis möglichst frühzeitig durch das offene Gespräch zu unterbrechen. Hilfreich können dabei beispielsweise Paargespräche bei einer Psychotherapeutin oder in einer Beratungsstelle sein.

Zu viel kommt zusammen – Depression nach der dritten Entbindung

Irina W., 33 Jahre

Frau W. kommt neun Monate nach ihrer dritten Entbindung mit einer ausgeprägten depressiven Verstimmung in die Sprechstunde. Das dritte Kind der russisch-stämmigen Familie war ungeplant, aber willkommen. Allerdings hatte die Schwangerschaft einige der Familienpläne durcheinandergebracht: Das Ehepaar W. hatte gerade ein kleines Haus gekauft, Frau W. hatte wieder begonnen zu arbeiten, und sie hatte die Schwangerschaft erst recht spät bemerkt. Vor der Entbindung stand der Umzug in das neue Haus an, wo auch noch sehr viel Arbeit wartete. Schon in dieser Zeit bemerkte Frau W. eine leichte depressive Verstimmung. Bis zur letzten Schwangerschaft kannte sie solche Symptome nicht, auch nach den ersten beiden Entbindungen hatte es keine postpartale Depression gegeben.

Sowohl die Entbindung als auch die anschließende mehrmonatige Stillphase verliefen insgesamt unkompliziert. Stimmungsmäßig ging es ihr wieder etwas besser, obwohl sie sich mit den drei Kindern an der Grenze der Belastbarkeit fühlte. Gerade in der Zeit des Abstillens (etwa fünf Monate nach der Geburt des Kindes) kamen dann zusätzliche Belastungen hinzu (Unfall des Ehemannes, Taufe mit großem Fest etc.). Nach dem Abstillen folgte dann der »vollständige Einbruch«: Frau W. bekam »Heulkrämpfe«, wurde zunehmend depressiv, litt unter Versagensgefühlen, Panikattacken und einer Vielzahl von körperlichen

Symptomen. Der Ehemann unterstützte sie nach Kräften, war aber an seiner neuen Arbeitsstelle sehr eingespannt. Familiäre Entlastungsmöglichkeiten gab es nicht, da die Angehörigen noch in Russland lebten. Nachdem ihr Menstruationszyklus wieder begonnen hatte, bemerkte Frau W. außerdem besonders in den Tagen vor der Periode vermehrt Reizbarkeit, Ungeduld und depressive Gedanken.

Aufgrund der Symptomatik wurde die Diagnose einer postpartalen Depression gestellt, deren erste Symptome sich schon in der Schwangerschaft gezeigt hatten, und eine Behandlung mit dem pflanzlichen Antidepressivum Johanniskraut eingeleitet. In den begleitenden psychotherapeutischen Gesprächen konnte herausgearbeitet werden, dass beide Ehepartner am Rande ihrer Belastbarkeit angekommen waren und kaum noch Zeit für sich hatten. Da keine familiären Unterstützungsmöglichkeiten zur Verfügung standen, erhielt Frau W. über die Krankenkasse vorübergehend eine Haushaltshilfe. Nicht so dringende Aufgaben (wie etwa Arbeiten am neuen Haus) konnten beide Ehepartner nach Absprache zunächst einmal zurückstellen. Gemeinsames Ziel war, sich etwas mehr Freiraum zu schaffen und die Partnerschaft wieder besser zu pflegen.

Der weitere Verlauf war sehr erfreulich: Frau W. erholte sich sehr rasch, auch ihrem Ehemann tat die »Drosselung des Tempos« gut. Die Erfahrung, nicht nur als Eltern, sondern auch wieder einmal als Paar von Bedeutung zu sein, wurde von beiden sehr positiv aufgenommen.

Ähnliche Geschichten wie die von Irina W. hören wir immer wieder einmal von Frauen, die das dritte oder vierte Kind bekommen. Bei Betrachtung der gesamten Situation zeigt sich meist, welche Rolle in diesen Fällen äußere Belastungsfaktoren und das Überschreiten der Belastungsgrenzen spielen. Gerade dann ist es enorm wichtig, sich von außen Unterstützung zu holen, zum Beispiel durch eine Haushaltshilfe.

Zwei andere Dinge kann man an diesem Fall ebenfalls beobachten: zum einen, dass auch die Zeit des Abstillens mit den hormonellen Umstellungen noch einmal eine schwierige Zeit sein kann, in der es zu psychischer Instabilität kommt. Zum anderen machte Irina W. wie viele andere Frauen die Erfahrung, dass nach einer Entbindung plötzlich ein prämenstruelles Syndrom auftritt, was ihr vorher in dieser Weise nicht bekannt war. Dazu gehören Symptome wie Reizbarkeit und Ungeduld, die bei Frau W. in den Tagen vor der Periode verstärkt auftraten.

Wenn Angst den Tag kontrolliert – Verschlimmerung einer Panikstörung nach der Geburt

Julia G., 32 Jahre

Frau G., Verwaltungsbeamtin, stellte sich in Begleitung ihres Ehemannes bei uns vor. Sie berichtete über eine seit knapp zwei Jahren bestehende Angststörung, weshalb sie auch schon in psychotherapeutischer Behandlung sei. Seit der Geburt ihres Sohnes vor zwei Wochen verschlechtere sich ihr Befinden dramatisch. Sie leide unter Schwindel, Übelkeit, Schwitzen, Frieren, Kopfschmerzen. Sie habe Angst vor Menschenansammlungen, Angst alleine zu sein und vor allem die Angst umzufallen. Diese Angst behindere sie momentan sehr, da sie sich nicht traue, ihr Kind zu tragen, aus Angst mit ihm umzufallen. Sie könne sich deshalb auch nicht vorstellen, mit ihrem Kind spazieren zu gehen. Baden und ähnliche Dinge mache sie nur, wenn jemand dabei sei, aus Angst, dem Kind könne etwas passieren. Stimmungsmäßig gehe es ihr plötzlich sehr schlecht. Sie weine viel, leide unter Antriebslosigkeit, Schlafstörungen, Müdigkeit, Schuldgefühlen und fühle sich überfordert.

Wegen der deutlichen Ausprägung der Depression mit begleitenden Panikattacken und Vermeidungsverhalten wurde die Möglichkeit besprochen, die psychotherapeutische Behandlung durch eine Antidepressiva-Behandlung zu ergänzen. Dies war auch der Wunsch der Patientin und ihres Ehemannes. Da die Patientin auf jeden Fall weiter stillen wollte, erfolgte die Auswahl des Medikamentes nach dem Prinzip der Nutzen-Risiko-Abwägung. Kurze Zeit später war die Stimmung bereits erheblich besser, die Ängste gingen zurück, Panikattacken traten nicht mehr auf. Die antidepressive Medikation wurde noch eine Zeit lang weitergeführt, der Schwerpunkt lag dann im weiteren Verlauf auf der Fortführung der Verhaltenstherapie.

Dieses Beispiel zeigt, dass Ängste, wie sie beispielsweise im Rahmen von Angststörungen bzw. Panikstörungen auftreten, bei den betroffenen Frauen manchmal den ganzen Tagesablauf bestimmen. Da sie die Befürchtung haben, dass dem Kind etwas passieren könnte, vermeiden sie das Alleinsein. Die Versorgung des Kindes wird möglichst dann durchgeführt, wenn andere Menschen anwesend sind. Manchmal wird gezielt Besuch eingeladen, um nicht alleine zu sein. Das kann dann auf der anderen Seite natürlich zur weiteren Überforderung führen.

Angst macht unfrei – Beginn einer Angststörung in der Schwangerschaft

Kerstin A., 29 Jahre

Kerstin A., eine glücklich verheiratete Sekretärin, stellt sich einen Tag vor der Entlassung aus der Frauenklinik bei uns vor. Sie hatte vor einer Woche nach Geburtseinleitung eine gesunde Tochter entbunden. Sie berichtete, die Schwangerschaft sei von starken Ängsten begleitet gewesen, da sie vor zwei Jahren eine frühe Fehlgeburt erlitten habe und zu Beginn dieser Schwangerschaft auch einige Komplikationen aufgetreten seien. Deshalb habe sie von Anfang an »die Meilensteine gezählt, ab wann das Kind überleben könne«. Zusätzlich habe die Totgeburt einer Kollegin sie sehr belastet. Seit der Geburt habe sie so starke Glücksgefühle, dass sie häufig nicht schlafen könne und vor lauter Freude viel weine. Gleichzeitig habe sie große Angst, dass ihrer Tochter etwas passieren könne, etwa durch Ansteckung, im Straßenverkehr, oder durch plötzlichen Kindstod. Sie wasche sich deshalb besonders oft die Hände, sei länger in der Klinik geblieben, weil ihr Kind hier sicher sei, wolle mit dem Kind nicht Auto fahren. Sie könne sich vorstellen, dass sie zu Hause nachts auf den Atem ihres Kindes lauern werde. Sie habe zwar bereits eine Matratze gekauft, die Alarm gibt, wenn das Kind aufhöre zu atmen, sie wisse aber nicht, ob sie sich darauf verlassen könne. Die Schwiegereltern, die einen Urlaub im Ausland planten, dürften nach der Rückkehr das Kind wahrscheinlich monatelang nicht sehen, damit sie es nicht mit einer Krankheit anstecken können. Mittlerweile sei sie sich aber selbst nicht mehr so ganz sicher, ob alle ihre Gefühle nur mit den »Heultagen« zu erklären seien, oder ob sie vielleicht doch Hilfe brauche.

In diesem Fall mischen sich offensichtlich zwei Dinge: einerseits die Symptome eines Babyblues mit Glücksgefühlen, Stimmungsschwankungen und Schlafstörungen, wie sie wenige Tage nach der Geburt eines Kindes ganz normal sind. Richtig erkannt hat die Patientin aber selbst, dass andererseits die bestehenden Ängste über das zu erwartende Maß hinausgingen, selbst wenn man die Vorgeschichte mit der Fehlgeburt und ihre ängstliche Persönlichkeit berücksichtigt. Hier handelt es sich um eine Problematik, die auf jeden Fall psychotherapeutisch behandelt werden muss, damit die betroffene Mutter nicht immer mehr in einen Kreislauf von Angst und Unfreiheit hineingerät.

Im vorliegenden Fall geschah dies auch. Und obwohl Kerstin A. immer zur Ängstlichkeit neigte, konnte sie in der Folgezeit ihre Sorgen und Befürchtungen schrittweise überwinden und ihr Kontrollverhalten reduzieren.

36 Stunden Wehen und Schmerzen vergebens – Eine traumatisch erlebte Entbindung und ihre Folgen

Luisa M., 26 Jahre

Luisa M., eine 26-jährige Kunststudentin, die in einer festen Beziehung lebt, wird ungeplant zum ersten Mal schwanger. Das Kind ist willkommen, und die junge Frau genießt ihren unkomplizierten Schwangerschaftsverlauf. Das Paar bereitet sich mit Hilfe eines Geburtsvorbereitungskurses bei einer Hebamme auf die Entbindung vor, die sich Frau M. möglichst natürlich und ambulant wünscht. Doch auch zehn Tage nach dem errechneten Entbindungstermin ist die Geburt noch nicht in Gang gekommen, sie muss eingeleitet werden. Die ausgesuchte Hebamme ist mittlerweile in Urlaub, auch die Geburtseinleitung klappt nicht so wie gewünscht. Im Nachhinein berichtet die Patientin von »36 Stunden unerträglichen Wehen und Schmerzen«. Den fortwährenden Untersuchungen durch Hebammen und Ärzte habe sie sich hilflos

ausgeliefert gefühlt, »wie ein Stück Fleisch«. Schließlich wird das Kind wegen eines Geburtsstillstands per Kaiserschnitt unter Vollnarkose entbunden. Das Kind ist gesund.
Vier Monate nach der Entbindung stellt sich Frau M. in unserer Ambulanz vor; die Überweisungsdiagnose lautet « Wochenbettdepression«. Es findet sich tatsächlich eine schwere Depression, die allerdings vor dem Hintergrund der traumatisch erlebten Entbindung entstanden ist. Im Vordergrund steht das Wiedererleben der Geburt mit den typischen Symptomen einer Posttraumatischen Belastungsstörung (Flashbacks, immer wiederkehrende Erinnerungen, Albträume, ein inneres Taubheitsgefühl und Gereiztheit). Weil die Flashbacks durch den Anblick von Müttern mit Kindern o.ä. ausgelöst werden, hat Luisa M. versucht, alles zu vermeiden, was sie an die Entbindung erinnern könnte. Sie hat keine Stillgruppe oder Krabbelgruppe besucht und geht nicht zur Rückbildungsgymnastik. Auch die Frauenklinik zu betreten, hat ihr große Schwierigkeiten bereitet.

Die weiteren Berichte der Patientin zeigen, dass neben den eigentlichen Erfahrungen während der Entbindung für sie besonders schlimm ist, dass sie es »nicht geschafft hat, auf natürlichem Wege ein Kind zu bekommen«. Hätte sie noch etwas länger durchhalten können? Wäre es dann vielleicht doch nicht zum Kaiserschnitt gekommen? Gerade solche Grübeleien belegen, dass nicht nur der äußere Ablauf einer Entbindung für ein traumatisches Entbindungserleben ursächlich sein kann, sondern dass auch die eigenen Erwartungen und Vorstellungen eine wesentliche Rolle spielen. Die Erwartungshaltung der werdenden Mutter, aber auch ihr Bedürfnis nach Kontrolle in der Situation, die Verletzung des individuellen Schamgefühls und schließlich auch Vorerfahrungen nehmen Einfluss auf die persönliche Wahrnehmung der Geburtsvorgänge und deren gefühlsmäßige Verarbeitung.

Luisa M. benötigte wegen der ausgeprägten begleitenden Depression eine kombinierte medikamentös-psychotherapeutische Behandlung. Unter dem Antidepressivum war die Depression rasch rückläufig, auch die eindringlichen Erinnerungen an die Entbindung wurden weniger. Entsprechend dem Bedürfnis der Patientin wurden in diesem Stadium auch die Geburtserlebnisse besprochen; eine gezielte Psychotherapie erfolgte dann später nach Abklingen der schweren Depression.

Etwa drei Jahre später bekam Frau M. dann ihren zweiten Sohn. Diese Entbindung verlief trotz einiger Schwierigkeiten und Verzögerungen letzten Endes wie gewünscht, nämlich als Spontangeburt, und war für sie ein positives Erlebnis.

Ich bekomme nie wieder ein Kind – Die Angst vor einer weiteren Entbindung nach traumatisch erlebter Geburt

Monika K., 34 Jahre

Die 34-jährige Monika K. stellte sich in der 31. Schwangerschaftswoche ihrer zweiten Schwangerschaft bei uns vor. Ihre erste Entbindung vor sieben Jahren lebte in ihrer Erinnerung noch immer als schreckliches Ereignis fort. Obwohl sie damals die letzten drei Monate wegen vorzeitiger Wehen habe liegen müssen, sei ihr Befinden in der Schwangerschaft gut gewesen. Allerdings habe sie deshalb den geplanten Geburtsvorbereitungskurs nicht machen können. Sie habe darauf vertraut, dass Ärzte und Hebammen ihr unter der Geburt beistehen würden. Während des 30-stündigen Geburtsverlaufs habe sie sich sehr allein gelassen gefühlt. Nur selten habe eine Hebamme nach ihr gesehen. Die Untersuchungen habe sie als sehr schmerzhaft erlebt. Sie habe auch den Eindruck gehabt, dass man ihr nicht richtig erkläre, warum bestimmte Dinge notwendig waren. Sie habe zunehmend das Gefühl gehabt, dass sie »das nicht richtig könne«. Nur das Kind habe im Vordergrund gestanden, sie selbst sei überhaupt nicht wichtig gewesen. Vorherrschend in ihrer Erinnerung an die Geburtssituation sind Gefühle der Hilflosigkeit und des Ausgeliefertseins.

Weiter berichtet sie: Die Erinnerungen an die Entbindung hätten sie im Nachhinein nicht mehr losgelassen. Besonders quälend sei gewesen, dass sie die Entbindung immer wieder aufs Neue erlebt habe; wie ein Film seien die Ereignisse immer wieder vor ihrem inneren Auge abgelaufen. Lange habe sie unter Albträumen, Schlafstörungen, Niedergeschlagenheit und Entfremdungsgefühlen gelitten. Auch habe sie eine

»unendliche Enttäuschung« über den Geburtsverlauf erlebt, den sie sich ganz anders vorgestellt hatte. Obwohl die intensiven Erinnerungen nach ca. zwei Jahren abgeklungen waren, konnte Frau K. sich zunächst nicht vorstellen, ein weiteres Kind zu bekommen. Nur wegen des starken Kinderwunsches ihres Mannes (»für ihn«) wurde sie schließlich nach sieben Jahren doch wieder schwanger. Etwa zehn Wochen vor dem errechneten Entbindungstermin traten ausgeprägte Geburtsängste auf. Die extremen Schlafstörungen waren wieder da, ebenso wie das ständige Wiedererleben der ersten Entbindung.

Frau K. wurde bei uns in den Wochen bis zur Geburt psychotherapeutisch begleitet. Während dieser Behandlung konnte sie eine zunehmend positive und gelassene Haltung zur anstehenden Entbindung entwickeln. Wegen der Lage des Kindes war ein Kaiserschnitt notwendig, der auf ihren Wunsch unter Rückenmarksanästhesie durchgeführt wurde. Die Geburt ihres zweiten Kindes wurde so schließlich eine gute Erfahrung.

Dieser Fall zeigt nicht nur, wie lange und schwer die Symptome einer traumatisch erlebten Entbindung und die daraus entstehende Posttraumatische Belastungsstörung (PTBS) bestehen und wie sie das Leben einer betroffenen Frau beeinträchtigen können. Die Geschichte von Monika K. erklärt darüber hinaus, warum manche Frauen nach einer Entbindung so kategorisch sagen »Nie wieder schwanger«; nicht selten verbirgt sich dahinter eine solche Erfahrung. Und kommt es doch zur Schwangerschaft, dann sind besonders starke Geburtsängste die Folge, weil plötzlich »alles wieder da ist«. Je näher die Geburt rückt, umso schlimmer werden die Ängste. Manchmal wird deshalb dann auch der Wunsch nach einem Kaiserschnitt geäußert.

Wie im vorliegenden Beispiel gezeigt, kann die psychotherapeutische Begleitung sehr viel ausrichten, so etwa die Geburtsängste vermindern und die aktuelle Geburt doch zu einem positiven Erlebnis machen. Unsere praktischen Erfahrungen zeigen, dass nach einer traumatisch erlebten die nächste Entbindung bei entsprechender Vorbereitung (z. B. spezielle Vorbesprechung mit dem geburtshilflichen Team) und Begleitung gut verlaufen kann und damit als positive Erfahrung einen Teil der schlimmen Erinnerungen auslöscht bzw. relativiert.

Die Vergangenheit ist wieder da – Reaktualisierung von traumatischen Erfahrungen

Nicole G., 28 Jahre

Die jetzt 28-jährige Nicole G. hat bereits mehrfach in ihrem Leben Zeiten depressiver Verstimmung erlebt, ohne dass sich richtige depressive Phasen abgrenzen ließen. Die psychischen Probleme stehen im Zusammenhang mit einem sexuellen Missbrauch im Jugendalter sowie vielfältigen Belastungen in der Partnerschaft, im Beruf und im sozialen Umfeld (z. B. schwierige Wohnsituation gemeinsam mit den Schwiegereltern in einem kleinen Dorf).

Nach der zweiten Entbindung vor zwei Monaten treten wieder depressive Symptome auf. Im Vordergrund steht für Frau G. allerdings das Erleben der Entbindung: diese läuft wie ein Film immer wieder ab. In der weiteren Beschreibung dieses Wiedererlebens wird erkennbar, dass hier Erfahrungen hochkommen, die im Zusammenhang mit dem früheren sexuellen Missbrauch stehen.

Gerade diese »Reaktualisierung« (= das Wieder-aktuell-Werden) früherer traumatischer Erfahrungen, besonders bei sexuellem Missbrauch, aber auch anderen Gewalterlebnissen in der Vorgeschichte, ist in einer Schwangerschaft oder bei einer Entbindung nicht ungewöhnlich. Auch besondere Geburtsängste werden manchmal dadurch verursacht. Deshalb kann es bei solchen Erfahrungen in der Vorgeschichte sinnvoll sein, dies bei der Geburtsvorbereitung zu bedenken. Hilfreich können eine spezielle Vorbereitung und das offene Gespräch mit der Hebamme und dem geburtshilflichen Team sein. Vielleicht gibt es ja auch eine (vor)behandelnde Psychotherapeutin, mit der man darüber sprechen kann.

In solchen Fällen wie von Nicole G. sollte die Behandlung nach der Entbindung immer in erster Linie psychotherapeutisch sein. In ihrem Fall waren bereits einige Gespräche über die spezielle Geburtssituation hilfreich, so dass die traumatische Erfahrung in den Hintergrund trat. Frau G. nahm diese positive Erfahrung zum Anlass, sich um eine längerfristige Psychotherapie zu bemühen, um sich mit den früheren Erlebnissen, die sie bisher verdrängt hatte, zu beschäftigen und auch um aktuelle Probleme besser lösen zu können.

Die Angst vor der Wiederholung eines Dramas – Depressive Reaktion nach Totgeburt und Wiedererleben in der Folgeschwangerschaft

 Olina C., 29 Jahre

Olina C., eine junge Ärztin, wird in der zweiten Schwangerschaft zu uns überwiesen. Es handelt sich um eine Wunschschwangerschaft, sie ist in der 18. Schwangerschaftswoche. Vor zwei Jahren wurde ihre erste Tochter in der 39. Schwangerschaftswoche tot geboren, ohne dass sich eine Ursache finden ließ. Seitdem sei es ihr psychisch nicht gut gegangen; die Totgeburt sei immer wieder »wie ein Film« vor ihren Augen abgelaufen. Auch nachdem das etwas weniger geworden sei, habe sie immer noch Schlafstörungen gehabt, habe nicht einschlafen können, an die Entbindung gedacht, viel geweint.

Jetzt in der zweiten Schwangerschaft ist das psychische Befinden sehr wechselnd. Eindeutig zeigt sich, dass die Trauer um die verstorbene Tochter noch nicht abgeschlossen ist. Seit sie weiß, dass sie schwanger ist, ist der »Film über die Totgeburt« vor ihrem inneren Auge wieder da. Bei Olina C. bestehen große Ängste, dass »es wieder schief gehen könnte«, dass sie auch dieses Kind verlieren könnte. Direkt nach den Untersuchungen ist sie beruhigt, etwa eine Woche später lässt dieser Effekt dann jeweils nach. Sie bekommt viel Unterstützung vom Ehemann, der kann es nach ihren Aussagen »aber auch langsam nicht mehr hören«.

Durch unsere Vermittlung konnte Olina C. sehr rasch eine psychotherapeutische Behandlung beginnen; die regelmäßigen Gespräche begleiteten sie durch die verbleibende Schwangerschaft. Weil Frau C. diese Ängste trotzdem schließlich nicht mehr aushalten konnte und das Kind reif genug war, wurde in der 36. Schwangerschaftswoche ein Kaiserschnitt durchgeführt und eine gesunde Tochter geboren.

Diese betroffene Mutter litt offensichtlich nach der Totgeburt ihrer ersten Tochter vor zwei Jahren unter einer ausgeprägten reaktiven Depression. Außerdem berichtet sie über einige Symptome, die man einer posttraumatischen Belastungsstörung (PTSD) zurechnen würde. Es ist ganz typisch, dass so etwas in einer erneuten Schwangerschaft plötzlich wieder auftaucht (= reaktualisiert wird). Die alten Erfahrungen treten in den Vordergrund und sind in voller Stärke wieder da. Die besondere Ängstlichkeit in der aktuellen Schwangerschaft ist vor dem Hintergrund ganz normal. Wie in diesem Fall kann es durchaus sinnvoll sein, schon vor dem natürlichen Ende der Schwangerschaft einen Kaiserschnitt durchzuführen, um die Mutter aus ihrer unendlichen Angst und Anspannung zu lösen, wenn dies unter sorgfältiger Nutzen-Risiko-Abwägung vom geburtshilflichen Team für vertretbar gehalten wird.

Nicht selten kommt es vor, dass nach dem »glücklichen Ende« der folgenden Schwangerschaft die erwartete Freude und das Glück bei der Mutter gar nicht so aufkommen wollen: Es kann sogar sein, dass sie wieder Symptome einer reaktiven Depression zeigt und gerade aufgrund der Erfahrungen mit dem Neugeborenen noch einmal eine Phase der Trauer um das verstorbene Kind durchmacht. Auch das ist völlig normal.

Die Suche nach der eigenen Schuld – Depression nach Frühgeburt

Pelin A., 23 Jahre

Pelin A., eine 23-jährige Frau türkischer Abstammung, freut sich während der ganzen Schwangerschaft auf die Geburt ihres ersten Kindes. Unerwartet kommt es in der 33. Schwangerschaftswoche zu einer Frühgeburt. Wegen Atemschwierigkeiten muss das Kind in die Kinderklinik verlegt werden und wird im Brutkasten überwacht. Die Mutter kommt täglich zu Besuch, wird aber zunehmend bedrückter und stiller, obwohl sich das Kind gut entwickelt. Schließlich zeigt sich eine depressive Verstimmung, die Patientin weint nur noch, kann sich kaum noch aufraffen, in die Klinik zu fahren, starrt an die Wand. Die Gedanken kreisen um das Kind und die Frage, ob sie selbst etwas falsch gemacht hat, so dass es zu der Frühgeburt gekommen ist. Als schließlich weitere depressive Symptome hinzukommen, wie Schlafstörungen, Appetitstörungen und Gewichtsverlust, wird sie von der Kinderklinik zur Behandlung überwiesen. Es kommt unter medikamentöser antidepressiver Therapie rasch zu einer Besserung, vor allem nachdem das Kind sich ohne weitere Komplikationen entwickelt und bald nach Hause entlassen wird.

Auch wenn in einem solchen Fall zunächst zu vermuten ist, dass es sich um eine verständliche Reaktion auf die unerwartete Frühgeburt handelt, zeigte doch der weitere Verlauf, dass sich eine typische postpartale Depression entwickelt hatte. Dazu kann es natürlich auch nach einer Frühgeburt kommen, die mit all ihren Folgen eine zusätzliche Belastung darstellt und zum Beginn der Depression beiträgt. Wichtig ist in solchen Fällen, alle Symptome genau zu betrachten und die Behandlungsnotwendigkeit zu erkennen statt alle auftretenden Probleme mit der Belastung durch die Situation des Kindes zu erklären. Hilfreich ist für Mütter in einer solchen Situation eine begleitende psychologische Unterstützung während der Behandlung des Kindes auf der Intensivstation.

Schwanger durch Kinderwunschbehandlung – aber die Drillinge überleben nicht

Qwara B., 34 Jahre

Mit dem Ehepaar B. hatten wir etwa drei Wochen nach der Geburt ihrer Kinder das erste Mal Kontakt. Frau B., Tochter einer deutschen Mutter und eines afrikanischen Vaters, war von Beruf Physiotherapeutin. Nach mehrjährigem unerfülltem Kinderwunsch war sie direkt nach der ersten künstlichen Befruchtung schwanger geworden. Nach dem anfänglichen Schock darüber, dass es Drillinge werden würden, hatten sich die zukünftigen Eltern sehr auf die Kinder gefreut. In der 26. Schwangerschaftswoche war dann allerdings eine Frühgeburt nicht zu verhindern gewesen. Da es sich um sehr unreife Frühgeborene handelte, reichten alle intensiv-medizinischen Möglichkeiten nicht aus, um die Kinder zu retten. Innerhalb von drei Tagen starben die Kinder – jeden Tag eins. Beide Partner standen auch zwei Wochen nach dem Tod des letzten Sohnes noch stark unter Schock. Besonders Frau B. äußerte immer wieder, dass sie mit dem Tod der Kinder nicht fertig werde, sie weinte während des ganzen Gespräches. Ihr Mann dagegen wirkte vor allem hilflos und wusste offensichtlich nicht, wie er seiner Frau helfen könnte.

In diesem und weiteren Gesprächen wurden verschiedene Aspekte besprochen, wie etwa der Umgang mit Trauer, Gefühlen von Wut, Hilflosigkeit, Verzweiflung usw. Für beide Partner besserte sich die Situation in dem Moment, als sie erkennen konnten, wie unterschiedlich sie beide mit der Situation umgehen und was die jeweilgen Bedürfnisse des anderen sind: Frau B. hatte das Bedürfnis, ihre Gefühle zu äußern, sie wollte immer wieder darüber sprechen. Herr B. dagegen wollte sich eher zurückziehen, das Ganze mit sich selbst ausmachen und wenig darüber reden.

Im vorliegenden Fall handelt es sich um eine Trauerreaktion, wie sie nach solchen Erlebnissen zu erwarten ist und die noch nicht das Ausmaß und die Dauer einer depressiven Reaktion angenommen hat. Mit dem Ehepaar konnte besprochen werden, dass die Zeit der Trauer wichtig ist und dass vor allen Dingen die unterschiedliche Art des Trauerns völlig in Ordnung ist. Für Frau B. waren die psychotherapeutischen Gespräche wichtig, um über ihre Gefühle und über ihre Kinder sprechen zu können, ebenso wie der Kontakt zu anderen betroffenen Eltern über eine Selbsthilfegruppe. Beide Partner konnten bald wieder besser aufeinander zugehen und die von ihnen gewünschten Schritte (Beerdigung, Traueranzeige etc.) gemeinsam gehen. Im weiteren Verlauf machten sie die Erfahrung, dass sie sich durch die gemeinsamen Erlebnisse noch näherstanden als vorher und dass der Verlust der Kinder zu einer tieferen gefühlsmäßigen Bindung führte.

Gerade bei solchen Verlusterlebnissen ist es wichtig, sich Zeit und Raum zu lassen für Trauer und für die vielfältigen Gefühle. Gerade die Eltern von früh in der Schwangerschaft verstorbenen Kindern haben manchmal den Eindruck, es seien ja gar keine »richtigen« Kinder gewesen und deshalb stehe ihnen das Trauern nicht zu. Das ist falsch, auch diese Kinder sollten ihren Platz in der Familie haben. Und jeder muss für sich den richtigen

Weg finden zu trauern – unabhängig davon, wie lange es dauert und wie intensiv es ist. Das Zulassen der dazugehörigen Gefühle und der Austausch mit anderen Menschen darüber verhindern am besten, dass sich aus Trauer eine längerfristige depressive Reaktion entwickelt, die dann das ganze Leben beherrscht und manchmal später eine längere Behandlung erfordert.

Wenn zusammenreißen nicht mehr hilft – Suizidversuch bei postpartaler Depression

Ruth T., 32 Jahre

Hier treffen wir die Briefschreiberin aus dem Einleitungskapitel wieder, die über ihre völlig unerwartet aufgetretene Depression nach der Entbindung und ihren Versuch zu sterben berichtet. Sie schrieb:

»Ich hatte eine wundervolle Schwangerschaft, war stolz auf meinen Bauch, führte eine glückliche Ehe, und dieses Kind, mit dem wir fast schon nicht mehr gerechnet hatten, war ein sogenanntes Wunschkind. Auch die Entbindung war nicht schwer. Deshalb habe ich auch die Welt nicht mehr verstanden, als es mir bereits 36 Stunden nach der Entbindung psychisch sehr schlecht ging. Dies äußerte sich durch innere Unruhe, ich konnte weder schlafen noch essen, fast ständiges Weinen und wenig später durch Äußerungen wie: ›Wenn ich nicht so feige wäre, dann würde ich aus dem Fenster springen‹.

Ich hatte überhaupt keine Freude an meinem Kind, ganz im Gegenteil, ich hätte mir gewünscht, das Kind zurückgeben zu können, weil ich solche Angst vor ihm hatte und der Meinung war, ich würde es niemals gut und richtig versorgen können. Im Krankenhaus hat man meinen Zustand damit abgetan, dass es vielen Müttern so gehe und dass ich mich zusammenreißen müsse, damit ich mein Kind stillen könne und damit mir mein Mann nicht wegliefe. Ich wollte doch so gern eine perfekte Mutter sein und hatte mir während der Schwangerschaft ausgemalt, wie schön alles werden würde. Daher habe ich mich immer wieder unter Aufbietung meiner letzten Kräfte zusammengerissen, natürlich auch, weil ich enorme Schuldgefühle meinem Kind und meiner Familie gegenüber hatte.

Zwei Tage nach der Entlassung aus dem Krankenhaus ist es dann passiert: in wenigen unbeaufsichtigten Sekunden bin ich in der häuslichen Wohnung aus dem Fenster gesprungen ...«.

Bei diesem unbeaufsichtigten Moment handelte es sich um die Zeit, die die Mutter von Frau T. brauchte, um dem Briefträger die Tür zu öffnen! Dieser Fall zeigt, dass es überhaupt kein Schutz vor ernstgemeinten Suizidideen ist, wenn Angehörige in guter Absicht versuchen, eine »rund um die Uhr-Betreuung« zu organisieren, um der Mutter eine psychiatrische Behandlung zu ersparen. Suizidalität ist ein sehr ernstzunehmendes Symptom, das immer zur Hinziehung eines Psychiaters und in der Regel auch zur stationären Behandlung führen muss, um die Umsetzung der Suizidgedanken zu verhindern. Wenn der Psychiater eine ernstzunehmende Suizidgefahr feststellt und eine stationäre Behandlung empfiehlt, sollte dieser Empfehlung unbedingt gefolgt werden. »Versprechungen«, »Abmachungen« oder auch »Verträge« mit suizidalen Menschen schützen nicht davor, dass aus ihrer Sicht die Situation plötzlich doch so hoffnungslos scheint, dass sie den Tod als scheinbar einzig sinnvollen Ausweg suchen. Gerade »raptusartige« Suizidversuche (also mit Umsetzung von einer Sekunde auf die andere) sind nie auszuschließen.

Ruth T. hat ihren Sprung aus dem Fenster zwar überlebt, aber lange mit ihren schweren Verletzungen zu kämpfen gehabt, viele Monate in Kliniken verbracht und eine dauerhafte Gehbehinderung zurückbehalten. Der weitere Verlauf zeigte, dass ihre Depression gut behandelbar war und nach Beginn einer antidepressiven Medikation sehr rasch abklang. Mit dem Mut zum offenen Umgang mit der psychischen Störung und einem direkten Beginn der Behandlung hätte man der Patientin letzten Endes viel mehr ersparen können als den Kontakt zum Psychiater!

Auch der folgende Fall zeigt, wie gefährlich es sein kann, vorhandene Warnsignale, wie übersteigerte Ängste und eine depressive Verstimmung, zu übersehen oder zu unterschätzen und nicht rechtzeitig eine psychiatrische Betreuung einzuleiten.

Das Baby ist vermeintlich unheilbar geschädigt – Wahnhafte Depression und erweiterter Suizid

 Stephanie L., 29 Jahre

Die glücklich verheiratete Stephanie L. erwartet ihr erstes Wunschkind. In der Vorgeschichte gibt es keine psychischen Erkrankungen, auch nicht in der Familie. Berufliche oder finanzielle Sorgen bestehen nicht bei dem Paar. Schwangerschaft und Geburt des gesunden Kindes verlaufen ohne Komplikationen.

Kurz nach der Entbindung drängen sich der zunehmend depressiv verstimmten jungen Mutter erstmals lebensmüde Gedanken auf. Sie ist gefangen von der wahnhaften Überzeugung, ihr Kind nicht richtig versorgen zu können, ihm bereits gesundheitlich geschadet zu haben, indem sie keine richtige Mutter-Kind-Beziehung zu ihm hat aufbauen können. Mehrere Vorstellungen des vermeintlich »schwer geschädigten« Babys beim Kinderarzt enden damit, dass der Kinderarzt sie beruhigt. Das Kind sei gesund, und es sei ganz normal, dass sich junge Mütter solche Sorgen machen. In einem Zeitungsartikel liest sie davon, dass sich eine Mutter mit ihrem Säugling umgebracht hat. Daraufhin wächst in ihr die Hoffnungslosigkeit und die Gewissheit, dass der Tod für sie und ihr vermeintlich unheilbar geschädigtes Kind die beste Lösung sei. Sie beschließt, sich gemeinsam mit dem Kind umzubringen. Sie selbst überlebt den Suizidversuch schwer verletzt, das Kind leider nicht.

Nach dem Ereignis wird eine schwere wahnhafte Depression diagnostiziert, die unter medikamentöser Behandlung rasch rückläufig ist. Wegen der schweren Depression und der daraus folgenden Schuldunfähigkeit wird das Ermittlungsverfahren wegen der Tötung des Kindes eingestellt, Frau L. wird nicht verurteilt. Es folgt eine viele Jahre andauernde Psychotherapie wegen der erwartungsgemäß aufgetretenen reaktiven Depression. Es dauert lange, bis sie das Geschehene soweit verarbeitet hat, dass sie es wagt, noch einmal schwanger zu werden. Unter psychiatrischer Betreuung verläuft die Zeit nach der zweiten Entbindung ohne Komplikationen, eine erneute Wochenbettdepression tritt nicht auf.

Vielleicht hat jemand in ihrem Umfeld erkannt, dass Frau L. depressiv war; vielleicht wollte sie nicht zu einem Psychiater gehen; wahrscheinlich hätte sie auch eine stationäre Behandlung abgelehnt – sie war schließlich der Überzeugung, es sei alles ihr Fehler. Aber gerade in einem solchen Fall sind Angehörige und auch Ärzte gefragt, die Verantwortung für diese Mutter zu übernehmen und ihr die Entscheidung abzunehmen, sie – falls notwendig – vorübergehend ohne ihr Einverständnis zu behandeln.

Glücklicherweise sind solche Fälle extrem seltene Einzelfälle. Bei vielen hunderttausend Geburten pro Jahr in Deutschland kommt es nur in einigen wenigen Fällen zu solch dramatischen Auswirkungen einer postpartalen Depression. Dieser Fall wurde dennoch hier aufgenommen, um darauf aufmerksam zu machen, dass auch scheinbar unbegründet wirkende Ängste ernst zu nehmen sind und dass professionelle Hilfe manchmal eine große Tragödie verhindern kann.

Das Baby ist ausgetauscht – Doppelgängerwahn und psychotische Depression

Tina R., 26 Jahre

Etwa drei Wochen nach der zweiten, unkomplizierten Entbindung per Kaiserschnitt wird Tina R. zunehmend depressiv. Bereits nach der ersten Entbindung hatte sich eine postpartale Depression entwickelt, die unbehandelt nach einigen Monaten wieder abgeklungen war.

Wie nach der ersten Geburt plagt sich die junge Mutter mit ausgeprägten Versagens- und Schuldgefühlen als Mutter, weil sie ihrem Kind gegenüber »keine richtigen Muttergefühle« entwickeln konnte. Schlaf- und Appetitstörungen kommen hinzu und besonders morgens eine ausgeprägte Antriebsminderung. Außerdem leidet sie unter Grübeln, Konzentrationsstörungen und einem Kloßgefühl im Hals.

Wie nach der ersten Geburt erfolgte keine psychiatrische Behandlung, da die Angehörigen alle Probleme auf die Belastung mit zwei Kindern zurückführen und Frau R. selbst der Überzeugung ist, dass sie nicht krank ist, sondern nur eine Versagerin. Dieses Gefühl verstärkt sich noch, als sie eines Morgens auf dem Weg zum Einkaufen bemerkt, dass die Leute auf der Straße stehen bleiben und über sie zu sprechen scheinen. Aus deren Mimik und Gestik kann sie vermeintlich entnehmen, dass es um ihr Versagen als Mutter geht. Das Grübeln nimmt weiter zu und kreist nur noch um ihre Unfähigkeit als Mutter. Eines Mittags schafft sie es gerade noch, die beiden Kinder mit Essen zu versorgen und das Ältere zum Mittagsschlaf hinzulegen. Beim Wickeln des Säuglings stutzt sie: Wieso sieht das Baby plötzlich irgendwie anders aus? Es sind nur Kleinigkeiten, die sie aber sehr beunruhigen. Die Nase ist etwas dicker, und die Ohren sind etwas spitzer. Und auch der Blick aus den blauen Babyaugen ist irgendwie rätselhaft, ja fast bedrohlich. Plötzlich fällt es ihr wie Schuppen von den Augen: Das Baby auf dem Wickeltisch ist nicht ihr Kind, es ist vertauscht. Aber mit wem? Warum?

Nachdem sie das Baby in die Wiege gelegt hat, grübelt sie den ganzen Nachmittag darüber nach, was passiert ist. Schließlich ist sie überzeugt: Ihr Kind ist vertauscht, und zwar mit einem Satan. Sie soll ihn aufziehen, damit er dann die Weltherrschaft übernehmen kann. Ihr wird klar, dass sie etwas unternehmen muss, bevor »das Monstrum« Unheil anrichten kann. Es gibt nur eine Lösung, der Satan muss weg!

Als ihr Mann nachhause kommt, steht sie mit einem Kissen in der Hand neben der Wiege; damit will sie das Kind ersticken. Aufgeregt, fast hysterisch, versucht sie, ihm klarzumachen, was passiert ist und was sie tun müssen, dass sie aber bisher nicht in der Lage war, ihren Entschluss umzusetzen. Der hinzugerufene Hausarzt veranlasst ihre sofortige Aufnahme in einer psychiatrischen Klinik.

Das Leben des Kindes hing »am seidenen Faden«. Glücklicherweise sind solche dramatischen Verläufe von psychotischen Depressionen – also Depressionen, bei denen auch Wahnsymptome oder Wahrnehmungsveränderungen bestehen – ausgesprochen selten. Dieser Fall soll – wie die beiden vorherigen – besonders hervorheben, wie wichtig es ist, psychische Veränderungen nach der Geburt sehr ernst zu nehmen und die Mutter bei der Inspruchnahme von Hilfe zu unterstützen.

Euphorie und Depression im schnellen Wechsel – eine bipolare affektive Störung nach der Geburt

Ute W., 30 Jahre

Die 30 Jahre alte Ute W. hatte vor acht Jahren eine Fehlgeburt; jetzt erlebt sie die komplikationslose erste Entbindung. Über den erfüllten Kinderwunsch ist sie überglücklich. Später berichtet sie, dass sie am ersten Tag nach der Geburt noch froh und stolz gewesen sei, ein richtiges Glücksgefühl gehabt habe. Am folgenden Tag sei sie dann unruhig und schlaflos geworden, habe sich große Sorgen gemacht, ob sie das Kind richtig versorgen könne, und habe viel geweint. Nach der Entlassung aus der Frauenklinik hätten diese Ängste noch zugenommen, sie habe das Gefühl gehabt, eine schlechte Mutter zu sein, und die große Sorge, das Kind könne verhungern.

Eine Woche später schlägt die Stimmung ganz ins Gegenteil um: sie fühlt sich »unheimlich stark und voller Tatendrang«.

Die behandelnde Frauenärztin überweist sie kurzfristig zu uns mit der Verdachtsdiagnose »beginnende Manie«, was sich auch bei der Untersuchung so darstellt. Da das Stillen bereits problematisch ist, möchte Frau W. gerne abstillen, was den sofortigen Beginn einer hochdosierten antimanisch und schlafanstoßend wirkenden Medikation mit einem Antipsychotikum ermöglicht. Der Ehemann und die Mutter übernehmen die Versorgung des Kindes. Sobald sich der Schlaf bessert, normalisiert sich auch die Stimmung. Mit einigen begleitenden psychotherapeutischen Gesprächen nimmt Frau W. die Medikation noch einige Monate, bis diese schrittweise abgesetzt werden kann. Die Mutter-Kind-Bindung hat sich von Beginn an gut entwickelt.

Die Erfahrungen von Frau W. zeigen, wie rasch krankhafte Stimmungsveränderungen auftreten und auch wieder abklingen bzw. sich ins Gegenteil verändern können. In diesem Fall gab es einen Wechsel einer euphorischen Stimmung (zunächst noch ableitbar aus der Tatsache, dass diese Schwangerschaft zu einem glücklichen Ende gekommen ist) zu einer depressiven Symptomatik. Kurze Zeit später bestimmte wieder Euphorie das Verhalten von Frau W.; und schließlich wurde daraus eine Hypomanie.

Mit dem raschen Beginn einer antimanisch wirkenden Medikation und Entlastung bei der Versorgung des Kindes konnte die Weiterentwicklung in Richtung Manie, die dann mit hoher Wahrscheinlichkeit eine stationäre psychiatrische Behandlung unerlässlich gemacht hätte, noch abgewendet werden.

Auf die mögliche Gefährdung von Mutter und Kind im Rahmen einer Depression wurde schon hingewiesen. Dass dies auch bei einer euphorischen bzw. manischen Stimmung der Fall sein kann, zeigt die folgende Schilderung.

Das Baby wird zur Puppe – Verhaltensauffälligkeiten in der Manie

Viola S., 22 Jahre

Die junge Frau fällt bereits wenige Tage nach der ersten Entbindung durch ein verändertes Verhalten gegenüber dem Ehemann auf. Die Stimmung wechselt zwischen euphorisch und gereizt, was sonst gar nicht ihre Art ist. Schließlich wird sie auch gegen ihren Mann auffällig aggressiv, immer erregter, sie wirkt überreizt, spricht schneller. Viola S. entwickelt vielfältige Pläne und Aktivitäten, wobei sie zunehmend ungeordnet wirkt und keine Handlung zu Ende bringt.

Am frühen Abend wirft sie ihre Tochter nach dem Wickeln wie eine Puppe in die Luft, fängt sie auf und drückt sie anschließend fest an sich. Als der Mann ihr das Kind wegnehmen will, wird sie tätlich gegen ihn.

Gerade eine euphorische, gehobene Stimmung und auch gereizt-aggressives Verhalten sind nicht immer von Anfang an als krankhaft erkennbar; erst mit Zunahme der hypomanischen oder manischen Symptome wird dann die Behandlungsbedürftigkeit deutlich. Im Fall von Frau S. gab ihr sorgloser Umgang mit dem Neugeborenen den Ausschlag – sie ließ jede Vorsichtsmaßnahme außer Acht und gefährdete damit das Kind.

Eine stationäre Einweisung auf eine geschützte Station war leider unvermeidlich; das Neugeborene konnte wegen ihrer akuten Krankheitssymptomatik nicht mit aufgenommen werden. Bei der Untersuchung in der Klinik zeigen sich weitere Symptome einer Psychose, die allerdings unter Behandlung rasch abklingen.

Von Himmel und Hölle – »Traumartige Erlebnisse« in der Psychose

Waltraud K., 39 Jahre

Die 39-jährige Hausfrau und Mutter Waltraud K., die ihr zweites Kind bekommen hat, ist seit dem vierten Wochenbetttag verändert. Sie äußert die Befürchtung, durch die Ärzte vergiftet zu werden. Im Vordergrund stehen aber »traumartige« Erlebnisse, bei denen ihr Himmel und Hölle gezeigt werden und Engelschöre singen. Sie schlussfolgert daraus, dass sie zu wenig religiös gewesen ist, dass sie mehr beten muss. Als einziges Mittel, um die Seligkeit zu erlangen, bleibe ihr der Weg, als Missionarin Seelen zu bekehren. Insgesamt wirkt sie »entrückt«, dabei nicht ängstlich. Sie betet mit lauter Stimme und hoch erhobenen Händen und spricht davon, dass Gott sie wohl jetzt zu sich nehmen wolle. Am nächsten Tag verändert sich das Bild: es treten ausgeprägte Ängste auf, sie ist erregt und unruhig, wirkt von Panik getrieben.

Der Ehemann berichtet, dass Waltraud K. nach der ersten Entbindung lange unter ausgeprägten Schlafstörungen gelitten habe; da es ihr aber stimmungsmäßig besonders gut gegangen sei, habe sie sich nicht behandeln lassen wollen. Irgendwann sei das von selbst wieder abgeklungen.

Dieser Fall demonstriert, dass psychotische Symptome nicht immer quälend und angsterregend sein müssen, dass es aber sehr rasch zu Änderungen im Erleben und Verhalten kommen kann. Deshalb ist bei jeder psychotischen Symptomatik die stationäre psychiatrische Behandlung unabdingbar; so auch in diesem Fall. Unter einer antipsychotischen Medikation klingen die »traumartigen Erlebnisse« und Vergiftungsängste rasch ab.

Allerdings dauert es noch einige Wochen, bis Frau K. sich auch von der zusätzlich bestehenden depressiven Symptomatik erholt hat und schrittweise in ihren Alltag zurückkehren kann. Es schließt sich eine psychotherapeutische Behandlung an, bei der es vor allem darum geht, das Krankheitserleben zu verarbeiten, was Frau K. sehr zu schaffen macht. Sie hat die Sorge, dass sie ähnlich wie ihre Großmutter nun häufiger erkranken wird.

Da sich bei Betrachtung der Vorgeschichte Hinweise ergeben, dass außer bei der ersten Entbindung bereits früher psychische Symptome aufgetreten sind, erfolgt eine längerfristige vorbeugende Behandlung (= Prophylaxe), um weitere Krankheitsphasen möglichst zu vermeiden.

Beobachtet und verfolgt gefühlt – Bedeutet das Schizophrenie?

Xenia O., 37 Jahre

Drei Monate nach der zweiten Entbindung stellt sich Xenia O. bei uns vor. Sie berichtet über einige psychotische Erlebnisse nach der Entbindung; so habe sie sich verfolgt gefühlt, sei den Eindruck nicht losgeworden, dass die Nachtschwester ihrer Tochter etwas angetan habe. Noch in der Frauenklinik wurde ein Psychiater hinzugezogen, der ein Medikament gegen die festgestellte Psychose verordnete. Dieses Medikament hatte Frau O. vor kurzem in Absprache mit dem Psychiater, der sie ambulant weiter behandelt hatte, langsam ausgeschlichen. Zu uns kam Frau O. hauptsächlich mit der Frage, ob sie jetzt die Sorge haben müsse, an einer Schizophrenie zu leiden, nachdem sie diese Wochenbettpsychose gehabt habe, und ob sie ständig befürchten müsse, wieder krank zu werden. Ihr Psychiater habe zwar versucht, sie diesbezüglich zu beruhigen, aber sie wolle gerne eine zweite Meinung hören.

Auch wir konnten Frau O. beruhigen, nachdem sie die Krankheitsgeschichte genauer erzählt hatte. Sie hatte einige Tage nach der Entbindung im Rahmen einer Infektion hohes Fieber gehabt und war vorübergehend nicht richtig ansprechbar gewesen. Auf dem Höhepunkt des Fiebers hatte sie kurz einmal ihren verstorbenen Vater im Zimmer gesehen, was wir als optische Halluzination einordneten. Die Gesamtsymptomatik wies ebenso wie der Verlauf (Abklingen der psychischen Symptome sehr bald nach Behandlung der Infektion und bereits kurz nach Beginn der Antipsychotika-Gabe) auf eine organische Psychose hin, also auf eine Psychose mit einer körperlich begründbaren Ursache.

Solche organischen Psychosen können zwar sehr ähnliche Symptome haben wie eine Schizophrenie, aber es handelt sich um eine ganz andere Krankheit. Organische Psychosen können als besonders »gutartige« Psychosen eingeordnet werden. Deshalb war es in diesem Fall auch aus unserer Sicht vertretbar, bereits nach drei Monaten die Medikamente schrittweise abzusetzen. Bei einer schizophrenen oder schizoaffektiven Psychose sollte die Behandlung dagegen immer mindestens sechs Monate dauern, um die Rückfallgefahr zu vermindern.

Nicht wieder krank werden, aber trotzdem ein Baby – Schwanger unter Medikamenten

Yumi P., 28 Jahre

Die 28-jährige Studentin koreanischer Abstammung stellte sich bei uns vor mit der Frage, ob sie unter einem Medikament (ein Antipsychotikum) schwanger werden darf. In ihrer Vorgeschichte gab es mehrere dicht aufeinander folgende psychotische Krankheitsepisoden; die erste Erkrankung lag etwa fünf Jahre zurück. Zu den Neuerkrankungen war es jeweils in Belastungssituationen gekommen (z. B. während eines Examens). Nachdem die Behandlung mit einer niedrigen Dosierung des wirksamen Antipsychotikums vorbeugend fortgeführt wurde, war Yumi P. in den letzten zwei Jahren symptomfrei und litt auch nicht unter Nebenwirkungen. Der behandelnde Psychiater befürchtete eine erneute Erkrankung beim Absetzen des Medikamentes; auch Frau P. selbst und ihre Angehörigen hatten ähnliche Bedenken.

Nach Besprechung der Vorgeschichte war auch aus unserer Sicht die Wiederholungsgefahr der Erkrankung in einer Schwangerschaft und besonders nach der Entbindung hoch. Nach entsprechender Nutzen-Risiko-

Abwägung traf Yumi P. gemeinsam mit ihrem Ehemann die Entscheidung, unter dem Medikament schwanger zu werden.

In der bald darauf eingetretenen Schwangerschaft ging es ihr sowohl körperlich als auch psychisch sehr gut. Das Medikament wurde so niedrig wie möglich dosiert; als allerdings Schlafstörungen auftraten, war eine leichte Erhöhung erforderlich. Gerade die Schlafstörungen wurden als Gradmesser für ihr psychisches Befinden gewertet, da sie aus der Vorgeschichte als erstes Krankheitssymptom bekannt waren.

Bis zur Entbindung ging es Yumi P. gut; regelmäßige Kontrolluntersuchungen zeigten das auch vom ungeborenen Kind. Sie schloss in der Schwangerschaft sogar noch ihr Studium ab. Vorübergehend konnte die Dosis des Antipsychotikums wieder gesenkt werden. Einige Wochen vor der Entbindung war im Rahmen der Geburtsplanung das weitere Vorgehen rund um die Entbindung Thema. Es wurde besprochen, worauf zu achten ist und was mögliche Warnsignale einer Erkrankung nach der Entbindung sein könnten. Es war zu berücksichtigen, dass die Zeit nach der Geburt das höchste Risiko einer Wiedererkrankung in sich trägt.

Kurz vor der Entbindung war noch einmal eine leichte Dosiserhöhung des Medikamentes erforderlich, da erneut Schlafstörungen auftraten. Die Entbindung verlief dann unkompliziert; Yumi erlebte sie weniger anstrengend als sie erwartet hatte. Der über 4.000 g schwere Sohn war völlig gesund und brauchte keinerlei besondere kinderärztliche Behandlung. Nach drei Tagen stillte sie ab, da sie das Stillen als anstrengend erlebte und auch Sorge wegen der nächtlichen Schlafunterbrechungen hatte.

Vier Wochen nach der Geburt stellte sich Yumi P. mit Mann und Sohn noch einmal bei uns vor: Es ging ihr nach wie vor gut, sie fühlte sich psychisch stabil und hatte sich auch körperlich gut erholt. Das Antipsychotikum nahm sie vereinbarungsgemäß weiter in der gleichen Dosis wie in der Zeit um die Geburt. Der kleine Sohn entwickelte sich prächtig.

Frau P. erlebte ihre Entscheidung, unter einem Medikament schwanger zu werden, auch im Nachhinein als richtig. Und sie fügte hinzu: »Ich weiß schon jetzt, dass ich noch ein zweites Kind haben will.«

Last but not least: Auch Väter können depressiv werden

Zacharias E., 37 Jahre

Zacharias E. stellte sich zwei Wochen nach der Geburt seines ersten Sohnes bei uns vor. Nach langjährigem Kinderwunsch und einigen erfolglosen Behandlungen hatte sich das Ehepaar bereits mit der Kinderlosigkeit abgefunden, als es auf natürlichem Wege zur Schwangerschaft kam.

Obwohl die Geburt des Wunschkindes nicht ohne Komplikationen verlief, erlebte Herr E. starke Gefühle von Stolz und Glück. Die Tage unmittelbar nach der Geburt verbrachte er mit Frau und Kind im Familienzimmer des Krankenhauses.

Nachdem er mit Ehefrau und Sohn nach Hause zurückgekehrt war, änderte sich jedoch seine Stimmung. Herr E. berichtete, er leide unter starken Weinkrämpfen, obwohl er früher nie geweint habe. Er beschrieb sich selbst als einen starken, eher gefühlskalten Menschen, der nicht über Probleme und Gefühle spreche – ähnlich wie sein Vater. Insgesamt werde in seiner Ursprungsfamilie selten über Probleme, Krankheiten oder Gefühle gesprochen.

Tief beunruhigt zeigte sich Zacharias E. durch die Tatsache, dass er seinem Sohn die Schuld an seinem Zustand gab, dass er eifersüchtig auf ihn reagierte und sich wünschte, die Zeit zurückdrehen zu können. Des Weiteren wurde die depressive Symptomatik verstärkt durch seine Angst, nie ein guter Vater sein zu können. Hinzu kamen starke Selbstvorwürfe; er habe sich im Vorfeld zu wenig mit der Schwangerschaft und seiner Vaterrolle auseinandergesetzt. Nun fühle er sich dadurch überrollt, und alles laufe an ihm vorbei. Herr E. beschrieb seine Stimmung als sehr schwankend, mit guten, aber auch sehr schlechten Tagen. Er habe wenig Antrieb, kaum Appetit und große Sorgen vor der Zukunft. Zuhause falle ihm die Decke auf den Kopf, weil er ansonsten ein sehr aktiver Mensch sei, neben seiner Berufstätigkeit einen Nebenjob habe und jetzt eigentlich nicht wisse, was er den ganzen Tag zuhause tun solle.

Mit depressiven Symptomen war er etwas vertraut, weil seine Frau im Rahmen der erfolglosen Kinderwunschbehandlung darunter gelitten hatte. Deshalb suchte er im Internet nach Informationen über postpartale Depressionen bei Männern und kam so zu uns.

Wegen der Schwere der depressiven Symptomatik wurde eine antidepressive Medikation eingesetzt; zusätzlich wurde Herr E. an eine Verhaltenstherapeutin vermittelt. Unter dieser kombinierten Behandlung kam es innerhalb weniger Wochen zu einer deutlichen Besserung des Befindens. Herr E. konnte zu seinem Sohn eine innige Beziehung aufbauen. Die Psychotherapeutin bezog die Ehefrau in einigen Gespräche mit ein, was auch die partnerschaftliche Beziehung wesentlich intensivierte. Mit der Empfehlung, die antidepressive Medikation noch über mindestens sechs Monate fortzusetzen, konnte Herr E. in die weitere Behandlung seines Hausarztes wechseln.

8 Diagnosen – für speziell Interessierte

In diesem Kapitel werden die Störungsbilder, die in den vorherigen Kapiteln wiederholt erwähnt und beschrieben wurden, mit ihren offiziellen Bezeichnungen und den Diagnose-Kriterien vorgestellt. Vielleicht begegnen Ihnen solche Bezeichnungen, die manchmal etwas hölzern und formell wirken, in Behandlungsberichten oder Bescheinigungen, während Ihr Arzt oder Ihre Psychotherapeutin Ihnen gegenüber einen anderen Begriff benutzt hat. Das eine ist die ärztliche Fachsprache, bei der hinter sehr kurzen Diagnoseschlüsseln, die manchmal nur aus ein paar Buchstaben und Zahlen bestehen, bestimmte allgemein vereinbarte Diagnosen stecken, während die medizinische Umgangssprache für Patienten möglichst verständlich sein soll.

Die exakten ICD-10-Kriterien für die einzelnen Störungen, also wie genau die Definition lautet, welche Symptome vorliegen müssen, welche zeitlichen Kriterien zu erfüllen sind und welche anderen Störungsbilder abzugrenzen sind, lassen sich problemlos im Internet nachlesen.

Nicht berücksichtigt sind Störungen, die sich unter Stressbedingungen, wie sie eine Schwangerschaft, Entbindung und Postpartalzeit mit sich bringen, verschlechtern können, allerdings durch das positive Lebensereignis »Geburt eines Kindes« manchmal auch verbessern. Zu nennen sind hier beispielsweise Essstörungen, Persönlichkeitsstörungen und Abhängigkeitserkrankungen, die nicht zu den möglichen peripartalen Erkrankungen im engeren Sinne gehören.

ICD-10 – ein Diagnosesystem im Wandel

Bei den im Folgenden vorgestellten diagnostischen Bezeichnungen handelt es sich um Begriffe, die aus der ICD stammen, dem Diagnosesystem, das die Weltgesundheitsorganisation (= WHO) herausgibt und regelmäßig überarbeitet. ICD ist die Abkürzung für »**I**nternational **C**lassification of **D**iseases« (= »Internationale Klassifikation von Krankheiten«). Zur Zeit der Erstellung dieses Buches wird noch die ICD-10 verwendet, also die 10. Fassung. Die 11. Fassung, die ICD-11, ist für bestimmte Zwecke zu Beginn 2022 in Kraft getreten; bis allerdings die deutsche Übersetzung vollständig vorliegt und in der Praxis eingesetzt werden kann, wird voraussichtlich noch einige Zeit vergehen. Möglicherweise werden sich dann manche Bezeichnungen und Zuordnungen zu den verschiedenen Kategorien ändern. Eine solche Neufassung ist auch deshalb immer sehr zeitaufwendig, weil sie so formuliert sein muss, dass jeder darunter das gleiche versteht und weil darüber hinaus die jeweiligen aktuellen Erkenntnisse, z. B hinsichtlich der Entstehung einer Störung, berücksichtigt werden müssen.

Es gibt für alle Fachbereiche eigene Kapitel; für die Psychiatrie ist dies bei der ICD-10 das Kapitel F. Alle psychiatrischen Diagnosen beginnen also mit einem F. Schon alleine an der F-Codierung (z. B. F32 für eine depressive Episode) erkennt jeder Psychiater weltweit, um was für ein Störungsbild es sich handelt, weil er die dahinterstehenden diagnostischen Kriterien kennt. Mit der Einführung der ICD-11 werden sich diese Codierungen verändern.

Affektive Störungen

Bereits in der Bezeichnung »affektive Störung« steckt die Charakterisierung, dass es sich nämlich um ein Störungsbild handelt, bei dem eine Störung der Affekte (also der Stimmungslage) im Vordergrund steht.

Dabei kann es ein depressiver Affekt sein oder auch ein euphorischer bzw. hypomanischer bzw. manischer Affekt.

Tab. 8.1: Affektive Störungen im Überblick (F3 nach ICD-10)

Benennung	Bedeutung, dazugehörige Kriterien
Affektive Störung	• Oberbegriff für Störungen, bei denen eine Veränderung der Stimmungslage im Vordergrund steht, die also mit depressiver und/oder euphorischer Stimmung einhergehen
Depressive Episoden	• Krankheitsphasen mit einer Vielzahl von depressiven Symptomen, die mindestens 2 Wochen lang bestehen • Verschiedene Unterformen sind definiert
Hypomanische und manische Episoden	• Krankheitsphasen, bei den eine euphorische Stimmung das Bild bestimmt, z. B. als hypomanische oder manische Stimmung • Zeitdauer mindestens 4 Tage (hypomanische) bzw. 1 Woche (manische Episode)
Rezidivierende affektive Störung	• Wiederkehrende Störung • Zwischen den Krankheitsphasen kommt es i. d. R. zur vollständigen Gesundung • Beispiel: »rezidivierende affektive Störung«
Bipolare Störung	• Wird für alle affektiven Störungen verwendet, die mit einer hypomanischen bzw. manischen Symptomatik einhergehen • Dabei können hypomanische bzw. manische Episoden im Wechsel auftreten • Der Zusatz »bipolar« wird auch für schizoaffektive Störungen mit manischer Symptomatik verwendet

Depressive Episode

In diese Kategorie (F32) werden die meisten postpartalen Depressionen und Depressionen in der Schwangerschaft eingeordnet, außer den reaktiven Depressionen nach Totgeburt oder ähnlichen Ereignissen; diese finden sich in der Kategorie »Anpassungsstörungen«.

Als depressive Episode wird ein zeitlich abgesetzter depressiver Zustand bezeichnet mit einer Mindestdauer der Kernsymptomatik von zwei Wochen. Zur Kernsymptomatik gehört das Vorhandensein von gedrückter Stimmung, Interessenverlust, Freudlosigkeit und Antriebsminderung. Die Verminderung der Energie führt zu erhöhter Ermüdbarkeit und Aktivitätseinschränkung, ausgeprägte Müdigkeit tritt oft nach nur kleinen Anstrengungen auf.

Andere häufige Symptome sind ein vermindertes Selbstwertgefühl, Schuldgefühle, lebensmüde Gedanken bis hin zur Suizidalität, Konzentrations- und Denkstörungen, Getriebenheit oder Antriebshemmung, Schlafstörungen und Appetitstörungen.

Nach den diagnostischen Leitlinien der ICD-10 wird außerdem der *Schweregrad* der depressiven Episode festgestellt und eingeordnet (durch eine Zahl hinter der Diagnose F32), und zwar in leichte, mittelschwere und schwere depressive Episode. Bei der schweren depressiven Episode mit psychotischen Symptomen treten zusätzlich zu den anderen Symptomen psychotische Symptome, wie etwa Wahnideen (z. B. etwa Schuld- oder Verarmungswahn) auf.

Hypomanie und Manie

Die Manie bzw. die leichtere Form, die Hypomanie, ist das Gegenstück zur Depression. In diese Kategorie (F30) wird ein Teil der Psychosen in der Schwangerschaft und nach der Entbindung diagnostisch eingeordnet, nämlich die, die mit gehobener Stimmung (= Euphorie) oder ausgeprägter Gereiztheit, übersteigertem Selbstbewusstsein, gesteigerter Aktivität und vermindertem Schlafbedürfnis einhergehen. Die Auffälligkeiten zeigen sich am ehesten im Verhalten, z. B. durch schnelleres Sprechen, vermehrtes Mitteilungsbedürfnis, übertriebene Einkäufe. Es werden »tausend Pläne« gemacht und deren Umsetzung begonnen, dann aber nicht zu Ende gebracht.

Die Symptomatik besteht mindestens seit 4 Tagen (Hypomanie) bzw. seit 1 Woche (Manie)

Die Grenze zwischen einer Hypomanie (der leichteren Form) und einer Manie ist fließend und der Unterschied nicht immer leicht zu erkennen;

letzten Endes richtet sich die Einordnung nach dem Schweregrad der Symptomatik.

Stark vereinfacht kann man es danach unterscheiden, dass Betroffenen mit einer Hypomanie noch ein einigermaßen akzeptables gesellschaftliches Verhalten gelingt, während bei der Manie nicht selten auch die Grenzen des sozial Akzeptierten überschritten werden und verschiedene Arten von leichtsinnigem oder verantwortungslosem Verhalten zu Problemen führen.

Auch bei der Manie gibt es eine *psychotische Form*, wenn nämlich das übersteigerte Selbstbewusstsein in Größenwahn umschlägt. Bei Frauen nach einer Entbindung kann das beispielsweise die Überzeugung sein, das Jesuskind geboren zu haben.

Rezidivierende affektive Störungen

Treten depressive Episoden wiederholt auf, dann spricht man von einer rezidivierenden, d. h. wiederkehrenden Störung. Phasen von Krankheit und Gesundheit wechseln sich ab.

Sind es *nur depressive* Krankheitsepisoden, fallen sie in die Kategorie F33, wobei die einzelnen Krankheitsepisoden nach den oben beschriebenen Kriterien als leicht, mittel, schwer oder mit psychotischen Symptomen zugeordnet werden. Die Diagnose könnte dann z. B. »mittelgradige depressive Episode im Rahmen einer rezidivierenden depressiven Störung« lauten, was für Behandler an der verwendeten Codierung ersichtlich ist.

Bipolare Störung

Auch hypomanische bzw. manische Episoden können als Teil einer rezidivierenden (= wiederkehrenden) Erkrankung auftreten; die Kategorie ist F31. Man spricht dann von einer *bipolaren Störung*, weil in der Regel bei einem solchen Verlauf auch depressive Episoden vorkommen, also beide Pole der Stimmung betroffen sind.

8 Diagnosen – für speziell Interessierte

Reaktionen, Anpassungsstörungen, Posttraumatische Belastungsstörung

Die psychischen Reaktionen nach dem Verlust eines Menschen oder nach einem anderen traumatischen Erlebnis (z. B. Fehlgeburt oder Totgeburt, Verkehrsunfall, Erleben von Gewalt etc.) können von verschiedenem Ausmaß und unterschiedlicher Dauer sein. Symptome wie Traurigkeit, Weinen, Grübeln etc. sind Teil einer normalen Trauerreaktion, die zur Bewältigung des Verlustes bzw. des traumatischen Erlebnisses wichtig ist.

Gehen Schwere und/oder Dauer der Reaktion über die zu erwartende Trauerreaktion hinaus, wird die Problematik als – wenn auch vorübergehende – psychische Störung eingeordnet, und zwar in der ICD-10-Kategorie F43 (▶ Tab. 8.2).

Den Begriff »Anpassungsstörung« kann man daraus ableiten, dass im normalen menschlichen Leben die Anpassung an bestimmte Ereignisse, Belastungen etc. ohne dauerhafte Folgeprobleme gelingt. Ist das nicht der Fall, ist die Anpassung »gestört« und entwickelt sich beispielsweise eine längerfristige depressive Reaktion, dann spricht man von einer Anpassungsstörung.

Tab. 8.2: Anpassungsstörungen (F43 nach ICD-10)

Benennung	Bedeutung, dazugehörige Kriterien
Akute Belastungsreaktion	• Reaktion unmittelbar auf ein Ereignis • Nach anfänglicher »Betäubung« oft Depression, Angst, Ärger, Wut, Verzweiflung, Überaktivität, sozialer Rückzug • Dauer 2 bis 3 Tage
Posttraumatische Belastungsstörung	• Auftreten innerhalb von 6 Monaten nach dem Ereignis • Wiedererleben der Situation mit Flashbacks, Albträumen • Andauerndes Gefühl des Betäubtseins, emotionale Stumpfheit; Vermeidung von Situationen, die an das Trauma erinnern • Depression, Reizbarkeit, Überwachheit, Schreckhaftigkeit, Schlaflosigkeit

Angststörungen

Tab. 8.2: Anpassungsstörungen (F43 nach ICD-10) – Fortsetzung

Benennung	Bedeutung, dazugehörige Kriterien
Anpassungsstörungen	• Oberbegriff für das Auftreten psychischer Symptome und Verhaltensstörungen nach einer konkreten psychosozialen Belastung bzw. einem Ereignis • Verschiedene Gefühle können im Vordergrund stehen, so etwa Depressivität, Ängste, Trauer • Begriffe wie depressive Reaktion und reaktive Depression gehören dazu

Angststörungen

In ▶ Tab. 8.3 sind die wichtigsten Kategorien von Angsterkrankungen nach der ICD-10 (F40) dargestellt. Die klinische Bedeutung und die Auswirkungen sind in anderen Kapiteln beschrieben.

Tab. 8.3: Angststörungen (F40 nach ICD-10)

Benennung	Bedeutung, dazugehörige Kriterien
Panikstörung	• Störung mit wiederkehrenden Panikattacken, die nicht auf bestimmte Situationen oder Auslöser bezogen sind • Dauer in der Regel wenige Minuten; die Angst klingt spontan wieder ab • Typische Begleitsymptome: Herzrasen, Erstickungsgefühle, Schwindel, Entfremdungsgefühle; die Furcht zu sterben, die Kontrolle zu verlieren oder verrückt zu werden • In der Folge entwickelt sich häufig Vermeidungsverhalten; panikauslösende Situationen werden vermieden • Begleitende depressive Symptome sind häufig

8 Diagnosen – für speziell Interessierte

Tab. 8.3: Angststörungen (F40 nach ICD-10) – Fortsetzung

Benennung	Bedeutung, dazugehörige Kriterien
Generalisierte Angststörung	• Hauptsymptom ist eine generalisierte und anhaltende Angst, ohne auf bestimmte Situationen oder Auslöser bezogen zu sein (»frei flottierend«) • Vegetative Begleitsymptome sind häufig, so etwa Nervosität. Zittern, Muskelspannung, Schwitzen, Herzklopfen, Schwindel etc. • Nicht selten besteht die Furcht, der Betroffene selbst oder ein Angehöriger könnte einen Unfall haben oder schwer erkranken
Phobische Störung (Phobien)	• Störungsbilder, bei denen die Angst durch einzelne bzw. eindeutig definierte Situationen hervorgerufen wird • Die Situationen werden möglichst vermieden bzw. führen zu Fluchtverhalten • Die in der Situation entstehende Furcht kann mit verschiedenen vegetativen Symptomen einhergehen, wie etwa Herzklopfen, Übelkeit oder Schweißausbrüchen. • Phobische Ängste treten auch gemeinsam mit Depressionen auf
Agoraphobie	• Im Vordergrund stehen Befürchtungen, das Haus zu verlassen, Geschäfte zu betreten, in Menschenmengen und auf öffentlichen Plätzen zu sein, allein mit öffentlichen Verkehrsmitteln zu reisen • Kann ohne oder mit Panikattacken auftreten • Oft einhergehend mit Depressionen, Zwangssymptomen, sozialer Phobie
Soziale Phobie	• Im Vordergrund Furcht vor der kritischen Betrachtung durch andere Menschen • Führt zur Vermeidung entsprechender sozialer Situationen • Oft mit ausgeprägter Selbstwertproblematik verbunden • Meist begleitet durch vegetative Symptome, wie etwa Erröten, Händezittern, Übelkeit, Drang zum Wasserlassen

Tab. 8.3: Angststörungen (F40 nach ICD-10) – Fortsetzung

Benennung	Bedeutung, dazugehörige Kriterien
Spezifische Phobien	• Phobien, die auf eng umschriebene Situationen bzw. Auslöser bezogen sind, z.B. Höhe, Dunkelheit, geschlossene Räume, bestimmte Tiere etc. • Verbunden mit entsprechendem Vermeidungsverhalten und in manchen Fällen auch Panikzuständen.

Zwangsstörungen

Zwangsstörungen sind charakterisiert durch wiederkehrende Zwangsgedanken oder Zwangshandlungen (▶ Tab. 8.4). Zwangsstörungen als eigenständige Störung spielen nach der Entbindung eine untergeordnete Rolle, meist sind auftretende Zwangsgedanken Teil einer Depression (▶ Kap. 2).

Am ehesten ist die Diagnose Zwangsstörung zu stellen, wenn Zwangshandlungen im Vordergrund stehen oder bereits vorher eine entsprechende Störung bestand und sich diese in der Schwangerschaft oder nach der Entbindung verschlechtert hat.

Tab. 8.4: Zwangsstörungen (F42 nach ICD-10)

Benennung	Bedeutung, dazugehörige Kriterien
Zwangsgedanken stehen im Vordergrund	• Zwanghafte Ideen, bildhafte Vorstellungen oder Zwangsimpulse stehen im Vordergrund • In der Regel negativer Inhalt der Gedanken (Schmutz, sozial inakzeptables Verhalten, Aggressivität, Sexualität) • Bei postpartalen Depressionen oftmals Gedanken, dem neugeborenen Kind zu schaden • Für die betreffende Person fast immer quälend

Tab. 8.4: Zwangsstörungen (F42 nach ICD-10) – Fortsetzung

Benennung	Bedeutung, dazugehörige Kriterien
Zwangshandlungen (Zwangsrituale) stehen im Vordergrund	• Zwangshandlungen müssen durchgeführt werden, um Ängste abzuwehren • In der Schwangerschaft oftmals Angst vor Infektionen, die dem ungeborenen Kind schaden könnten • Typisch sind z. B. häufiges Händewaschen oder Putzen, wiederholte Kontrollhandlungen. • Meist beziehen sich die Zwangshandlungen auf Angst vor Ansteckung und Reinlichkeit, übertriebene Ordnung und Sauberkeit oder die Gefahr, die von Elektrogeräten ausgehen könnte

Psychosen

In die die folgenden Kategorien gehören einige der peripartal auftretenden Psychosen; auf die manischen bzw. hypomanischen Episoden wurde schon hingewiesen.

Da die Diagnose einer Psychose schwierig zu stellen ist und auch die einzelnen Symptome für Nicht-Fachleute schwieriger zu erkennen sind als die anderer Erkrankungen, soll für diese Störungsgruppe auf die Darstellung der weiterführenden Kriterien verzichtet werden. Wichtig kann die zumindest grobe Unterscheidung der verschiedenen Störungsbilder trotzdem sein, da sie sich beispielsweise im weiteren Verlauf und in der Behandlung unterscheiden und man dann vielleicht besser versteht, warum die Ärztin eine bestimmte Form der Behandlung wählt.

Schizophrenie

Die schizophrenen Psychosen (ICD-10: F20) sind durch Störungen des Denkens, des Verhaltens und der Wahrnehmung gekennzeichnet. Auch unangemessene oder verflachte Gefühlsäußerungen (= Affekte) kommen häufig vor. Die wichtigsten Symptome sind Wahnsymptome, Halluzinationen (= Sinnestäuschungen, und zwar auf allen Sinnesgebieten) und Beeinflussungssymptome.

Bei eher schleichend beginnenden und längerfristig verlaufenden Erkrankungen können sogenannte »Negativsymptome« auftreten, z. B. Störungen des Antriebs und der Konzentration. Der Begriff Negativsymptom wird verwendet, um deutlich zu machen, dass Dinge »verloren gegangen sind«, wie etwa in den Beispielen der Antrieb oder die Konzentration. Im Gegensatz dazu bedeutet »Positivsymptom«, dass etwas hinzugekommen ist: eine wahnhafte Überzeugung, eine Sinnestäuschung, das Gefühl beeinflusst zu werden.

Im Rahmen einer schizophrenen Psychose können sich Heilung und Neuerkrankung abwechseln; nicht immer kommt es zur vollständigen Heilung.

Akute Polymorphe Psychosen

Die »akuten polymorphen Psychosen« (ICD-10: F23) sind Störungen, die von ihrer Symptomatik her den schizophrenen Erkrankungen sehr ähnlich sein können. Eine vielgestaltige (= polymorphe) Symptomatik ist typisch. So treten beispielsweise psychotische Symptome auf, wie Wahnvorstellungen und Halluzinationen, aber auch Störungen der Gefühlswelt (= affektive Störungen), des Antriebs und des Verhaltens.

Typisch ist der *besonders plötzliche* (= akute) Beginn innerhalb weniger Tage oder Stunden, der sich auch in der Bezeichnung wiederfindet. Weiterhin typisch ist das Auftreten der Psychose im Zusammenhang mit einem plötzlich aufgetretenen belastenden *Lebensereignis* oder Stress.

Schizoaffektive Psychosen

Bei den schizoaffektiven Störungen (ICD-10: F25) handelt es sich um phasenhaft auftretende Störungen, bei denen sowohl die Symptomatik einer depressiven oder manischen Episode auftreten kann wie auch Symptome, die zur Schizophrenie zu rechnen sind. Es handelt sich also um ein Mischbild, wobei die einzelnen Anteile (Depression, Manie, schizophrene Symptome) gleichzeitig oder auch im Wechsel vorhanden sein können. Bereits diese kurze Beschreibung zeigt, dass es sich oft um sehr turbulente, »bunte« Krankheitsbilder handelt. Wegen dieser Vielfältigkeit des klinischen Bildes ist die genaue diagnostische Zuordnung schwierig, am besten kann diese ein Psychiater vornehmen.

Ist eine im Zusammenhang mit einer Entbindung auftretende Psychose sehr akut und präsentiert sich mit einer Vielzahl von Symptomen, handelt es sich nicht selten um eine bipolare schizoaffektive Störung, bei der die manischen Symptome das Verhalten maßgeblich bestimmen und zur Schwere der Erkrankung führen.

Organische Psychosen

Diese Kategorie (ICD-10: F0) umfasst verschiedene Krankheitsbilder, die ursächlich mit einer durch äußere Einflüsse verursachten Hirnfunktionsstörung in Zusammenhang stehen. Hier werden beispielsweise psychische Störungen als Folge von *Erkrankungen des Gehirns* eingeordnet. Zu erwähnen ist weiterhin der Einfluss von *Substanzen*, wie etwa Drogen oder Medikamenten, und von *schweren körperlichen Erkrankungen* (z. B. schwere Infektion mit Fieber, Hirntumor). Auch psychische Störungen, die beim *Entzug* von Drogen oder Alkohol auftreten (z. B. das Entzugsdelir), gehören in diese Kategorie.

Organische Psychosen können plötzlich auftreten, wie etwa als *Verwirrtheit* nach einer Narkose oder als Fieber-Psychose bei schwerer *Infektion*, oder im Laufe einer *hirnorganischen Abbauerkrankung* (= Demenz).

Im Zusammenhang mit Schwangerschaft und Entbindung sind organische Psychosen heute sehr selten geworden, da die gute Vorsorge während der Schwangerschaft und die medizinische Versorgung nach der Geburt schlimme fieberhafte Infektionen und andere Komplikationen meist verhindern und diese gegebenenfalls rasch behandelt werden können.

9 Fachliteratur

Hier finden Sie Angaben zu der wissenschaftlichen Literatur, die wir ergänzend zu unserer langjährigen klinischen Erfahrung bei der Vorbereitung und Erstellung der Texte für dieses Buch berücksichtigt haben.

Die Aussagen, die durch diese Quellen untermauert werden, sind nicht extra gekennzeichnet, um die Lesbarkeit dieses Ratgebers nicht zu beeinträchtigen. Falls Sie im Einzelfall dazu Fragen haben, können Sie gerne bei uns nachfragen.

Abramowitz JS, Schwartz SA, Moore KM (2003) Obsessive-compulsive symptoms in pregnancy and the puerperium: a review of the literature. Journal of anxiety disorders 17:461–478

Ayers S, Bond R, Bertullies S, Wijma K (2016) The aetiology of posttraumatic stress following childbirth: a meta-analysis and theoretical framework. Psychological Medicine, 46 (6). pp. 1121–34

Bergant A, Nguyen T, Heim K, Ulmer H, Dapunt O (1998) Deutschsprachige Fassung und Validierung der »Edinburgh postnatal depression scale«. Dtsch Med Wochenschr 123:35–40

Bradshaw H, Riddle JN, Salimgaraev R, Zhaunova L, Payne JL (2022) Risk factors associated with postpartum depressive symptoms: A multinational study. Journal of Affective Disorders 301 (2022) 345–351, Doi.org/10.1016/j.jad.2021.12.121

Brok EC, Lok P, Oosterbaan DB, Schene AH, Tendolkar I, van Eijndhoven PF (2017). Infant-Related Intrusive Thoughts of Harm in the Postpartum Period: A Critical Review. J Clin Psychiatry 78(8): e913-e923.

Brown JV, Wilson CA, Ayre K, Robertson L, South E, Molyneaux E, Trevillion K, Howard LM, Khalifeh H (2021) Antidepressant treatment for postnatal depression. Cochrane Database of Systematic Reviews, Issue 2. Art. No.: CD013560. Doi:10.1002/14651858.CD013560.pub2.

Bruno A, Celebre L, Mento C, Rizzo A, Silvestri MC, De Stefano R, Zoccali RA, Muscatello MRA (2020) When Fathers Begin to Falter: A Comprehensive Review on Paternal Perinatal Depression. Int J Environ Res Public Health 11;17(4):1139. Doi:10.3390/ijerph17041139.

Collardeau F, Corbyn B, Abramowitz J, Janssen A (2019) Maternal unwanted and intrusive thoughts of infant-related harm, obsessive compulsive disorder and depression in the perinatal period: study protocol. BMC Psychiatry 19:94. Doi.org/10.1186/s12888-019-2067-x

Deligiannidis KM, Freeman MP (2014) Complementary and Alternative Medicine Therapies for Perinatal Depression. Best Pract Res Clin Obstet Gynaecol. 28(1): 85–95. Doi:10.1016/j.bpobgyn.2013.08.007

Dennis CL, Ross LE, Herxheimer A (2008) Oestrogens and progestins for preventing and treating postpartum depression. Cochrane Database of Systematic Reviews 2008, Issue 4. Art. No.: CD001690. DOI: 10.1002/14651858.CD001690.pub2.

Dorn A, Rohde A (2020) Krisen in der Schwangerschaft. Ein Wegweiser für schwangere Frauen und alle, die sie begleiten. Kohlhammer, Stuttgart

Dorn A, Schwenkhagen A, Rohde A (2022) PMDS als Herausforderung. Die Prämenstruelle Dysphorische Störung als schwerste Form des PMS. Kohlhammer, Stuttgart

Essali A, Alabed S, Guul A, Essali N (2013) Preventive interventions for postnatal psychosis. Cochrane Database of Systematic Reviews. Issue 6. Art. No.: CD009991. DOI: 10.1002/14651858.CD009991.pub2.

Fava GA, Cosci F, Sonio N (2017) Current Psychosomatic Practice. Psychother Psychosom 86: 13–30.

Feingold D, Weinstein A (2021) Cannabis and depression. Adv Exp Med Biol 1264:67–80. Doi: 10.1007/978-3-030-57369-0_5.

Ganho-Ávila A, Poleszczyk A, Mohamed MMA, Osório A (2019) Efficacy of rTMS in decreasing postnatal depression symptoms: A systematic review. Psychiatry Res. 279:315–322. Doi:10.1016/j.psychres.2019.05.042.

García-Gutiérrez MS, Navarrete F, Gasparyan A, Austrich-Olivares A, Sala F, Manzanares F (2020) Cannabidiol: A Potential New Alternative for the Treatment of Anxiety, Depression, and Psychotic Disorders. Biomolecules 10(11):1575. Doi: 10.3390/biom10111575

Gogos A, Ney LJ, Seymour N, Van Rheenen TE, Felmingham KL (2019) Sex differences in schizophrenia, bipolar disorder, and post-traumatic stress disorder: Are gonadal hormones the link? Br J Pharmacol. 176:4119–4135.

Goldbort J. (2006) Transcultural analysis of postpartum depression. MCN Am J Matern Child Nurs. 2006 Mar-Apr;31(2):121–6.

Gregoire AJP, Kumar R, Everitt B, Henderson AF, Studd JWW (1996) Transdermal oestrogen for the treatment of severe postnatal depression. Lancet 347:930–3.

Guille C, Newman R, Fryml LD, Lifton CK, Epperson CN (2013) Management of Postpartum Depression. J Midwifery Womens Health. 58(6): 643–653. Doi:10.1111/jmwh.12104

Guintivano J, Manuck T, Meltzer-Brody S (2018) Predictors of Postpartum Depression: A comprehensive review of the last decade of evidence. Clin Obstet Gynecol. 61(3): 591–603. Doi:10.1097/GRF.0000000000000368.

Guintivano J, Sullivan PF, Stuebe AM, Penders T, Thorp J, Rubinow DR, Meltzer-Brody S (2018) Adverse Life Events, Psychiatric History, and Biological Predictors of Postpartum Depression in an Ethnically Diverse Sample of Postpartum Women. Psychol Med. 48(7):1190–1200. Doi:10.1017/S0033291717002641.

Halbreich U, Karkun S (2006) Cross-cultural and social diversity of prevalence of postpartum depression and depressive symptoms. Journal of Affective Disorders 91:97–111

House SJ, Tripathi SP, Knight BT, Morris N, Newport DJ, Stowe ZN (2016) Obsessive-compulsive disorder in pregnancy and the postpartum period: course of illness and obstetrical outcome. Arch Womens Ment Health 19(1):3–10. Doi: 10.1007/s00737-015-0542-z.

Jacobi F, Höfler M, Strehle J, Mack S, Gerschler A. et al. (2016) Gesundheit Erwachsener in Deutschland und ihr Zusatzmodul »Psychische Gesundheit« (DEGS1-MH) Nervenarzt 87:88–90, DOI 10.1007/s00115-015-4458-7

Jacobson E (1990) Entspannung als Therapie. Progressive Relaxation in Theorie und Praxis. Aus dem Amerikanischen von Karin Wirth. 7. Aufl. Stuttgart: Klett-Cotta.

Jarman AF, MacLean JV, Barron RJ, Wightman RS, McGregor AJ (2020) Brexanolone For Postpartum Depression: A Novel Approach and a Call for Comprehensive PostpartumCare. Clin. Ther. 42(1):231–235. Doi:10.1016/j.clinthera.2019.11.005

Kabat-Zinn J, Kappen H (2011) Gesund durch Meditation: Das vollständige Grundlagenwerk zu MBSR. Frankfurt: O.W. Barth.

Kessler RC, Bromet EJ (2013), The epidemiology of depression across cultures,Annu Rev Public Health. 34: 119–138. Doi:10.1146/annurev-publhealth-031912-114409

Kessler R, Petukhova M, Sampson NA, Zaslavsky AM, Wittchen H-U (2012) Twelve-month and lifetime prevalence and lifetime morbid risk of anxiety and mood disorders in the United States. Int. J. Methods Psychiatr. Res. 21(3): 169–184 (2012), DOI 10.1002/mpr.1359

Konstantinou GN, Vigod SN, Metha S, Daskalakis ZJ, Blumberger DM (2020) A systematic review of non-invasive neurostimulation for the treatment of depression during pregnancy. J Affect Disord. 272:259–268. Doi: 10.1016/j.jad.2020.03.151.

Molyneaux E, Howard LM, McGeown HR, Karia AM, Trevillion K (2014) Antidepressant treatment for postnatal depression. Cochrane Database of Systematic Reviews 2014, Issue 9. Art. No.: CD002018. Doi:10.1002/14651858.CD002018.pub2.

Oates MR et al. (2004) Postnatal depression across countries and cultures: a qualitative study. Br J Psychiatry Suppl. 46:s10–6.

9 Fachliteratur

Pao C, Guintivano J, Santos H, Meltzer-Brody S (2019) Postpartum Depression and Social Support in a Racially and Ethnically Diverse Population of Women, Arch Womens Ment Health. 22(1): 105–114. Doi:10.1007/s00737-018-0882-6

Pacheco F, Guiomar R, Brunoni AR, Buhagiar R, Evagorou O, Roca-Lecumberri A, Poleszczyk A, Lambregtse-van den Berg M, Caparros-Gonzalez RA, Fonseca A, Osorio A, Soliman M, Ganho-Avila A (2021) Efficacy of non-invasive brain stimulation in decreasing depression symptoms during the peripartum period: A systematic review. J Psychiatr Res 140:443–460. Doi:10.1016/j.jpsychires.2021.06.005

Pearlstein T, Howard M, Salisbury A, Zlotnick C (2009) Postpartum depression. Am J Obstet Gynecol 200(4):357–364. Doi:10.1016/j.ajog.2008.11.033

Ramchandani P, Stein A, O'Connor T, Heron J, Murray L, Evans J (2008) Depression in men in the postnatal period and later child psychopathology: a population cohort study. J Am Acad Child Adolesc Psychiatry. 47(4): 390–398. DOI:10.1097/CHI.0b013e31816429c2

Rohde A (2019) PMS und PMDS – Behandlungsmöglichkeiten in der Frauenarztpraxis, wenn die psychischen Symptome im Vordergrund stehen. GYNE 2:30–36

Rohde A, Dorn A, Hocke A (2017) Psychosomatik in der Gynäkologie. Kompaktes Wissen – Konkretes Handeln. Schattauer, Stuttgart

Rohde A, Dorsch V, Schaefer C (2016) Psychopharmakotherapie in Schwangerschaft und Stillzeit. Behandlungsprinzipien – Leitlinien – Peripartales Management. Thieme, Stuttgart

Rohde A, Hocke A, Meurers A, Dorsch V (2016) Peripartales Management bei psychischer Vorerkrankung. Strategien zur Rezidivprophylaxe nach der Entbindung. Nervenarzt 87:980–988

Rohde A, Marneros A (1993) Zur Prognose der Wochenbettpsychosen: Verlauf und Ausgang nach durchschnittlich 26 Jahren. Nervenarzt. 64:175–180

Schaefer C., Dorsch V., Rohde A. (2017) Psychopharmakotherapie und psychiatrische Begleitung in Schwangerschaft und Stillzeit. In: Möller HJ, Laux G, Kapfhammer HP (Hrsg) Psychiatrie, Psychosomatik, Psychotherapie. Bd. 4, 2829–2847. Springer, Berlin Heidelberg

Schlotz N, Louda J, Marneros A, Rohde A (2009) Von der verdrängten Schwangerschaft bis zur Kindstötung – Relevante Aspekte für Gynäkologen. Der Gynäkologe 42(8): 614–618

Schultz JH (2004) Das original Übungsheft für das autogene Training. Anleitung vom Begründer der Selbstentspannung. 24. Aufl. Stuttgart: TRIAS.

Smith CA, Shewamene Z, Galbally M, Schmied V, Dahlen H (2019) The effect of complementary medicines and therapies on maternal anxiety and depression in pregnancy: A systematic review and meta-analysis. J Affect Disord 15 (245):428–439. Doi:10.1016/j.jad.2018.11.054.

Stephens S, Ford E, Paudyal P, Smith H (2016) Effectiveness of Psychological Interventions for Postnatal Depression in Primary Care: A Meta-Analysis. Ann Fam Med. 14(5): 463–472. Doi:10.1370/afm.1967

Stewart D, Vigod SN (2019) Postpartum depression: Pathophysiology, Treatment, and Emerging Therapeutics. Annu rev med 27;70:183–196. Doi: 10.1146/annurev-med-041217-011106.

Van Lieshout RJ, Layton H, Savoy CD et al. (2021) Effect of Online 1-Day Cognitive Behavioral Therapy-Based Workshops Plus Usual Care vs Usual Care Alone for Postpartum Depression: A Randomized Clinical Trial. JAMA Psychiatry; 78(11):1200–1207.

Vigod SN, Murphy KE, Dennis C-L, Oberlander TF, Ray JG, Daskalakis ZJ, Blumberger DM (2019) Transcranial direct current stimulation (tDCS) for depression in pregnancy: A pilot randomized controlled trial. Brain Stimul. 12:1475-1483. Doi: 10.1016/j.brs.2019.06.019

von Sydow K, Borst U (Hrsg.) (2018) Systemische Therapie in der Praxis. Weinheim: Beltz.

Wessel J, Endrikat J, Gauruder-Burmester A, Kästner R (2003) Verdrängte Schwangerschaft. Geburtshilfe Frauenheilkd 63:577–580

Westerhoff B, Trösken A, Renneberg B (2019) Online-Interventionen bei postpartaler Depression. Verhaltenstherapie; 29:254–264.

Winnicott D (1953) Transitional objects and transitional phenomena. In: International Journal of Psychoanalysis. 34,89–97.

Zhao X-H, Zhang Z-H (2020) Risk factors for postpartum depression: An evidence-based systematic review of systematic reviews and meta-analyses. Asian J Psychiatr 53:102353. Doi:10.1016/j.ajp.2020.102353

10 Weiterführende Informationen und Links

Das Internet bietet eine Vielzahl von Informationsmöglichkeiten zu den Themen, die in diesem Buch angesprochen werden. Einige Internetadressen, über die man weitere Informationen zu Kontaktmöglichkeiten erhalten kann, werden ebenso wie weiterführende Literatur im Folgenden genannt. Diese Liste erhebt keinen Anspruch auf Vollständigkeit.

Depressionen

Für die Bewältigung von **Depressionen allgemein** gibt es eine Vielzahl von Ratgebern, die auf die unterschiedlichen Bedürfnisse der Leserinnen und Leser abzielen. Wenn Sie über die in diesem Buch aufgezeigten Selbsthilfe- und Hilfsstrategien hinaus Literatur wünschen, empfiehlt sich eine persönliche Recherche, um das für Sie richtige Buch zu finden.

Schatten & Licht e. V. Selbsthilfeorganisation zu peripartalen psychischen Störungen
Dort findet man den Selbstbeurteilungsfragebogen »EPDS« zum Download, Informationen über Behandlungsmöglichkeiten und Beratungsangebote.
https://www.schatten-und-licht.de

Stiftung Deutsche Depressionshilfe – Hilfe und Information zum Umgang mit der Erkrankung
https://www.deutsche-depressionshilfe.de/

Ängste

Auch für die Bewältigung von Ängsten gibt es eine Vielzahl von **Ratgebern.** Wir empfehlen die persönliche Recherche, wenn Sie über die in diesem Buch aufgezeigten Selbsthilfe- und Hilfsstrategien hinaus Literatur wünschen.

DASH Deutsche Angst-Hilfe e. V.
https://www.angstselbsthilfe.de/

Zwänge

Deutsche Gesellschaft Zwangserkrankungen e. V.
Selbsthilfegruppe für Betroffene mit Zwangsstörungen
www.zwaenge.de

Traumatisches Erleben

Schatten & Licht e. V. Selbsthilfeorganisation zu peripartalen psychischen Störungen
Dort findet man den Selbstbeurteilungsfragebogen »BFAG« (Berliner Fragebogen zu Auswirkungen von Traumatisierungen während der Geburt) zum Download, Informationen über Behandlungsmöglichkeiten und Beratungsangebote.
www.schatten-und-licht.de

Morgan, Sabine (2022) **Wenn das Unfassbare geschieht – vom Umgang mit seelischen Traumatisierungen. Ein Ratgeber für Betroffene, Angehörige und ihr soziales Umfeld.** Stuttgart: Kohlhammer.

Bloemeke VJ (2015) **Es war eine schwere Geburt: Wie schmerzliche Erfahrungen heilen.** München: Kösel-Verlag.

Hilfetelefon schwierige Geburt.
Ein Projekt der Bundeselterninitiative Mother Hood e. V.
www.hilfetelefon-schwierige-geburt.de

Prämenstruelle Dysphorische Störung

Dorn A, Schwenkhagen A, Rohde A (2022) **PMDS als Herausforderung: Die Prämenstruelle Dysphorische Störung als schwerste Form des PMS.** Stuttgart: Kohlhammer.

Webseite zum Thema (dort auch Download des Zyklustagebuches): www.pmds.team

Schwangerschaft

Dorn A, Rohde A (2021) **Krisen in der Schwangerschaft. Ein Wegweiser für schwangere Frauen und alle, die sie begleiten.** Stuttgart: Kohlhammer.

Rohde A, Dorsch V, Schaefer C (2015) **Psychisch krank und schwanger – geht das? Ein Ratgeber zu Kinderwunsch, Schwangerschaft, Stillzeit und Psychopharmaka.** Stuttgart: Kohlhammer.

Embryotox Berlin: Pharmakovigilanz- und Beratungszentrum für Embryonaltoxikologie der Charité-Universitätsmedizin Berlin
Ausführliche Informationen zu einzelnen Medikamenten und ihren Auswirkungen in der Schwangerschaft und Stillzeit, zu verschiedenen Krankheitsbildern und Kontaktinformationen für eine Beratung.
www.embryotox.de

Nikotin, Alkohol und Drogen in der Schwangerschaft
Im Teil »Informationsmaterial« gibt es einen informativen Flyer zum Download
https://www.dhs.de/

Unterstützung in der Schwangerschaft und nach der Geburt

Nationales Netzwerk Frühe Hilfen
Vernetzung von Hilfen des Gesundheitswesens und der Kinder- und Jugendhilfe
Unter dem Stichwort »Service« finden sich Informationen für Eltern und Familien
https://www.fruehehilfen.de/

Wellcome – Praktische Hilfe nach der Geburt
https://www.wellcome-online.de

Vertrauliche Geburt – Schwanger und keiner darf es erfahren?
Beratung und Geburt vertraulich (Beratungsinitiative des Bundesministeriums für Familie, Senioren, Frauen und Jugend)
Informationen zu Anonymer Beratung bei ungewollter Schwangerschaft
www.geburt-vertraulich.de

Familienplanung.de
Informationen zu allen Aspekten von Schwangerschaft, Familienplanung und auch Schwangerschaftsabbrüchen (Initiative der Bundeszentrale für gesundheitliche Aufklärung, BZgA):
www.familienplanung.de

Auch die Schwangerenberatungsstellen und Familienberatungsstellen bieten **psychosoziale Beratung** zu allen Themen rund um Schwangerschaft und Geburt an.

Besondere Situationen in der Schwangerschaft und nach der Geburt

Frühgeburt
Bundeszentrale für gesundheitliche Aufklärung (BZgA): https://www.familienplanung.de/schwangerschaft/fruehgeburt/

Mehrlinge

Bundeszentrale für gesundheitliche Aufklärung (BZgA): https://www.familienplanung.de, Stichwort Zwillinge bzw. Mehrlinge

ABC-Club e. V.
Die Infoplattform für Drillinge und höhergradige Mehrlinge
http://www.abc-club.de/

Verlust eines Kindes
Lothrop H (2016) **Gute Hoffnung – jähes Ende.** Fehlgeburt, Totgeburt und Verluste in der frühen Lebenszeit. Begleitung und neue Hoffnung für Eltern. Vollständig überarbeitet von E. Edlinger. München: Kösel-Verlag.

Bundeszentrale für gesundheitliche Aufklärung (BZgA). **Informationen zu pränataldiagnostischen Methoden, Verlust eines Kindes und allen Aspekten der Schwangerschaft und Familienplanung**
www.familienplanung.de

Initiative Regenbogen Glücklose Schwangerschaft e. V.
http://www.initiative-regenbogen.de

Unter dem Stichwort »**Sternenkinder**« finden sich darüber hinaus eine Vielzahl von Internetforen und Ratgebern mit unterschiedlichen Schwerpunkten.

Psychotherapiesuche

Informationen zur Psychotherapie
Allgemein, zu den Therapieverfahren und zur Kostenübernahme – Informationsseite der Bundespsychotherapeutenkammer:
https://www.wege-zur-psychotherapie.org/

Digitale Gesundheitsanwendungen (DiGa)
Auf der Website des Bundesinstituts für Arzneimittel und Medizinprodukte (BfArM) finden sich Hinweise auf zertifizierte Online- bzw. APP-

Anwendungen:
https://diga.bfarm.de/de.

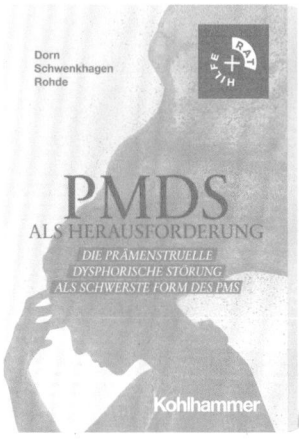

2022. 236 Seiten mit 8 Abb. und 5 Tab. Kart.
€ 29,–
ISBN 978-3-17-040259-1
Rat + Hilfe

Die Prämenstruelle Dysphorische Störung (PMDS) stellt die schwerste Form zyklusabhängiger PMS-Symptome dar und erzeugt bei betroffenen Frauen erheblichen Leidensdruck. Die Einordnung der typischen Symptome wie Reizbarkeit, Wut, Anspannung, Angst, Depressivität etc. fällt schwer und eine wirksame Behandlung zu finden, erweist sich oft als Hürdenlauf. Das Buch informiert über diagnostische Kriterien und Behandlungsmöglichkeiten aus Gynäkologie, Psychiatrie und Psychotherapie, ergänzt durch speziell auf die Symptome ausgerichtete Selbsthilfestrategien. Erfahrungsberichte Betroffener veranschaulichen die vielfältigen Auswirkungen der PMDS. Ziel dieses Ratgebers ist es, Frauen zu Expertinnen ihrer PMDS-Problematik zu machen und sie vom Gefühl zu befreien, den zyklusabhängigen Veränderungen hilflos ausgeliefert zu sein.

Auch als E-Book erhältlich.
Leseproben und weitere Informationen: **shop.kohlhammer.de**